P. Städtler

Klinische Pharmakologie in der Zahnheilkunde

Methoden und Therapie

3 Klinisch-pharmakologische Monographien
Herausgeber: H.-P. Kuemmerle

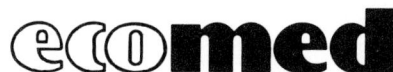

Cip-Kurztitelaufnahme der Deutschen Bibliothek

Städtler, Peter:
Klinische Pharmakalogie in der Zahnheilkunde: Methoden u.
Therapie/P. Städtler. – Landsberg/Lech: ecomed, 1988
(Klinisch-pharmakologische Monographien; 3)
Aus: Klinische Pharmakologie
ISBN 3-609-64180-0
NE: GT

Nachdruck mit freundlicher Genehmigung aus:
Klinische Pharmakologie – Grundlagen · Methoden · Pharmakologie
Hrsg. von H.-P. Kuemmerle und G. Hitzenberger, K. H. Spitzy, 4. Auflage 1984
ecomed verlagsgesellschaft mbh, Landsberg · München
ISBN-Nr. 3-609-70048-3

Klinische Pharmakologie in der Zahnheilkunde
Verfasser: P. Städtler
Klinische Pharmakologie in der Zahnheilkunde ist erschienen in der Reihe: Klinisch-pharmakologische Monographien, herausgegeben von H.-P. Kuemmerle †

Satz: Fotosatz Buck, Kumhausen
Druck: WIBA Druck, Augsburg
Buchbinderei: Moser, Weingarten
Printed in Germany · 640 180/788
ISBN 3-609-64180-0

Vorwort

Klinische Pharmakologie ist ein interdisziplinäres Fachgebiet, das der Erforschung der Absorptions-, Verteilungs-, Stoffwechsel- und Eliminationsprobleme von Arzneimitteln (Pharmakokinetik und Pharmakodynamik) beim Menschen unter physiologischen und pathologischen Bedingungen dient.

Klinische Pharmakologie tritt niemals in Konkurrenz zu anderen medizinischen Fachgebieten. Sie ist das notwendige Bindeglied zwischen den einzelnen medizinischen Disziplinen, zwischen Theorie, Klinik und Praxis. Dies bedeutet: Interdisziplinärer Standort, interdisziplinäre Forschung und interdisziplinäre Zusammenarbeit.

Die Zahnmedizin bildet dabei keine Ausnahme, da sich auch in diesem medizinischen Fachgebiet sowohl in der Speziellen Klinischen Pharmakologie die gleichen wissenschaftlichen Aspekte ergeben wie in den anderen medizinischen Disziplinen.

In der Zahnmedizin sind in den letzten Jahren grundlegende und wesentliche Erkenntnisse und Erfahrungen – klinisch-pharmakologisch und pharmakotherapeutisch – sowie zahlreiche neue Methoden und Behandlungsverfahren entwickelt worden, die sich inzwischen in Klinik und Praxis ihren Platz gesichert haben. In dieses Verdienst teilen sich Theoretiker und Kliniker gleichermaßen.

Herr Univ.-Doz. Dr. P. Städtler hat meine Anregungen zu diesem Thema mit großem Interesse und hohem Fachwissen aufgenommen und diese Aufgabe in bewundernswerter Weise gelöst. Es ist eine Darstellung geworden, die für alle am Problem Interessierten ein unentbehrlicher Ratgeber sein wird. Er hat damit in seiner Monographie die klinisch-pharmakologischen Erfahrungen über Prophylaxe und Therapie von Karies und Parodontopathien souverän dargestellt.

Diese Monographie wird eine unerläßliche Basis für eine sinnvolle Anwendung von Methoden und therapeutischen Maßnahmen in Klinik und Praxis sein. Eine Darstellung dieser Art auf diesem Gebiet wird sich bei allen Zahnärzten und Ärzten aller Fachrichtungen heute und in Zukunft einer besonderen Wertschätzung erfreuen.

München / Tokio
im Mai 1988

Professor Dr. med. H.-P. Kuemmerle

Inhaltsverzeichnis

Zahnkaries – Methoden zur Evaluation karieshemmender Mittel

Einleitung

Entwicklung kariöser Läsionen

Die Zähne sind in der Mundhöhle ständig De- oder Remineralisationsprozessen ausgesetzt. Überwiegt die Demineralisation, entsteht eine kariöse Läsion: sind fermentierbare Kohlenhydrate vorhanden, produzieren kariogene Plaquemikroorganismen organische Säuren (Milchsäure, Essigsäure, Propionsäure). Diese diffundieren je nach physikalischen Gegebenheiten mehr oder weniger rasch in den Schmelz. Mit fortschreitender Diffusion dissoziieren die Säuren und setzen Wasserstoffionen frei. Diese attakieren den Hydroxylapatit an verletzbaren (karbonathaltigen) Stellen; Ca^{2+}, OH^-, PO_4^{2-}, F^-, CO_3^-, Na^+, Mg^{2+} werden freigesetzt. Diese Ionen und ihre Komplexe diffundieren entsprechend ihren Konzentrationsgradienten durch die erweiterten Poren des kariösen Schmelzes nach außen, damit gehen Calcium und Phosphat verloren. Mit zunehmender Schmelzauflösung und freien Kalzium- und Phosphationen kann eine Remineralisation an der Oberfläche bestehender Kristalle oder auch eine Kristallneubildung am Boden der kariösen Läsion erfolgen. Mit zunehmend langsamerer Diffusion von Kalzium und Phosphat im Bereich der Oberfläche kann hier eine weitere Remineralisationsschicht, eine 20–40 µm dicke, relativ intakte Oberflächenschicht entstehen. Können die reparativen Prozesse nicht mit dem Mineralverlust Schritt halten, führt dies zu einer ausgedehnteren Kristallschädigung und zur Kavitätenbildung. Durch die Demineralisationsprozesse werden auch die organische Schmelzmatrix, Dentin und Zement eventuell den proteolytischen Enzymen der oralen Flora ausgesetzt [43].

Die Menge der von den Plaquemikroorganismen gebildeten Säuren hängt ab von
- der Häufigkeit des Konsums vergärbarer Kohlenhydrate,
- deren Konzentration [22, 37],
- ihrer Verweildauer in der Mundhöhle und dem Anteil an
- den mit ihnen zugleich konsumierten nicht kariogenen Nahrungsbestandteilen [51],
- von der Zusammensetzung und Menge der in den Zahnbelägen vorhandenen Mikroorganismen [15] bzw. der Mundhygiene.

Inwieweit die gebildeten Säuren neutralisiert werden können, hängt auch von der
- Zusammensetzung und Viskosität des Speichels ab. Wie rasch sie in den Schmelz eindringen und ihn auflösen können, hängt von den Diffusionsverhältnissen ab, d.h. von der
- Zusammensetzung der organischen Matrix des Schmelzes, von
- Präzipitaten in den interprismatischen Räumen, Poren und Defekten im Schmelz [3]. Schließlich spielt auch
- die Struktur bzw. die Säurelöslichkeit des Schmelzes selbst eine Rolle.

Möglichkeiten der Beeinflussung

Chemisch bzw. pharmakologisch kann die Entwicklung kariöser Läsionen beeinflußt werden durch
- nicht kariogene Nahrungs- und Genußmittel (Nahrungszusätze, Zuckeraustauschstoffe),
- Medikamente, die die Anhaftung von Mikroorganismen am Schmelz oder den Stoffwechsel der Mikroorganismen, die Glukanbildung, beeinträchtigen oder durch Präparate, die die
- Diffusion von Ionen in den Schmelz und aus dem Schmelz heraus behindern oder die Säurelöslichkeit herabsetzen.

Terminologie

Folgende Begriffe werden unterschieden:

Initialkaries: weißlich, kreidig bei verfärbter, rauher Schmelzoberfläche oder bräunlich verfärbte Fissur.

Klinische Karies: bis in das Dentin reichender erweichter Bezirk; instrumentell nachweisbar, behandlungsbedürftiger Defekt.

Primärkaries: Oberflächendefekt ohne Zusammenhang mit einer Füllung.

Sekundärkaries: behandlungsbedürftiger Karies an einem Füllungsrand.

Neukaries: Neuerkrankung des Zahnes oder einer Zahnfläche in einem bestimmten Zeitraum.

Kariesbefall (Experience): Gesamtumfang der durch Karies verursachten Zahnschäden einschließlich der durch Karies verlorengegangenen Zähne.

Kariesverbreitung (Prävalence): durchschnittlicher Kariesbefall einer Probandengruppe zu einem bestimmten Zeitpunkt, deren Zusammensetzung nach Geschlecht, Alter oder Schulklassenzugehörigkeit bzw. unter ethnologischen, soziologischen oder anderen Gesichtspunkten erfolgen kann.

Kariesanstieg (Incidence): Zunahme an neuen Zahnschäden innerhalb eines bestimmten Zeitraumes, Differenz zwischen zwei Querschnittserhebungen.

Karieszuwachs (Increment): Differenz zwischen zwei Längsschnitterhebungen.

Kariesprogression (Kariesfortschritt): Grad der räumlichen Weiterentwicklung einer unbehandelten Karies innerhalb einer bestimmten Zeit, die Etappe vom diagnostizierbaren Schmelz initial bis zur tiefen Karies.

Kariesstillstand (caries arrestment): Spontan auftretende oder durch äußere Einflüsse (mit Ausnahme operativer Maßnahmen) hervorgerufene Unterbrechung der Kariesprogression zwischen zwei oder mehreren Untersuchungen.

Karieseinschränkung (caries control): Einschränkung der Kariesentwicklung bei einem Individuum durch präventive oder therapeutische Maßnahmen.

Kariesaktivität (caries activity): dieser Begriff umschreibt die in einer bestimmten Phase vorhandene Wechselwirkung zwischen Mikroorganismen, Substrat und Reaktion des Wirtsorganismus und wird in Verbindung mit biochemischen und mikrobiologischen Tests angewandt. Das Gegenteil ist Kariesinaktivität; dieser Begriff muß aber von den epidemiologischen Termini Kariesfreiheit und Kariesanfälligkeit unterschieden werden.

Kariesanfälligkeit (susceptibility): individuelle Neigung einer Person, eines Zahnes oder einer Zahnfläche zu Karies. Das Gegenteil ist Kariesresistenz: angeborene oder erworbene Widerstandskraft der Zahnhartsubstanz gegenüber Kariesbefall.

Kariesrückgang (caries reduction): nachweisbare Verringerung der Zunahme an neuen kariösen Läsionen in einer zeitlich definierten Phase im Vergleich zu einer Kontrollgruppe bzw. Verringerung der Kariesprogression.

Caries reversal: eine an einem Zahn oder einer Zahnfläche diagnostizierte Karies wurde bei einer Zweituntersuchung – meist bedingt durch einen methodischen Irrtum – nicht mehr festgestellt [32].

In klinischen Versuchen werden entweder zwei gleichartig zusammengesetzte Probandengruppen (intergroup comparison) verglichen oder von einer Gruppe (intragroup comparison) frühreres Befundmaterial zum Vergleich herangezogen.

Kariesindices

Kariesindices werden verwendet für
– epidemiologische Zwecke
– Evaluation von Prophylaxeprogrammen und
– zum Testen kariesprophylaktisch wirksamer Präparate.

DMF-Index:

Gebißuntersuchungen unter Verwendung von Zungenspatel genügen nicht für eine klinische Untersuchung. Die Standardmethode für die Karies-Befundaufnahme bei größeren klinischen Tests ist die Untersuchung mit Spiegel und Sonde. Ist eine Befunderhebung unter Zuhilfenahme von Röntgenbildern möglich, werden die damit gewonnenen Ergebnisse entweder getrennt dokumentiert oder als klinisch-röntgenologischer Kombinationsbefund extra ausgewiesen.

Der DMF-Index stellt die Summe der kariösen, extrahierten oder mit Füllungen versorgten Einheiten (Decayed, Missing, Filled) pro Gebiß dar. Es wird zwischen dem DMF/T und DMF/S unterschieden. Der DMF/T (T = Tooth) Index bezieht sich auf den Zahn als Beurteilungseinheit, der DMF/S (S = Surface) Index auf die einzelne Zahnfläche.

Die Weisheitszähne werden bei der Beurteilung ausgelassen. Beim DMF/T Index werden somit 28 Zähne beurteilt, beim DMF/S Index 128 Zahnflächen.

Der Vorteil des DMF/S Indexes gegenüber dem DMF/T Index ist, daß ab dem Alter, in dem die Approximalkaries im zunehmenden Maß auftritt, mit dem DMF/S Index eine größere Differenzierung der Aussagen erreicht wird.

Beurteilungsgrade

Grad 0:	Kariesfrei
Grad 1 = D:	Decayed = kariös
Grad 2 = M:	Missing = fehlend
Grad 3 = F:	Filled = gefüllt
Grad 4:	nicht beurteilt: wenn der Zahn noch nicht durchgebrochen ist, wenn nicht geklärt werden kann, ob der Zahn aus kieferorthop. Gründen bereits extrahiert wurde oder noch nicht durchbrochen ist.

Beurteilungskriterien des NIH [57]

Fissuren: Als kariös bewertet wird eine Zahnfläche *nicht,* wenn nur der Schmelz verfärbt ist oder die Sonde in einer engen Fissur stecken bleibt. Die Diagnose Karies wird gestellt, wenn der

Fissurengrund erweicht ist, eine Opazität des Schmelzes neben der Fissur als Zeichen für eine unterminierte Schmelzpartie vorliegt oder erweichter Schmelz mit der Sonde entfernt werden kann. Als Karies ist aber nicht eine tiefe Fissur an sich zu bezeichnen.

Glattflächen: Ein weißer Fleck allein wird nicht als Karies beurteilt, sondern nur dann, wenn dieser Bezirk erweicht ist und eine Penetration der Sonde möglich ist oder Schmelz mit der Sonde entfernt werden kann.

Approximalkaries: Eine Verfärbung des Schmelzes, eine Unterbrechung des Schmelzes allein werden nicht als Karies gewertet, sondern nur dann, wenn zusätzlich zur Verfärbung oder Unterbrechung des Schmelzes mit der Sonde eine Erweichung tastbar ist. Im Seitenzahnbereich ist das Vorliegen einer Unterminierung des Schmelzwulstes oder eine Transluzenz allein nicht ausreichend für die Diagnose Karies. Im Frontzahnbereich dagegen wird eine sichtbare Transluzenz als Karies bewertet. Eine Approximalkaries oder eine Füllung der Approximalseite, die auch von buccal oder lingual gerade sichtbar ist, wird nicht als Karies oder Füllung der buccalen oder lingualen Fläche gewertet, wohl aber, wenn sie mehr als 1/3 auf die buccale oder linguale Fläche reicht, d.h. klar als Karies oder Füllung der buccalen oder lingualen Fläche bezeichnet werden kann und nicht nur als Extension einer Approximalfüllung bzw. -karies.

Ein Zahn, der eindeutig aus orthodontischen Gründen extrahiert wurde, wird nicht als fehlend bezeichnet, sondern nicht bewertet. Ebenso wird ein Zahn – z.B. ein Frontzahn –, der eindeutig aufgrund eines Traumas verlorengegangen ist, als nicht bewertet eingetragen [57].

Sekundärkaries: Sind auf einer Zahnfläche eine kariöse Läsion am Rande einer Füllung (Sekundärkaries) oder eine neue Karies und eine Füllung zugleich vorhanden, wird diese Fläche als kariös (D) gewertet [42]. *Hypoplasien:* Reine Schmelzhypoplasien oder Zahnmißbildungen ohne eindeutige Zeichen einer Karies werden als nicht bewertet eingetragen.

Kronenfraktur: Eine Kronenfraktur wird nicht als Karies bewertet und auch ein Eckenaufbau, der aufgrund einer Kronenfraktur erfolgt ist, wird nicht als Füllung bewertet. Da die Entscheidung, ob es sich um einen Eckenaufbau aufgrund einer Karies oder eines Traumas handelt, schwierig sein kann, wird ein Eckenaufbau als Füllung der entsprechenden Fläche eingetragen, unabängig davon, ob dieser Aufbau aus Gründen der Karies oder eines Traumas erfolgt ist.

Kronen: Sind Goldkronen im Munde vorhanden, werden im DMF/S Index an den Molaren und Prämolaren 5 Flächen und an den Frontzähnen 4 Flächen als gefüllt (F) gewertet.

Aus kieferorthopädischen Gründen extrahierte Prämolaren: Um die Gefahr einer unterschiedlichen Eintragung der Werte durch verschiedene Behandler möglichst gering zu halten, wird ein aus kieferorthopädischen Gründen fehlender Prämolar immer als zweiter Prämolar eingetragen und bewertet und die Bewertung des vorhandenen Prämolaren immer an der Stelle des ersten Prämolaren in das Untersuchungsschema eingetragen.

Nichtanlagen: Eindeutige Nichtanlagen werden als nicht bewertet eingetragen.

Zahndurchbruch: Sobald irgendein Teil der Krone in der Mundhöhle sichtbar ist, wird der Zahn bewertet.

Überzählige Zähne werden nicht bewertet, sondern nur der Zahn, der ordnungsgemäß an seinem Platz steht.

Sind bleibende Zähne und Milchzähne nebeneinander in der Mundhöhle vorhanden, z.B. ein Milcheckzahn und ein bleibender Eckzahn nebeneinander, wird nur der bleibende Zahn bewertet.

Fissurenversiegelung: Okklusalflächen, die eine Fissurenversiegelung aufweisen, werden als gesund bezeichnet, solange keine Karies oder Füllung an diesen Flächen festgestellt wird.

Eckenaufbau: Die inzisalen Ecken von Frontzähnen werden nicht als eigene Fläche angesehen. Ist eine Läsion oder eine Füllung nur auf die inzisale Ecke beschränkt, wird sie der ihr am nächsten liegenden Zahnfläche zugeordnet [57].

dmf: Bei den Milchzähnen wird der DMF-Index mit Kleinbuchstaben bezeichnet (dmf/t, dmf/s). Der dmf-Index der Milchzähle muß bei der Auswertung streng vom DMF-Index der bleibenden Zähne getrennt werden. Da bei älteren Kindern nicht beurteilt werden kann, ob der Milchzahn natürlich ausgestoßen wurde oder aus Gründen der Karies extrahiert werden mußte, ist die Erhebung des dmf-Index der Milchzähne ab dem 6. Lebensjahr nicht mehr sinnvoll. Der dmf-Index der Milchzähne wird am besten nur bis zum 5. Lebensjahr durchgeführt. Ab dem 6. Lebensjahr wird nur der DMF-Index der bleibenden Zähne erhoben, die Milchzähne werden nicht bewertet.

In den Tabellen 1 und 2 sind Beispiele für DMF/T und DMF/S-Werte für bestimmte Altersstufen in verschiedenen Ländern dargestellt.

Tab. 1: DMF/T-Index

Alter		8	10	12	14
Troms County	1955	3,5–4	6	10	13
Norwegen (13)	1979	1–1,5	3	5	8
Ktn. Zürich	1963	2,7	4,9	8,4	13,3
Schweiz (23)	1979	1,1	1,9	3,5	5,4
Massachusetts	1958	3–3,5	6	9	12
USA (9)	1974	1	1,5–2	3–3,5	6

Tab. 2: DMF/S-Index

Alter		8	10	12	14
Reoppegård (13)	1970/71	6	9,5	16	28
Norwegen	1979	1,5	3,5	7	13
Ktn. Zürich	1963	4,9	9,3	17,2	29,6
Schweiz (23)	1979	1,4	2,9	5,6	8,9
USA (7)	1971–74	1,9	4,1	6,4	9,6
	1979–80	1,3	2,6	4,2	6,5

Zahnärztlicher Versorgungsgrad: In Untersuchungen über den Kariesneubefall verschiedener Gruppen innerhalb einer bestimmten Zeit sollte auch geprüft werden, ob sich der zahnärztliche Versorgungsgrad einer Gruppe im Laufe der Studie wesentlich verändert hat, da dies den weiteren Kariesbefall beeinflussen kann [47].

Der zahnärztliche Versorgungsgrad kann mit dem Verhältnis der einzelnen DMF-Komponenten zueinander dargestellt werden: Defektindex (Behandlungsnotwendigkeit): Prozentueller Anteil der D-Komponente am DMF-Index (D x 100/DMF).

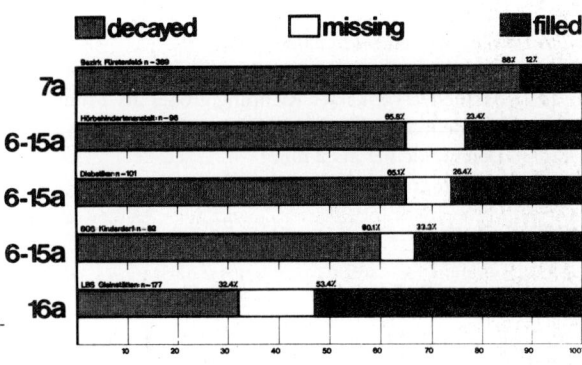

Abb. 1: Beispiel für den zahnärztlichen Versorgungsgrad verschiedener Kindergruppen

Füllungsindex (Versorgungsrate): Prozentueller Anteil der F-Komponente am DMF-Index (F x 100/DMF).

Abb. 1 zeigt ein Beispiel für den zahnärztlichen Versorgungsgrad verschiedener Kindergruppen.

Der DMF/T-Index gibt keine Auskunft über die Ausdehnung kariöser Läsionen. ANAISE [2] empfiehlt daher, die D-Komponente des DMF/T-Indexes in folgende vier Untergruppen aufzuschlüsseln:

C: kariöser Zahn ohne Füllung
CF: gefüllter Zahn mit Karies am Rand der Füllung oder an einer anderen Fläche als der gefüllten.
IX: Zahn, bei dem die Extraktion angezeigt ist, da er durch Karies so weit zerstört ist, daß er nicht mehr restauriert werden kann.
IRC: Zahn, bei dem Karies bereits die Pulpa erfaßt hat oder es bei der Behandlung zur Eröffnung der Pulpa kommen würde bzw. ein Zahn, bei dem eine Wurzelbehandlung angezeigt ist.

Die Kriterien »Pulpenexposition«, »nicht mehr restaurierbar« werden außerhalb der Behandlung bei Reihenuntersuchungen von verschiedenen Untersuchern allerdings wahrscheinlich sehr unterschiedlich bewertet werden.

D(1–4)MF-Index

Mit diesem Index werden auch die beginnenden Läsionen, die Frühläsionen im Schmelz, miteinbezogen, indem die D-Komponente des DMF-Index in vier Grade unterteilt wird. Mit dem D(1–4)MF-Index ist gegenüber dem DMF-Index eine differenziertere Aussage bzw. eine kürzere Beobachtungszeit möglich. Für den D(1–4)MF-Index werden Bißflügelröntgenaufnahmen zur Darstellung der kariösen Läsionen an den Approximalflächen bzw. Kontaktpunkten benötigt.

Beurteilungsskala:
Fissuren, Grübchen:
Grad 0: gesund
Grad 1: dünne, helle Linie. Kreidiger Rand in Fissur oder Grübchen.
Grad 2: dünne, braune bis schwarze Linie
Grad 3: sicherer Defekt, in keiner Richtung größer als 2 mm
Grad 4: sicherer Defekt, größer als 2 mm.

Glattflächen, Approximalflächen:
Grad 0: gesund
Grad 1: Kreidefleck in keiner Richtung größer als 2 mm
Grad 2: Kreidefleck größer als 2 mm
Grad 3: Defekt, kleiner als 2 mm
Grad 4: Defekt, größer als 2mm.

Bewertung der Röntgenbilder:

Grad 1: Radioluzenz in der äußeren Hälfte des Schmelzes. Initialläsion (Radioluzenz = Aufhellung, geringere Strahlenabsorption, deshalb starke Filmbelichtung. Filmschwärzung).

Grad 2: Radioluzenz auch in der inneren Hälfte des Schmelzes. Keine Dentinveränderung.

Grad 3: Radioluzenz durch den Schmelz hindurch und erkennbare Radioluzenz in der peripheren Dentinhälfte.

Grad 4: Deutliche Dentinradioluzenz auch in der pulpalen Dentinhälfte.

Bei radiologisch erkennbarer Radioluzenz in Fissuren, Grübchen oder an oro-facialen Glattflächen handelt es sich stets um den klinischen Grad 4, also um einen größeren kariösen Defekt. Im übrigen erfolgt die Bewertung wie beim DMF-Index. D3,4MF-Werte entsprechen den üblichen DMF-Werten [42].

Bei den bisherigen Indices wird die Sekundärkaries am Rande einer Füllung, die zum Teil auch durch Unvollkommenheiten der Füllung verursacht wird, in die Kategorie der kariösen Läsionen eingereiht und nicht gesondert ausgewiesen. Mit der folgenden Skala der WHO werden die Sekundärkaries und kariöse Läsionen, die bereits die Zahnpulpa betreffen, getrennt erfaßt:

WHO-Skala [59]:

Grad 0: gesunde Zahnfläche
Grad 1: initiale Karies
Grad 1: Schmelzkaries
Grad 3: Dentinkaries
Grad 4: Karies mit Pulpenbeteiligung
Grad 5: (unzureichend) gefüllt mit Primärkaries
Grad 6: gefüllt mit Sekundärkaries
Grad 7: gefüllt
Grad 8: nicht bewertet.

Radiologische DMF-Befundung

Ohne Bißflügelröntgenaufnahmen werden 50–70 % der vorhandenen Defekte im Approximalbereich nicht erkannt [20, 54]. Aus diesem Grund und besonders bei Jugendlichen, bei denen unter Umständen schon am Beginn einer Studie ein Großteil der Okklusalflächen mit Füllungen versorgt sind und neue Läsionen hauptsächlich im Approximalbereich zu erwarten sind, ist eine gesonderte radiologische Befundung wertvoll. Der radiologische Befund hat den Vorteil, daß die Beurteilung beliebig oft wiederholt werden kann und damit auch über längere Zeiträume hinweg eine konsistente Untersuchung möglich ist. Außerdem erlaubt der radiologische Befund eine Beurteilung durch mehrere voneinander unabhängige Untersucher.

Probleme können dabei jedoch durch eine unterschiedliche Bildqualität, vor allem durch Überschneidungen, entstehen. Stellen, an denen sich Zähne überschneiden, können nicht bewertet werden, mit folgenden Ausnahmen: Überschneiden sich zwei Zähne im Röntgen, kann eine tiefer als die Überschneidung reichende kariöse Läsion trotzdem bewertet werden. Pitts empfiehlt in Anlehnung an das oben angeführte WHO-Schema folgende Bewertungsskala (Abb. 2):

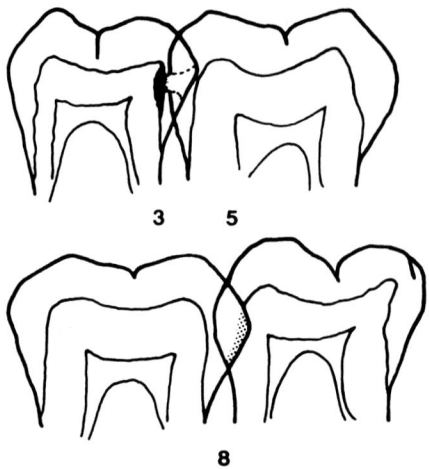
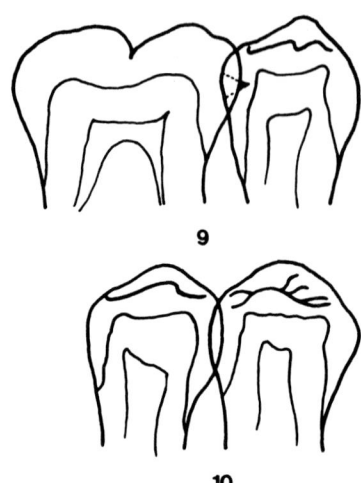

Abb. 2: Bewertung von Überschneidungen im Röntgenbild nach der Skala von PITTS (siehe Text)

Skala nach Pitts [48]

Grad R0: gesund

Grad R1: Läsion in der äußeren Hälfte des Schmelzes

Grad R2: Läsion bis in die innere Hälfte des Schmelzes, bis zur Schmelz-Dentin-Grenze, aber nicht darüber

Grad R3: Läsion bis in die äußere Hälfte des Dentins

Grad R4: Läsion bis in die innere Hälfte des Dentins

Grad R5: im Röntgen Überschneidung durch einen Nachbarzahn bis maximal zur Hälfte des Schmelzes, keine Läsion im Dentin sichtbar

Grad R6: Sekundärkaries am Rande einer Füllung

Grad R7: gefüllte Fläche

Grad R8: nicht bewertet, da der Zahn noch nicht durchgebrochen oder bereits extrahiert ist oder eine Überschneidung im Bild durch einen Nachbarzahn bis in das Dentin reicht

Grad R9: teilweise Überschneidung und Karies: Überschneidung bis maximal zur Hälfte des Schmelzes, Karies in der inneren Hälfte des Schmelzes bis maximal zur Schmelz-Dentin-Grenze, aber nicht darüber

Grad R10: teilweise Überschneidung, gesund. Überschneidung bis maximal zur Hälfte des Schmelzes, keine kariöse Läsion sichtbar

Auswahl der geeigneten Bewertungsskala: Kariöse Läsionen entwickeln sich unterschiedlich rasch, je nach Alter, Kollektiv bzw. bereits existierenden Zahngesundheitsvorsorgemaßnahmen. In mittels Röntgenaufnahmen untersuchten schwedischen und amerikanischen Kollektiven durchdrangen z.B. nur 10 % der Läsionen den Schmelz in einem Jahr, 25 % in zwei Jahren. 40 % der Läsionen schritten auch in vier Jahren nicht bis in das Dentin vor [53]. Für wenig kariesanfällige Kollektive und 2–3 Jahre dauernde Studien ist es daher empfehlenswert, nicht nur die behandlungsbedürftigen, bis in das Dentin reichenden Läsionen (DMF), sondern auch die nur den Schmelz betreffenden Läsionen zu registrieren. Werden auch die Läsionen im Schmelz miteinbezogen, sind die gefundenen Werte etwa doppelt so hoch wie bei der Verwendung der DMF-Werte ohne Schmelzläsionen [21]. Bei der Aufteilung der kariösen Läsionen in vier Grade wird die

Ausdehnung der Läsion auf die äußere oder innere Schmelzhälfte (Grad 1 und 2) bzw. äußere und innere Dentinhälfte (Grad 3 und 4) geschätzt und damit unter Umständen inkonsistent beurteilt. Wesentlich sicherer ist die Bewertung, wenn die im Röntgen deutlich sichtbare Grenze zwischen Schmelz und Dentin als Kriterium verwendet und nur zwischen folgenden zwei Graden von kariösen Läsionen (D-Komponente) unterschieden wird:

Grad 1: Schmelzkaries bis zur Schmelz-Dentin-Grenze, aber nicht darüber
Grad 2: Dentinkaries, Läsion über die Schmelz-Dentin-Grenze hinaus [21]. Bei dieser Einstellung können minimale Überschneidungen im Röntgenbild vernachläßigt werden, es müssen nur Überschneidungen, die bis zur Schmelz-Dentin-Grenze oder darüberhinaus reichen, bei der Bewertung ausgeschieden werden.

Unter Berücksichtigung dieser Überlegungen könnte folgendes Befundschema von PIEPER [46] verwendet werden:

Bleibende Zähne:
0 = kariesfrei
1 = Schmelzkaries
2 = Dentinkaries
3 = Füllung
4 = Füllung mit Sekundärkaries
5 = Extraktion
6 = Milchzahn fehlt, bleibender Zahn noch nicht durchgebrochen

Milchzähne:
7 = kariesfrei
8 = Karies
9 = Füllung
X = keine Diagnose möglich.

Dieses Schema hat den Vorteil, daß für die Milchzähne und die bleibenden Zähne ein einheitliches Untersuchungsformular verwendet werden kann.

Die Bewertung von *Milchzähnen* ist im Wechselgebiß allerdings problematisch: Hier gehen mehr und mehr Milchzähne durch physiologische Ausstoßung, durch infolge kariöser Läsionen verursachter frühzeitiger Resorption oder unter Umständen auch durch insuffiziente Behandlung frühzeitig verloren. Dies erschwert die Auswertung auch der verbliebenen Milchzähne.

Retentionsstellen für Plaques, z.B. die approximalen Kontaktpunkte, aber auch die Füllungsüberhänge, Defekte an bestehenden Füllungen, begünstigen die Ausbildung neuer kariöser Läsionen. Es stellt sich daher die Frage, ob die *Sekundärkaries* getrennt von der neuen Karies, z.B. an approximalen Kontaktpunkten, beurteilt und ausgewertet werden soll, wenn es vorwiegend um die Beurteilung von kariespräventiven Mitteln und weniger um epidemiologische Fragen oder Untersuchungen von Füllungsmaterialien geht. Die Sekundärkaries hängt im wesentlichen von der Zahl der vorhandenen Approximalfüllungen, Zahnhalsfüllungen, Compositfüllungen ab und nimmt mit dem Alter zu, die möglichen neuen Primärläsionen dagegen ab. Daher kann es unter Umständen von Interesse sein, die Sekundärkaries getrennt von den Primärläsionen zu erfassen.

Durch die EDV ist es heute möglich, viele Untergruppierungen zu erfassen, dies kann aber zu Problemen bei der statistischen Auswertung führen. Die Bewertungsskala sollte daher auf die jeweilige Fragestellung abgestimmt und möglichst einfach sein, vor allem dann, wenn mehrere Untersucher mitarbeiten. Je nach Problemstellung wird dazu eine kürzere oder längere der angeführten Bewertungsskalen benötigt werden. Bei den beschriebenen Skalen müssen allerdings verschiedene Codes für die gleichen Begriffe verwendet werden, dies führt unter Umständen zu Irrtümern. Die Verwendung folgender alphanumerischer Codes kann daher eine je nach Problem nötige Adaptierung der Untersuchungsskala ohne nötige Umlernprozesse ermöglichen:

G = gesund
I = initiale Karies
D = Dentinkaries
M = fehlend
F = gefüllt
S = Sekundärkaries
P = Karies mit Eröffnung der Pulpa.

GSI-, MGSI-Index:

Der Grainger's Severity Index (GSI) bezweckt, die Effizienz des Vergleiches verschiedener Gruppen zu erhöhen, Ungleichheiten im initialen DMF-Index zwischen verschiedenen Untersuchungsgruppen auszugleichen und den Vergleich ähnlicher Untersuchungen zu erleichtern.

Der GSI bewertet den Schweregrad der Erkrankung nicht nach der Zahl der kariösen Läsionen wie der DMF-Index, sondern nach der Lokalisation und dem Typ der betroffenen Zahnoberflächen. Dabei werden 5 Regionen des bleibenden Gebisses auf Karies untersucht:

Zone 1 = Fissuren und Grübchen der Molaren und Prämolaren inklusive der buccalen und lingualen Grübchen der Molaren.
Zone 2 = Approximalflächen der Seitenzähne inklusive der distalen Fläche der Eckzähne.
Zone 3 = Approximalflächen der Frontzähne des Oberkiefers mit Ausnahme der distalen Fläche der Eckzähne.
Zone 4 = Buccale Flächen der Frontzähne.
Zone 5 = Approximale Flächen der Frontzähne des Unterkiefers mit Ausnahme der distalen Fläche der Eckzähne.

Zuerst wird dabei die Zone 5 auf das Vorkommen von kariösen Läsionen untersucht, dann die Zone 4 etc. Der Indexwert bezeichnet die 1. Zone in dieser Reihenfolge, in der irgendeine kariöse Läsion festgestellt wird.

Es besteht dabei das Problem, daß Personen mit Karies in Zone 4 nicht notwendigerweise kariöse Läsionen in den ersten 3 Zonen aufweisen müssen. Eine Modifikation dieses Indexes, der MGSI definiert die Anzahl der kariösen GSI-Zonen pro Patient. Er ist besser mit den initialen DMF-Werten korreliert als der GSI-Index und auch besser geeignet zur Gruppenzuordnung bzw. Blockbildung entsprechend dem initialen Kariesbefall.

Mit diesem Index ist eine rasche Gruppenzuordnung, eine wenig aufwendige Erfassung großer Probandengruppen möglich. Bei der Auswertung von klinischen Tests kann mit dem Vergleich der DMF-Werte entsprechend den GSI-Zonen eine differenziertere Aussage erzielt werden als mit dem Gesamt-DMF [26].

Datenerfassung

Untersucht wird mit Spiegel und Sonde und einer ausreichenden Beleuchtung (zahnärztliche Operationsleuchte, Stirnlampe). Man beginnt mit der Untersuchung im Oberkiefer rechts mit dem letzten Zahn und endet links. Anschließend wird die Untersuchung beim letzten Zahn im Unterkiefer links fortgesetzt und rechts beendet. Bei den einzelnen Zähnen wird in der Reihenfolge distal-okklusal-mesial-lingual-buccal untersucht. Um Übertragungsfehler zu vermeiden, wird stets in gleichbleibender Reihenfolge diktiert. Die Zähne werden mit 2 Ziffern bezeichnet: Die erste Ziffer bezeichnet den Kieferquadranten in der Richtung des Uhrzeigers mit 1–4 im permanenten Gebiß und mit 5–8 im 1. Gebiß. Mit der zweiten Ziffer werden die Zähne von mesial nach distal mit 1–8 bezeichnet und im ersten Gebiß mit 1–5 (Tabelle 3). Auf dem Befundformular werden folgende Informationen benötigt: Name, Vorname, Alter, Geschlecht, Datum der Untersuchung, Registrationsnummer, und gegebenenfalls Ort, Schule, Klasse, Beruf der Eltern etc. Tabelle 4 zeigt ein Beispiel eines DMF-Formulars.

Da kariöse Läsionen meistens symmetrisch auftreten, kann auch ein einseitiger *Teilbefund* erstellt werden. Für epidemiologische Fragestellungen wird dann durch Verdoppelung des auf der einen Seite erhobenen DMF der Gesamt-DMF-Werte ermittelt. Bei anderen Formen von Teilbefunden werden Zahnflächen ausgelassen, die selten kariös werden (Abb. 2).

Teilbefundsystem nach MARTHALER [38]: Die lingualen Flächen werden nur bei den Molaren bewertet. Nicht bewertet werden die buccalen Flächen der beiden Unterkiefer-Frontzähne und der Prämolaren im Oberkiefer, die Approximalflächen zwischen Eckzähnen und ersten Prämolaren, die distale Fläche der zweiten Molaren und die buccale Fläche des zweiten Prämolaren im Unterkiefer (Abb. 3). Teilbefundsystem nach MØLLER [41]: Nicht bewertet werden die Unterkiefer-Frontzähne, alle lingualen Fläche mit Ausnahme des zweiten Schneidezahnes im Oberkiefer und des ersten Molaren im Oberkiefer, alle mesialen Flächen der ersten Prämolaren und Unterkiefereckzähne, und die distalen Flächen der zweiten Molaren und Eckzähne.

Die damit gewonnenen Werte sind niedriger als die Gesamt-DMF-Werte [39]. Auch in klinischen Tests können Teilbefunde an einer Kieferhälfte zum Vergleich einer Test- und Kontrollgruppe verwendet werden, jedoch sollten diese Werte unverändert und nicht verdoppelt in die statistischen Berechnungen eingehen.

Um Fehlinterpretationen verschiedener Arbeiten zu vermeiden, sollte die Art des Teilbefundes stets ausführlich in den Veröffentlichungen beschrieben werden.

Mit der Verwendung kleinrechnergestützter Erfassungssysteme [46] kann die Zeit für Datenerfassung, Aufzeichnung und Kontrolle zusätzlich reduziert werden.

Qualität der Untersucher: Damit bei einem einige Jahre dauernden Test der Kariesindex konsistent erhoben wird, werden vor Beginn des Tests sämtliche Untersuchungskriterien schriftlich festgelegt und die Untersucher trainiert. Anschließend werden an je 20 bis 50 Probanden Doppeluntersuchungen durch jeden Beobachter oder durch ihn und einen Standarduntersucher durchgeführt und die Reproduzierbarkeit der Werte der DMF-Werte und ihrer einzelnen Komponenten jedes einzelnen Untersuchers (intraexaminer reliability) und die Unterschiede zwischen verschiedenen Beobachtern (interexaminer reliability) zu testen. Gegebenenfalls muß ein neuerliches Training zur Standardisierung der Untersucher erfolgen. Kontrollen des Untersucherstandards, z.B. Doppeluntersuchungen von 10 % der Probanden, sind auch im Laufe der Testperiode vorzusehen [57].

Diese Doppeluntersuchungen sollten an Probanden erfolgen, die ohne vorheriges Wissen des Untersuchers zufällig ausgewählt wurden [1]. Die Unterschiede zwischen Untersuchern werden hauptsächlich mit dem intraclass correlations coefficient eruiert.

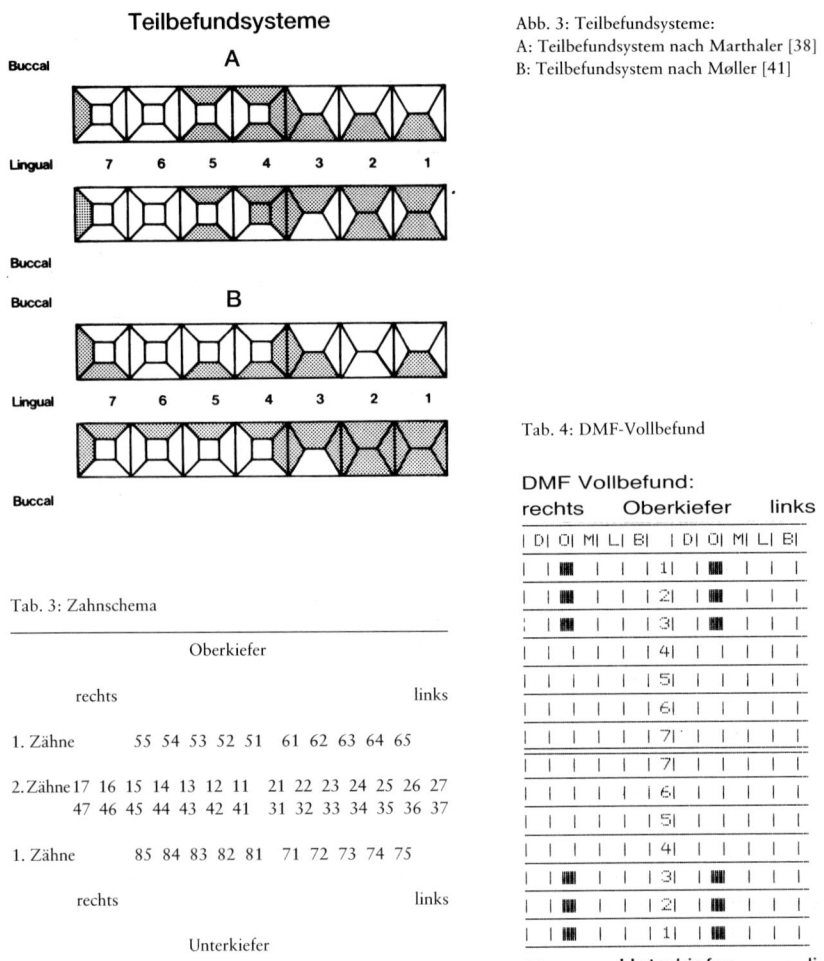

Teilbefundsysteme

Buccal   **A**

Lingual   7   6   5   4   3   2   1

Buccal

Buccal   **B**

Lingual   7   6   5   4   3   2   1

Buccal

Abb. 3: Teilbefundsysteme:
A: Teilbefundsystem nach Marthaler [38]
B: Teilbefundsystem nach Møller [41]

Tab. 4: DMF-Vollbefund

DMF Vollbefund:

rechts			Oberkiefer					links		
D	O	M	L	B		D	O	M	L	B
	▓				1	▓				
	▓				2	▓				
	▓				3	▓				
					4					
					5					
					6					
					7					
					7					
					6					
					5					
					4					
	▓				3	▓				
	▓				2	▓				
	▓				1	▓				

re   Unterkiefer   li

Tab. 3: Zahnschema

			Oberkiefer			
rechts						links

1. Zähne   55 54 53 52 51   61 62 63 64 65

2. Zähne 17 16 15 14 13 12 11   21 22 23 24 25 26 27
         47 46 45 44 43 42 41   31 32 33 34 35 36 37

1. Zähne   85 84 83 82 81   71 72 73 74 75

rechts   links

Unterkiefer

Untersuchungsanordnung, Stichprobenauswahl

Um die Erstellung des abschließenden Berichtes zu erleichtern und zur Präsentation vor einer Ethikkommission sollten dokumentiert werden: Darstellung des Untersuchungsziels, Begründung der Untersuchung, Personal, Einrichtungen, benötigte Hilfsmittel, Kopien der Einverständniserklärungen der Probanden, Erlaubnis der zuständigen Autoritäten, Details der Untersuchungsanordnung und der Kontrollen [1]. Es ist zweckmäßig, *vor* dem Beginn einer Studie die Untersuchungsanordnung mit einem Statistiker zu besprechen. Von der zahnmedizinischen Seite aus sind dabei folgende Aspekte in die Überlegungen einzubeziehen:

Bei der Evaluation von kariespräventiven Mitteln stellt sich einerseits die Frage nach der Wirksamkeit des Mittels und andererseits die Frage nach dem Wert, der Akzeptanz und der Durchführbarkeit dieser neuen Behandlung.

Klinische Tests können zum *Ziel* haben:
— mit kleinen Gruppen relativ rasch und effizient die Wirksamkeit einer bestimmten Behandlung festzustellen. Ist dies der Fall, wird
— die Brauchbarkeit des Mittels innerhalb öffentlicher Gesundheitsprogramme getestet.

Von einem anderen Blickwinkel aus ist auch zu unterscheiden zwischen
— Basisvorsorgeprogrammen, in denen auf breiter Basis ein bestimmtes Mittel über lange Zeit angewendet wird, und
— selektiven Intensivprophylaxeprogramme, bei denen an besonders kariesanfälligen Personen eine relativ kurzfristige intensive Behandlung erfolgt.

Durch die Kombination beider Programme wird eine höhere Effektivität und Effizienz erreicht.

Klinische Tests dürfen nicht durchgeführt werden, bevor nicht feststeht, daß das angewendete Mittel wirksam und sicher ist. Außerdem sollte ein berechtigter Grund zur Annahme bestehen, daß die neue Behandlungsmethode effektiver ist, als eine bereits etablierte.

Kontrollgruppen: Je nach Situation erhalten die Probanden der Kontrollgruppe keine Behandlung, ein Placebo oder eine bereits etablierte Behandlung (aktive Kontrollgruppe). Bei einer Studie mit einer aktiven Kontrollgruppe, aber keiner Placebogruppe, kann nur die relative Wirkung gegenüber der bisherigen Behandlung, nicht aber der absolute Effekt des Mittel getestet werden. Wann immer es ethische Überlegungen zulassen, sollte daher eine Placebogruppe installiert werden. Ist die Bildung einer echten Kontrollgruppe nicht möglich, wird die Kariesprävalenz einer bestimmten Altersgruppe nach einer bestimmten Zeit mit der Kariesprävalenz dieser Altersstufe vor dem Beginn des Tests verglichen. Dabei kann der allgemeine Trend der Kariesentwicklung kaum vom Effekt der Behandlung abgegrenzt werden, außerdem ist dabei keine Blinduntersuchung gegeben.

Das Wissen um die Zugehörigkeit zu einer bestimmten Gruppe kann das Verhalten im Laufe des Tests beeinflussen. Der Untersucher, das Hilfspersonal und die Probanden selbst dürfen daher nicht wissen, wer einer Test- oder Kontrollgruppe angehört [1].

Bei epidemiologischen Untersuchungen soll die Stichprobe möglichst genau den Gebißzustand der Gesamtpopulation widerspiegeln. Bei klinischen Versuchen dagegen, in denen die Wirksamkeit kariesprophylaktischer Maßnahmen untersucht wird, geht es darum, vor der randomisierten Zuteilung zu einer Test- bzw. Kontrollgruppe eine möglichst große Ähnlichkeit der beiden Gruppen hinsichtlich der Merkmale zu erzielen, die die zukünftige Kariesentwicklung beeinflußen: Alter, Geschlecht, Anzahl der vorhandenen Zähne bzw. Risikoflächen, soziologische Schicht, Kariesanfälligkeit.

Bestimmung der *Kariesanfälligkeit:*
Zahlreiche Anstrengungen sind unternommen worden, um die zukünftige Kariesanfälligkeit im voraus zu bestimmen. Damit würden klinische Tests um vieles sensibler; die Kosten von Prophylaxeprogrammen und klinischen Tests könnten reduziert werden.

Methoden zur Selektion kariesanfälliger Personen müßten folgende Charakteristika aufweisen:

Validität: Bei Probanden, denen aufgrund dieses Tests eine große Kariesanfälligkeit vorausgesagt wird, muß diese auch innerhalb von zwei Jahren auftreten.

Reliability (Zuverlässigkeit, Reproduzierbarkeit): Auch von verschiedenen Untersuchern muß der Zusammenhang zwischen Testergebnissen und Erfolgen gleichermaßen feststellbar sein.

Feasibility (Durchführbarkeit): Der Test muß kostengünstig sein und muß ohne wesentliche Eingriffe auch von Hilfspersonal durchgeführt werden können [7].

Ernährungsfaktoren: Verschiedentlich wurde versucht, Produkte nach ihrer Kariogenität zu reihen und darauf basierende Ernährungsindices zu erstellen [33, 12, 52].

Wird dabei als Beurteilungskriterium die Verweildauer der Substrate in der Mundhöhle gewählt [33], wird die Säurebildung aufgrund der an bestimmten Stellen retinierten Substratmengen ignoriert. Werden kohlenhydrathaltige Speisen mit Speichel inkubiert und die durch die Glycolyse erfolgende Säurebildung gemessen, bleibt die Verweildauer des Substrates in der Mundhöhle unberücksichtigt.

Auf der Basis von intraoralen Plaque-ph-Messungen basierend wurden folgende Rangordnungen der Kariogenität von Produkten erstellt, wobei der höchsten Rangordnung die höchste Kariogenität entspricht:

Rangordnung nach EDGAR [12; gekürzt]:

1 : Milch, Erdnüsse, zuckerfreier Kaugummi

2 : Schokomilch, Crisps, Butterbrot, Schokolade, zuckerhaltiger Kaugummi

3 : Kohlensäurehaltige Getränke, Bananen, gefüllte Kekse

4 : Apfelsaft, Orangenjuice, Rosinen, Kuchen, Marmeladebrot, süße Frühstücksmüsli

5 : Apfelstrudel, Früchtebonbons

Rangordnung nach SCHACHTELTE [52; modifiziert]:

Die Fläche des ph-Abfalles unter 5,7 beträgt in Einheiten von (min. ph x 2500):

<2: Fruchtsaft

3–4: Saccharoselösung, Karamel, Keks

4–5: Potatochips

>5: Milchschokolade, süßer Kuchen, Cornflakes.

Beim Vergleich beider Rangordnungen fällt auf, daß die Kariogenität von Schokolade, z.B. möglicherweise auf Grund unterschiedlicher Produkte, verschieden bewertet wurde.

In welchem Maß durch fermentierbare Kohlenhydrate erhaltende Produkte Säuren in dem Plaque gebildet werden, hängt auch davon ab, inwieweit sie zusammen mit nicht kariogenen Produkten konsumiert werden [51] und von der Häufigkeit des Konsumes [17, 58]: Zwei Spülungen mit 5%iger Zuckerlösung riefen bei intraoralen Demineralisationstests dieselbe Schmelzdimineralisation hervor wie 9 Spülungen mit einer 0,5%igen Zuckerlösung [56]. Die Häufigkeit des Konsums, die individuellen Ernährungsgewohnheiten können mittels Interviewmethode grob eruiert werden. Dabei wird erhoben, wie oft bestimmte Produkte am Vortag [50, 35], in den letzten drei Tagen [55] konsumiert oder Kategorien, wie z.B. zwei- bis viermal täglich, drei- bis siebenmal pro Woche, ein- bis zweimal pro Woche, selten [8] gewählt wurden.

Aus der Kariogenität (K) und der Häufigkeit des Konsums (H) ergibt sich das kariogene Potential $P = K_n \times H_n$ [4].

Die Beantwortung ausführlicher Ernährungsanamnesen ist zeitaufwendig, ihre Aussagekraft ist dessen ungeachtet eingeschränkt. Praktikabler zur Beurteilung grober Unterschiede bezüglich der Ernährungssituation oder der Veränderung der Ernährungsgewohnheit in einem längeren Zeitraum wäre folgender Ernährungsindex (EI): Dabei wird erhoben, ob bei bestimmten Gelegenheiten (Frühstück, Jause, Mittagessen, Nachmittagsjause, Abendessen), vor dem Schlafengehen und mehrmals zwischendurch süße Produkte (inklusive süßer Medikamente) konsumiert werden und die Summe dieser Häufigkeiten als Indexwert zu definieren.

Die Ernährungsanamnese kann nicht allein, aber in Verbindung mit anderen Parametern zur Bestimmung der zukünftigen Kariesanfälligkeit bzw. als Hilfsmittel zur Stichprobenauswahl herangezogen werden [31, 34].

Mundhygiene: Plaqueindices, mit denen der Grad der Mundhygiene bestimmt wird, sind wenig geeignet zur Selektion von kariesanfälligen Probanden, da damit hauptsächlich die Flächenausdehnung der Beläge vom Zahnfleischrand aus, aber nicht die Qualität, die mikrobielle Zusammensetzung der Plaque und die an den hauptsächlichen Kariesprädilektionsstellen lokalisierte Plaque gemessen wird. Die DMF-Werte reflektieren außerdem das Endergebnis einer jahrelangen Entwicklung, während sich die Mundhygiene in kurzer Zeit verändern kann.

Speichelfaktoren, Mikroorganismen: Die Bestimmung von Speichelfaktoren wie pH, titrierbare Säuren, Enzyme wie auch bakteriologische Untersuchungen, wie z.B. die Bestimmung der Zahl bestimmter Mikroorganismen, ihre Säureproduktion oder die Bestimmung von Oxydations-Reduktionspotentialen erwiesen sich als wenig geeignet, um Patienten bezüglich ihrer Kariesanfälligkeit zu selektieren bzw. die zu erwartende Kariesentwicklung vorherzubestimmen [44].

Wurden der initiale Kariesbefall, der Lactobazillengehalt des Speichels, die Pufferkapazität des Speichels, die Häufigkeit des Zähneputzens und der Konsum von Süßigkeiten gemessen, zeigten sich in der Diskriminanzanalyse und der multiplen Regressionsanalyse bei Mädchen nur der initiale DMF-Index und die Lactobazillenwerte, bei Knaben der initiale DMF-Index und die Häufigkeiten des Süßigkeitenverzehrs als signifikante Unterscheidungsmerkmale für den Kariesbefall innerhalb der zwei nächsten Jahre. Das relativ genaueste Merkmal zur Bestimmung kariesanfälliger Gruppen war der *initiale DMF*-Index [19].

KLOCK [27] fand bei Teenagern, daß mit der Zahl der vorhandenen Frühläsionen an Glattflächen und der Bestimmung von Streptococcus mutans und Lactobazillen im Speichel am besten die Kariesaktivität bestimmt werden kann: Bei Probanden mit hohen Streptococcus mutans-Werten ($>10^7$) allein entstanden 5.1 etc. neue Läsionen,
bei hohen Streptoccocus mutans-Werten und einer großen Anzahl von initialen Läsionen an Glattflächen 5.6,
bei hohen Plaqueindex-Werten und zahlreichen initialen Glattflächenläsionen 7.2 neue Läsionen.

Bei hohen Streptococcus mutans-Werten, hohen Lactobazillen-Werten ($>10^5$) und zahlreichen initialen Glattflächen Läsionen entstanden dagegen 8.4 neue kariöse Läsionen.

KOCH [28] unterteilte 9 und 10jährige schwedische Kinder in Gruppen mit hohem und niedrigem Kariesrisiko entsprechend der *Anzahl der gefüllten Zahnflächen* in folgenden Zonen:
1 Approximalflächen der Frontzähne und ersten Molaren
2 Buccale Flächen der oberen ersten Molaren
3 Linguale Fläche der unteren ersten Molaren.

Kinder mit keinen oder mehr als vier gefüllten Flächen in diesen Zonen wurden als Kinder mit niedrigem bzw. hohem Kariesrisiko angesehen. Nach einem Jahr entwickelten die Kinder mit »niedrigem Kariesrisiko« 5,3 Läsionen, die Kinder mit »hohem Kariesrisiko« dagegen 9,5. Dieser Index ist aber nur in Gebissen mit einem hohen Standard an Zahngesundheitsvorsorge anwendbar.

Ein Individuum mit dem größten Kariesrisiko ist möglicherweise jemand mit der größten bisherigen Karieserfahrung, der auch noch viele gesunde Zahnflächen im Mund hat. Dieser Faktor kann durch das *Produkt von initialen DMF/S und den Risikoflächen* ausgedrückt werden. Die größte Kariesaktivität ist dabei von jemandem zu erwarten, bei dem die Hälfte der Zahnflächen bereits kariös und die Hälfte noch gesund ist. Mit dem Produkt aus initialem DMF/S und den Risikoflächen konnten 25 % der Varianz innerhalb der nächsten drei Jahre erfaßt werden, gegenüber nur 13 % mit dem initialen DMF/S allein [11].

Je mehr *Flächen* bewertet werden, an denen keine Veränderungen mehr möglich sind, da sie bereits kariös sind oder die Wahrscheinlichkeit sehr gering ist, daß sie überhaupt kariös werden, umso weniger werden bestehende Unterschiede zwischen verschiedenen Gruppen deutlich werden. Um die Auswahl kariesanfälliger Patienten sensitiver zu gestalten, sollten die für eine bestimmte Altersstufe besonders kariesanfälligen Zahnflächen ins Blickfeld gerückt werden [30]. Vom Untersuchungsziel hängt auch die Auswahl der geeignetsten *Altersstufe* ab: Soll der systemische Effekt eines Mittels während der Zahnentwicklung untersucht werden, ist es notwendig, die Studie bei sehr jungen Kindern zu beginnen. Ist der Effekt einer Lokalapplikation auf die ersten Molaren gefragt, ist die Altersstufe der 6–8jährigen in Betracht zu ziehen. Um den Effekt eines Mittels auf das permanente Gebiß zu untersuchen, sind die initial 11–12jährigen am geeignetsten [1, 40].

Mit statistischen Methoden, *Kovarianzanalysen* können über 60 % der Varianz erklärt werden bzw. ein multipler Korrelationskoeffizient von 0,8 erreicht werden [16]. In einer anderen retrospektiven Untersuchung der Daten von zwei dreijährigen klinischen Tests an denen 900 11–12jährige Kinder teilgenommen hatten, erwies sich die Kovarianzanalyse allerdings als nicht geeignet zum Vergleich des Kariesincrements [60]. Eine exakte Selektion kariesaktiver Personen wird kaum erzielt werden können, da die Zahl der neuen Läsionen letztendlich durch Veränderungen bestimmt wird, die nach den Tests zur Bestimmung der zukünftigen Kariesaktivität erfolgen. Außerdem kann auch durch das Ausscheiden von Probanden die erreichte Gleichartigkeit von Test- und Kontrollgruppen verändert werden [16]. Durch eine *stratifizierte randomisierte Zuordnung* der Probanden wird aber auch die Chance erhöht, eine vernünftige Balance am Ende der Studie zu erreichen, auch wenn ein gewisser Teil der Probanden im Laufe der Studie ausscheidet [18].

Der DMF-Index stellt die im Laufe des bisherigen Lebens erworbenen Zahnschäden dar, die aus der aktuellen Kariesaktivität, aber auch der Kariesaktivität lang zurückliegender Perioden resultiert. Mit dem *DMFS(e)* werden Elemente lang zurückliegender Kariesaktivität eliminiert und damit ein diskriminierendes Selektionskriterium erreicht: Bei dem DMF(e) Index werden vom initialen DMF/S alle okklusalen Flächen der permanenten ersten Molaren und alle infolge von Karies extrahierenden Zähne exkludiert. In der retrospektiven Analyse von vier klinischen Versuchen an 11–13jährigen erwies sich der DMF/S(e) effizienter als der DMF/S zur Selektion von Probanden bzw. zur Kalkulation der minimalen Stichprobengröße, um eine statistische Signifikanz zu erreichen (Alpha = 0,05; Beta = 0,2). Mit dem DMF/S(e) wurde eine minimale Stichprobengröße – je nach initialem DMF/S(e) – von nur 27–28 Probanden benötigt [40].

Eine Gleichheit der Ausgangsbedingungen für Test- oder Kontrollgruppen sollte soweit als möglich angestrebt werden: z.B. wird zuerst ein Basisprophylaxeprogramm durchgeführt, bei dem neben dem Kariesindex ein oder mehrere zusätzliche Befunde erhoben werden, wie z.B. Ernährungsanamnese, ein oder mehrere mikrobiologische Tests, eventuell Mundhygiene oder auch Gingivalindices. Am Ende des Prophylaxeprogrammes werden, ausgehend von der Synopsis der Einzelbefunde, die Risikopatienten selektiert und nach Zufall einer Test- und Kontrollgruppe zugeordnet [29].

Um festzustellen, ob Differenzen durch Stichprobenauswahl alleine entstehen, wird statistisch die Hypothese getestet, daß die Behandlung keinen Erfolg hatte. Ist die Wahrscheinlichkeit dafür geringer als 5 %, können die beachteten Unterschiede zwischen beiden Gruppen als real angenommen werden.

Stichprobengröße: Um die Stichprobengröße für einen klinischen Test ermitteln zu können, sind folgende Faktoren zu eruieren:
- Welche Unterschiede müssen zwischen den Gruppen gegeben sein, damit der Erfolg klinisch relevant ist? Meist ist es zweckmäßig, diese Wahrscheinlichkeit (Beta-Niveau) mit 0,2 anzusetzen [24].
- Wie groß ist voraussichtlich die Variation in der Kariesinzidenz zwischen beiden Gruppen?
- Wie groß ist die Wahrscheinlichkeit, einen positiven Effekt zu finden, der in Wirklichkeit nicht existiert (Signifikanzniveau alpha)?
- Wie groß ist die Wahrscheinlichkeit, einen existierenden Unterschied nicht zu erkennen (beta)?

Große Behandlungseffekte können mit weniger Probanden gefunden werden als umgekehrt [1].

Die mehrmalige Erfassung zusätzlicher Parameter während der Testperiode ist auch zweckmäßig, um zu eruieren, ob sich in einer der Gruppen bestimmte Faktoren wesentlich verändert haben. Es ist aber auch nicht sinnvoll, eine zu große Zahl verschiedener Parameter in die Untersuchung miteinzubeziehen, in der Hoffnung, sie am Ende mit Hilfe statistischer Verfahren entsprechend berücksichtigen zu können.

Auswertung

Eine Blockbildung bzw. eine Selektion der Probanden nach bestimmten kariesprognostischen Faktoren vor der randomisierten Zuteilung zu den einzelnen Gruppen können helfen, eine Imbalance zwischen Gruppen zu eliminieren und die Präzision der Aussagen zu erhöhen. Aus pragmatischen Gründen ist dies nicht immer möglich, z.B. wenn
- der klinische Test im Rahmen von Schulklassen erfolgt,
- eine beachtenswerte Zahl der Probanden während der Testperiode ausscheidet,
- eine große Zahl von Probanden pro Gruppe vorhanden ist oder
- es an stark mit der Kariesentwicklung assoziierten Variablen mangelt [26].

Es sollten daher auch die Basiswerte der ausgeschiedenen Probanden ausgewertet werden, damit bestimmt werden kann, inwieweit dadurch die Balance der Gruppen verändert wurde [1].

Faktoren, die mäßig mit der Kariesaktivität assoziiert sind, können aber verwendet werden als Variable zur Nachschichtung der Daten bei der Auswertung oder als erklärende Faktoren bei der Varianzanalyse oder als Kovariable bei der Kovarianzanalyse. Eine Nachschichtung der Gruppen bei der Auswertung ist zweckmäßig, um bei einer durch die Randomisierung oder durch den Ausfall von Probanden hervorgerufene Imbalance zwischen den Gruppen auszugleichen, die hauptsächlichen Behandlungseffekte zu eruieren oder um durch die Elimination von Störfaktoren die Präzision der Untersuchung zu erhöhen. Diese Methode kann als Alternative zur Kovarianzanalyse verwendet werden, wenn die Beziehungen zwischen den Kovariablen und dem Kariesanstieg eher nicht linear sind [26].

Bei der Auswertung eines klinischen Tests stellt sich auch die Frage, ob sich im Laufe der Testperiode einzelne, die Kariesaktivität beeinflussende Faktoren veränderten und damit das Ergebnis beeinflußt haben könnten. Wenn sich z.B. der Sanierungsgrad innerhalb der Testperiode in der Testgruppe auf 76 % verbesserte gegenüber 28 % in der Kontrollgruppe [36] hat dies auch einen Einfluß auf die Kariesentwicklung.

Durch Zähne, die während der Testperiode durchgebrochen sind, wird die Auswahl der Risikoflächen – in den einzelnen Gruppen unter Umständen verschieden – vergrößert. Es ist daher zweckmäßig, die während der Testperiode hinzugekommenen Zahnflächen getrennt von den am Anfang und am Ende der Testperiode vorhandenen Flächen bzw. Zähnen zu betrachten [49].

Schwierigkeiten bereiten unter Umständen die Auswertung von Flächen, die anfänglich kariös und später als gesund gewertet wurden. Diese Flächen können entweder bei der Auswertung exkludiert oder von den neu entstandenen DF-Flächen abgezogen werden oder es werden die Veränderungen zwischen den einzelnen Stadien in einer Matrize dargestellt [6].

Die Gefahr um Umkehrdiagnosen (reversals) ist umso größer, je mehr die D-Werte bei der Befundaufnahme unterteilt werden. Wurden röntgenologische Befunde der Approximalkaries erstellt, besteht die Möglichkeit, Umkehrdiagnosen im nachhinein zu überprüfen und durch den direkten Vergleich der einzelnen Röntgenbilder zu korrigieren.

Unterschiedlich sind die Ansichten darüber, wieviele Flächen bei extrahierten oder über-kronten Zähnen als M bzw. D ausgewertet werden sollen, ob
– alle 5 Flächen von Molaren und 4 Flächen bei Prämolaren [57]
– 5 Flächen bei Molaren, 3 an Prämolaren, 4 an Frontzähnen [42] oder
– 3 Flächen bei Molaren und Prämolaren und 2 bei Frontzähnen [46].

Bei der *Darstellung* der Ergebnisse sollten Mittelwert, Medianwert, inneres 70 % Quantil (das die 70 % mittleren Werte erfaßt) angegeben werden und – falls dies nicht am Platzmangel scheitert – eventuell auch die absolute, relative und summierte relative Häufigkeit der Werte [46].

Literatur

[1] Ainamo, J., Holloway, P. J.: Principal requirements for controlled clinical trials of caries preventive agents and procedures. Int. Dent. J. 32, 292–310 (1982).

[2] Anaise, J. Z.: Measurement of dental caries experience – modification of the DMF-Index. Community Dent. Oral Epidemol. 12, 43–6 (1984).

[3] Arends, J., Nelson, D. G. A.: Effect of various fluorides on enamel structure and chemistry. Cariology today. Int. congr. Zürich 1983, Karger, Basel (1984).

[4] Bibby, B.: Cariogenicity and caries prediction in Bibby, B. G., Shern, R. J. Methods of caries prediction Information Retrieval Inc. Washington DC, London (1978).

[5] Brunelle, J. A., Carlos, J. P.: Changes in the prevalence of dental caries in U.S. school-children, 1961–1980. J. Dent. Res. 61, 1346–1351 (1982).

[6] Brunelle, J. A.: Use and misuse of computers in the design and analysis of dental clinical trials. J. Dent. Res. 63, 820–823 (1984).

[7] Carlos, J. P.: Opening statements an orientation, in Bibby, B. G., Shern, R. J. Methods of caries prediction Information Retrieval Inc. Washington D.C., London (1978).

[8] Clancy, K. L., Bibby, B. G.: Snack food intake of adolescents and caries development. J. Dent. Res. 45 (6) 568–573 (1977).

[9] De Paola, P. F.: The effect of various partial recording methods upon the findings of an incremental caries study. J. Oral. Therap. Pharmacol. 4, 247–252 (1968).

[10] DePaola, P. F., Soparkar, P. M., Tavares, M., Allukian, M., Peterson, H.: A dental survey of Massachussetts schoolchildren. J. Dent. Res. 61, 1356–1360 (1982).

[11] Downer, M.C.: Caries prediction from initial measurements in clinical trial subjects. Pharmacology and Therapeutics in Dentistry 3, 117–122 (1978).

[12] Edgar, W. M.: Plaque pH assessments related to food cariogenicity. In: Hefferen, Koehler, Foods, nutrition and dental health Vol. 1 (Pathodox publishers, Park forest south) (1981).

[13] Fehr, F. R., von der: Evidence of decreasing caries prevalence in Norway. J. Dent. Res. 62, 1331–1335 (1982).

[14] Firestone, A. R.: Effect of increasing contact time of sucrose solution or powered sucrose on plaque – pH in vivo. J. Dent. Res. 61 (11) 1243–1244 (1982).

[15] Graf, H.: Telemetrie des pH der Interdental-Plaque. Schweiz. Monatsschr. Zahnmed. 79, 146 (1969).

[16] Grainger, R. M.: Discussion of the validity and reliability of measurements in: Bibby, B. G., Shern, R. J. Methos of caries prediction Information Retrieval Inc. Washington D.C., London (1978).

[17] Gustavsson, B. E., Quensel, C. E., Lanke, L. S., Lundquist, C., Grahnen, H., Bonow, B. E., Krasse, B.: The Vipeholm Dental Caries Study. The effect of different levels of carbohydrate intake on caries activity in 436 individuals observed for five years. Acta odontol. Scand. 11, 232–264 (1954).

[18] HEIFETZ, S. B., BRUNELLE, J. A., HOROWITZ, H. S., LESKE, G. S.: Examiner consistency and group balance at baseline of a caries clinical trial. Community Dent. Oral Epidemiol. 13, 82–85 (1985).

[19] HONKALA, E., NYYSSÖNEN, U.: Factors predicting caries risk in children. Scand J. Dent. Res. 92, 134–140 (1984).

[20] HOTZ, P.: Milchzahnkariesdiagnostik, Bedeutung des Röntgenbildes. Schweiz. Monatsschr. Zahnmed. 87, 416 1977.

[21] HOWAT, A. P., BRANDT, R. S.: Discriminatory ability of caries, diagnosis from bitewing radiographs in caries prophylactic trials. Community Dent. Oral Epidemiol. 8, 184–188 (1980).

[22] IMFELD, Th.: Evaluation of the cariogenicity of confectionery by intra-oral wire telemetry. Schweiz. Monatsschr. Zahnmed. 87, 437–464 (1977).

[23] IMFELD, T., SCHMID, R., LUTZ, F., SAXER, U.P., BARBAKOW, F.: Cariology, Zurich 1953–1983 (some aspects of one man's stand). Swiss Dent. 4, 7–19 (1983).

[24] KINGMAN, A.: Adequate cohort sizes for caries clinical trials. Community Dent. Oral Epidemiol. 6, 30 (1978).

[25] KINGMAN, A.: A method of utilizing the subject's initial caries experience to increase effeciency in caries clinical trials. Community Dent. Oral. Epidemiol. 7, 87–90 (1979).

[26] KINGMAN, A.: Stratification methods in caries clinical trials. J. Dent. Res. 63 (Spec. Iss) 773–777 (1984).

[27] KLOCK, B.: A comparison of different methods for prediction of caries activity. In Bibby, B. G., Shern, R. J.: Methods of caries prediction. Information Retrieval Inc. Washington D.C., London (1978).

[28] KOCH, G.: Selection and caries prophylaxis of children with high caries activity. One year results. Odont Revy 21:71–81 (1970).

[29] KÖHLER, B., ANDREEN, I.:Effect of caries preventive measures on streptococcus mutans and lactobacilli in selected mothers. Scand. J. Dent. Res. 90:102–108 (1982).

[30] KORTS, D. C.: Discussion of the validity and reliability of measurements in Bibby, B. G., Shern, R. J.: Methods of caries prediction Information Retrieval Inc. Washington D.C., London (1978).

[31] KRASSE, B.: Clinical correlations with diet in Bibby, B. G., Shern, R. J.: Methods of caries prediction Information Retrieval Inc. Washington D.C., London.

[32] KÜNZEL, W., TOMAN, J.: Kinderzahnheilkunde, Verlag Hüthig, Heidelberg (1985).

[33] LUNDQVIST, C.: Oral sugar clearance and its influence on dental caries activity. Odont. Revy 3, Suppl. I, 1 (1952).

[34] MADSEN, K. O.: Discussion of clinical correlations with diet in Bibby, B. G., Shern, R. J.: Methods of caries prediction Information Retrieval Inc. Washington D.C., London (1978).

[35] MAIWALD, H.-J., SOTO PADRÒN, F.: Epidemiologische Untersuchungen zum Gesundheitszustand des Kauorgans in Abhängigkeit zum Zuckerkonsum. Stomatol. DDR 26, 207–211 (1976).

[36] MAIWALD, H. J., SOTO PADRÒN, F.: Ergebnisse der kollektiven Kariesprävention durch Mundspülungen mit 0,2%iger Natriumfluoridlösung nach 88 Monaten. Stomatol. DDR 27, 835–840 (1977).

[37] MAIWALD, H. J., GREILING, B. et al.: Die Kariogenität von Erfrischungsgetränken. Stomatol. DDR 34, 6, 332–337 (1984).

[38] MARTHALER, T. M.: A standardized system of recording dental conditions. Helv. Odontol. Acta 10, 1–18 (1966).

[39] MARTHALER, T. M., STEINER, M.: Percentages of lifetime caries experience retained by eight systems of partial DMF-recording. Community Dent. Oral Epidemiol. 9, 22–26 (1981).

[40] MITROPOULOS, C.: DMFS(e) index for selection of clinical trial subjects. Community Dent. Oral Epidemiol. 13, 30–2 (1985).

[41] MØLLER, I., HOLST, J. J.: Caries reducing effect of a sodium monofluorphosphate dentifrice. Br. Dent. J. 23:335–340 (1968).

[42] MÜHLEMANN, H. R.: Einführung in die orale Präventivmedizin. Verlag H. Huber, Bern, Stuttgart, Wien (1974).

[43] NIKIFORUK, G.: Understanding dental caries I. Etiology and mechanismus. Verlag Karger, Basel, München (1985).

[44] PARKINS, F. M.: Previous caries prediction tests in Bibby, B. G., Shern, R. J.: Methods of caries prediction Information Retrieval Inc., Washington D.C., London (1978).

[45] PETERS, S.: Prophylaxe. Buch und Zeitschriftenverlag »Die Quintessence«, Berlin, Chicago, Rio de Janeiro u. Tokio (1978).

[46] PIEPER, K., KESSLER, P.: Methoden der Kariesepidemiologie. Dtsch. Zahnärztl. Z. 40, 372–381 (1985).

[47] PILZ, W., HETZER, G.: Beeinflußt die Gebißsanierung den Karieszuwachs bei Kindern und Jugendlichen? Stomatol. DDR 28, 908–911 (1978).

[48] PITTS, N. B.: Systems for grading approximl carious lesions and overlaps diagnosed from bitewing radiographs. Community Dent. Oral Epidemiol. 12, 114–122 (1984).

[49] POULSEN, S., KIRKEGAARD, E., BANGSBO, G., BRO, K.: Caries clinical trial of fluoride rinses in a Danish public child dental service. Community Dent. Oral Epidemiol. 12, 283–7 (1984).

[50] RITZEL, G., MÜHLEMANN, R., KELLER, K.: Konsumgewohnheiten bei Basler Schulkindern. Soziologische Aspekte. Therapeutische Umschau 36 (9), 828–835 (1979).

[51] RUGG-GUNN, A. J., EDGARD, W. M., JENKINS, G. N.: The effect of altering the position of a sugary food in a meal upon plaque pH in human subjects. J. Dent. Res. 60 (5) 867–872 (1981).

[52] SCHACHTELE, O. H., JENSEN, M. E.: Can foods be ranked according to their cariogenic potential. In: Guggenheim, B.: Cariology Today, Karger, Basel, 136–146 (1984).

[53] SHWARTZ, M., GRÖNDAHL, H. G. et al.: A longitudinal analysis from bite wing radiographs of the rate of progression of approximal carious lesions trough human dental enamel. Arch. Oral Biol. 29, 529–536 (1984).

[54] STÄDTLER, P.: Zur Zahngesundheitsuntersuchung im Rahmen der Schuluntersuchung. Mitt. Österr. Santäts-verwaltung 80, 12, 1–3 (1979).

[55] STÄDTLER, P.: Häufigkeit des Konsums verschiedener süßer Nahrungs- und Genußmittel bei Kindern. ZWR 91, 72–74 (1983).

[56] TEHRANI, A., BRUDEVOLD, F. et al.: Enamel demineralization by mouthrinses containing different concentra-tions of sucrose. J. Dent. Res. 62, 12, 1216–1217 (1983).

[57] U.S. DEPARTMENT OF HEALTH AND HUMAN SERVICES, NATIONAL INSTITUTES OF HEALTH: The prevalence of dental caries in United States children (1979–1980). NIH publication, No. 82, 2245 (1981).

[58] WEISS, R. L., TRITTHART, H. A.: Between-meal eating habits and dental caries experience in preschool children. Am. J. Publ. Hlth. 50, 1097–1104 (1960).

[59] WHO ORAL HEALTH UNIT: A guide to oral health epidemiological investigations. Geneva: World Health Organisation. 42 (1979).

[60] WORTHINGTON, H. V., O'MULLANE, D. M.: Covariance analysis (for comparison of caries increments) in clinical trials of caries prophylactic agents. Comm. Dent. Oral Epidemiol. 6, 43–46 (1978).

Epidemiologie der Zahnkaries

Kariesepidemiologische Vergleichswerte können nützlich sein,
- für klinische Untersuchungen,
- für die Planung von Prophylaxemaßnahmen und die Darstellung ihrer Ergebnisse, aber auch
- um den zu erwartenden Bedarf an Zahnärzten, Ausbildungsstätten etc. zu ermitteln.

Zu diesem Zweck wurden neuere kariesepidemiologische Erkenntnisse aus verschiedenen Ländern im folgenden zusammengefaßt. Weitere Details können aus der zitierten Literatur entnommen werden. Die verwendeten Indices sind in dem Beitrag „Zahnkaries – Methoden zur Evaluation karieshemmender Mittel" [25] näher beschrieben. Der DMF-Index stellt die Summe der kariösen (*Decayed*), fehlenden (*Missing*) oder gefüllten (*Filled*) Zähne (*DMF/T – Tooth*) oder Zahnflächen (*DMF/S – Surfaces*) dar. Im Milchgebiß wird der Index mit Kleinbuchstaben bezeichnet (*dmft, dmfs*).

Zur Übersicht sind in Abbildung 1 die DMF/S-Werte, in Abbildung 2 die DMF/T-Werte und in Tab. 6 der Prozentsatz der kariesfreien Kinder für verschiedene Gebiete angegeben.

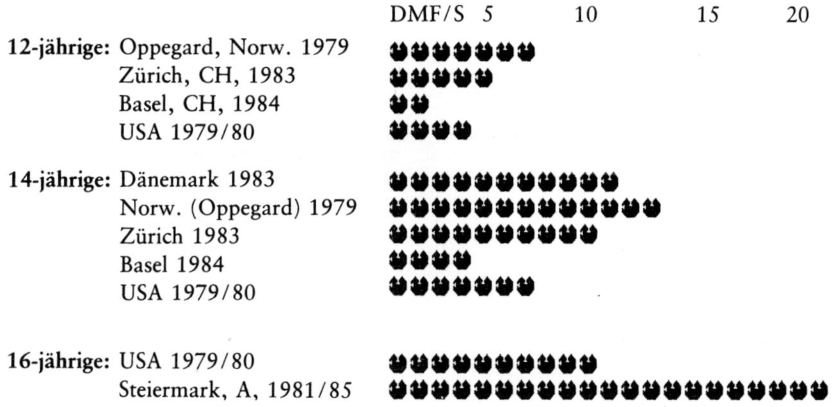

	DMF/S 5	10	15	20
12-jährige: Oppegard, Norw. 1979				
Zürich, CH, 1983				
Basel, CH, 1984				
USA 1979/80				
14-jährige: Dänemark 1983				
Norw. (Oppegard) 1979				
Zürich 1983				
Basel 1984				
USA 1979/80				
16-jährige: USA 1979/80				
Steiermark, A, 1981/85				

Abb. 1

Dänemark (Tab. 1, 2)

Seit 1972 sind in Dänemark Präventivmaßnahmen und die Behandlung bis zum 16. Lebensjahr gratis. In den Schulen wurde in vierzehntägigen Abständen mit 0,2 %iger Natriumfluoridlösung gespült. Einmal pro Monat erfolgte in kleinen Gruppen eine Zahnputzinstruktion. Bei Kindern mit hohem Kariesrisiko (das heißt bei etwa 20 %) erfolgte in Abständen von einem Monat eine professionale Zahnreinigung mit lokaler Fluoridapplikation. Die Fissuren der ersten Molaren wurden versiegelt. Für Lehrer und Eltern wurden Gesundheitserziehungsprogramme durchgeführt. Ab 1978 wurden an Stelle der monatlichen Mundhygieneübungen in den Schulzahnkliniken auf individueller Basis die Beläge angefärbt in Verbindung mit Mundhygieneinstruktionen. In den Schulen wurde in jeder zweiten Schulstufe Gesundheitserziehung durchgeführt und zusätzlich Prophylaxeprogramme in Kindergärten installiert.

In den besten Regionen haben die Vierzehnjährigen heute einen DMF/S-Index von 11. 5 – 8 % sind kariesfrei, 20 % der Schüler haben Karies an Frontzähnen und/oder Glattflächen. Rekruten, die 1972 untersucht wurden, wiesen einen DMF/T von 16,6 auf, im Jahre 1978 hatten sie nur mehr 11,8 DMF-Zähne. In Gebieten mit niedrigem Fluoridgehalt des Trinkwassers, in denen lokale Fluoridierungsprogramme durchgeführt wurden, ging die Karies zwischen 1973 und 1980 genauso dramatisch zurück, wie z.B. in Vordingborg mit einem natürlichen Trinkwasserfluoridspiegel von 1,2 ppm, wo keine lokalen Fluoridierungsprogramme durchgeführt wurden [11, 27].

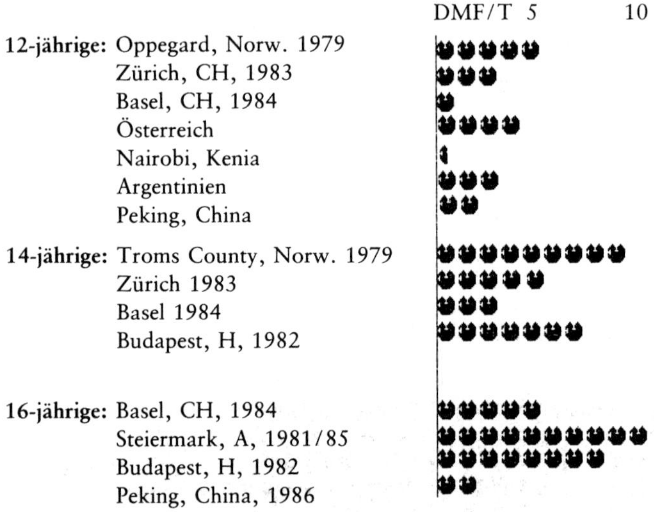

DMF/T 5   10

12-jährige: Oppegard, Norw. 1979
Zürich, CH, 1983
Basel, CH, 1984
Österreich
Nairobi, Kenia
Argentinien
Peking, China

14-jährige: Troms County, Norw. 1979
Zürich 1983
Basel 1984
Budapest, H, 1982

16-jährige: Basel, CH, 1984
Steiermark, A, 1981/85
Budapest, H, 1982
Peking, China, 1986

Abb. 2

Schweden (Tab. 1)

Schweden hat acht Millionen Einwohner, 9000 Behandler, davon 50 % im öffentlichen Dienst. Bis zum 20. Lebensjahr ist die Prophylaxe und Behandlung gratis. Vom öffentlichen Dienst werden hauptsächlich Kinder und 25 % der Erwachsenen betreut. 1973 hatten die 15jährigen im Mittel 27,7 DF/S, 1978 13,7 DF/S. Die bukkalen und lingualen Flächen zeigten die größte Kariesreduktion (85 %), gefolgt von den Approximalflächen (47 %) und den okklusalen Flächen (33 %). Der Prozentsatz der kariesfreien Kinder stieg permanent an. Die Rekruten wiesen 1958 39 DMF/S auf, 1972 29 DMF/S und 1979 21 DMF/S.

Der Zuckerkonsum ist in Schweden in den letzten 20 Jahren gleichgeblieben und beträgt pro Jahr ca. 42 kg pro Kopf, möglicherweise ist die Häufigkeit des Zuckerkonsums geringer geworden. Ein Großteil der schwedischen Bevölkerung verwendet Fluoridzahnpasten, fast alle Kinder nehmen regelmäßig an Fluoridspülungen in der Schule teil [17].

Norwegen (Tab. 1, 2)

Norwegen hat eine Bevölkerung von vier Millionen Menschen, ungefähr ein Drittel davon lebt in wenig bevölkerten Gebieten. Kinder und Jugendliche werden vom öffentlichen zahnmedizinischen Dienst betreut. 1980 betreute der öffentliche zahnmedizinische Dienst ca. 56 000 Kinder im Alter von 3 bis 5 Jahren und 400 000 Kinder im Alter von 6 bis 17 Jahren, das heißt 62 % bzw. 92 % in diesen beiden Altersstufen. Die Kinderbehandlung ist kostenlos.

Die Erwachsenen bezahlen selbst einen vertraglich festgesetzten Tarif. Die Arzt-Patienten-Relation betrug 1979 1:997.

Die Anzahl der extrahierten Zähne pro Kind ist bei den 6- bis 17jährigen in den letzten zehn Jahren von 4,4 % auf 4 Promille abgefallen. In Oppegard wiesen die 16jährigen 1968 35 DMF/S auf, 1981 17 DMF/S. In Rygge betrug die Streuung der DMF/S-Werte 1968 0 bis 70, 1981 0 bis 35. In Troms County wiesen die 15jährigen 1955 17 DMF/S auf, 1979 11 bis 12 DMF/S. Bei den Rekruten wurden 1968 20 DMF-Zähne, 1978 17 DMF-Zähne nachgewiesen. Die D-Komponente, die unbehandelten Kavitäten, wurden in diesem Zeitraum von 9,8 auf 2,6 reduziert.

Tabelle 1

	Alter (Jahre)	7	8	9	10	11	12	13	14	15	16	Rek.
Dänemark [11] 1983									11			
Norwegen [12]												
Oppegard 1970/71 ca.			6	8	9,5	13,5	16	22	23	31	35	
1979			1,5	2,5	3,5	4,5	7	9	13	15	17	
Schweden [17] Rekr.: 1958												39
(DF/S) 1973 1972							9,2			27,7		29
(DF/S) 1978 1979							4,4			13,7		21
Deutschland												
Heilbronn [20] 1983		1,0	1,7	2,3	3,3							
1985		0,3	0,8	1,4	2,1	2,5						
Schweiz												
Ktn. Zürich [16] 1963			4,9		9,3		17,2		29,6			
1979			1,4		2,9		5,6		8,9			
Zürich [7] 1970			2,9		6,3		11,1		20,5			
1983			1,3		2,6		4,5		9,9			
Ktn. Glarus [26]												
vorher. F-Tabl. 1974			1,9		3,4		6,1		10,1			
1983			0,6		1,9		2,2		3,9			
vorher k.F.-Tabl. 1974			2,5		4,8		7,3		12,6			
1983			0,9		2,3		3,6		6,2			
Basel [19] 1961		4,2	7,2	8,6	9,9	13,3	18,6	23,4	28,2	30,4		
1984		0,1	0,3	0,7	1,1	1,5	2,0	2,8	4,0	5,5	7,6	
Österreich												
Steiermark [24] 1981 – 1985										21,5		
Niederlande												
Den Haag [28] 1984		0,8			2,2							
Südengland [1]												
Fairford												
(0,9 ppm F bis 1975) 1967							7,8					
1979							3,4					
USA [4] 1971 – 1974		0,7	1,9	3,6	4,1	4,6	6,4	8,7	9,6	11,7	15,1	
1979 – 1980		0,6	1,3	1,9	2,6	3,0	4,2	5,4	6,5	8,1	9,6	

In Norwegen konnte die Trinkwasserfluoridierung nicht eingeführt werden. Einbürst- und Spülprogramme mit Fluoridlösungen in den Schulen expandierten seit 1960, so daß heute mehr als 90 % der Schulkinder daran teilnehmen. Fluoridzahnpasten sind seit 1971 im Verkauf. Ihr Marktanteil beträgt heute über 70 %. Fluoridtabletten wurden bis 1977 in zunehmendem Maß verwendet, danach war die Tablettenfluoridierung rückläufig, bedingt durch Anti-Fluor-Kampagnen [12].

Niederlande (Tabelle 1)

In Den Haag wurde 1968 mit der Zahngesundheitserziehung in den Schulen begonnen, ab 1981 in Schulen von Gebieten mit niedrigem sozioökonomischen Niveau wöchentlich mit Fluoridlösungen gespült. 1984 wurden in 20 Schulen in drei Altersstufen 611 Kinder untersucht. Die 5jährigen zeigten 1,6 dmfs bei den Milchzähnen, die 7- und 10jährigen 0,8 bzw. 2,2 DMFS bei den bleibenden Zähnen. Bis 1978 wurden starke Unterschiede im Kariesbefall der 5jährigen zwischen den sozioökonomischen Schichten gefunden, 1984 waren diese nur mehr klein und schwach signifikant. Kariesfrei waren 1984 von den 5jährigen 64,6 %, von den 7jährigen 73,1 % und von den 10jährigen 41,4 %, während 15 Jahre früher nur 1 % bzw. 2 % der 5- und 7jährigen kariesfrei waren [28].

Tabelle 2

	Alter (Jahre)	6	7	8	9	10	11	12	13	14	15	16	17	Rek.
								DMF/T						
Dänemark [11]	1972													16,6
	1982													11,8
Norwegen [12]														
Troms County	1955 ca.			3 – 4		6		9 – 10		13		17		
	1979 ca.			2		3		5		9		11		
DDR [18]														
Karl-Marx-Stadt	1959	0,5	0,8	1,6	2,4	3,1	3,4	4,1	4,5	5,8	6,9			
	1984	0,1	0,2	0,3	0,8	1,2	1,6	1,9	2,9	3,6	4,1			
Schweiz														
Kanton Zürich														
[21]	1963			2,7		4,9		8,4		13,3				
	1979							1,1		1,9		3,5	5,4		
Zürich [7]	1970			1,8		3,4		5,9		9,3				
	1983			1,0		1,6		2,7		5,3				
Basel [19]	1961		2,4	3,7	4,4	4,9	6,8	9,4	11,4	13,8	14,6			
	1984	0,1	0,3	0,6	0,8	1,1	1,3	1,9	2,6	3,5	4,5	4,8		
Deutschland														
Heilbronn [20]	1983		0,7	1,3	1,7	2,5								
	1985		0,3	0,6	1,0	1,6	1,9							
Österreich														
Gesamt [15]	1978							3,0						
	1984							3,8						
Steiermark [24]	1981/85											9,8		
Ungarn														
Budapest [2]	1975									8,8	8,8	9,5		
	1982									7,0	7,8	8,4		

BRD (Tabelle 1, 2)

Im Landkreis *Heilbronn*, Baden-Württemberg wurden von 1981 bis 1985 über 4700 Eltern und über 43000 Kinder über Zahngesundheit informiert, 1984/85 in 259 Kindergartengruppen, 278 Grundschulklassen und 15 Sonderschulen, in wöchentlichen bis 14tägigen Abständen die Zähne mit Fluorid-Gelen gereinigt. An 44 Schulen wurden für 6000 Kinder von jeweils einer vierten Klasse ein zahnfreundliches Schulfrühstück vorbereitet und ausgeteilt. Die Anzahl der durch Karies geschädigten bleibenden Zähne ging dadurch bei den 7-10jährigen um 36 – 57 % zurück [20].

In *München* wird seit 1977 in den Kindergärten täglich mit fluoridhältigen Zahnpasten gebürstet, durch spielerische Mittel das Zahnbewußtsein gefördert und über richtige zahngesunde Ernährung informiert. 1982 wurden 1314 Schulkinder im Alter von 4 – 7 Jahren wieder untersucht. Die 5jährigen aus Kindergärten ohne Prophylaxe hatten 4,4 dmf Zähne, die Kinder mit Prophylaxe 2,7 dmf Zähne. Kariesfrei waren bei den 5jährigen ohne Prophylaxe 34 %, mit Prophylaxe 44 % [6].

DDR (Tabelle 2)

In Karl-Marx-Stadt ist seit 1959 das Trinkwasser auf 0,1 mg F/l mit Fluorid angereichert. Der Zuckerkonsum nahm in den letzten 20 Jahren von 27 auf 42 kg/Kopf zu. In Karl-Marx-Stadt (seit 1959) und in Plauen (seit 1972) wurden 380 000 Probanden untersucht. Die 14jährigen in Karl-Marx-Stadt hatten 1959 5,8 DMFT, 1983 nur mehr 3,6 DMFT [18].

Schweiz (Tabelle 1, 2)

Hier wurden z.B. im Kanton *Zürich* seit 1963 sechsmal pro Jahr in der Schule Fluoridlösungen eingebürstet und die Kinder regelmäßig vom schulzahnmedizinischen Dienst untersucht und betreut. Der Anteil an fluoridiertem Salz betrug in den Jahren 1962 – 1974 rund 85 % des Salzkonsums. Später wurde der Fluoridgehalt des Salzes erhöht. Der Zuckerkonsum bewegte sich in den letzten 30 Jahren zwischen 39 und 46 kg pro Person und Jahr. Der Kariesbefall der 14jährigen ging von 1963 bis 1979 von 29,6 DMF/S auf 8,9 DMF/S zurück [16]. Dieser Rückgang ist nicht nur auf die Fluoridierungsmaßnahmen, sondern auch auf bessere Ernährungs- und Mundhygienegewohnheiten zurückzuführen [21]. In Zürich hatten die 14jährigen 1970 19,5 DMF/S und 1983 9,9 DMF/S [7].

In der Zeit von 1974 bis 1976 wurde im Kanton *Glarus* Kochsalz mit einem Fluoridgehalt von 250 mg F/kg eingeführt. Die von den Salinen gelieferte Menge an fluoridiertem Salz stieg von 1974 bis 1982 pro Kopf und Tag von 1 g auf 8,7 g an. Bei 14jährigen, die bis 1974 Fluoridtabletten verwendet hatten, fiel der Kariesbefall nach Einführung des fluoridierten Salzes von 1974 bis 1983 von 10,0 DMF/T auf 3,9 DMF/T, bei Kindern, die vorher keine Fluortabletten verwendet hatten, von 12,6 DMF/T auf 6,2 DMF/T. Die Tabelle 1 gibt die Werte von 340 im Jahre 1974 und 356 im Jahre 1983 untersuchten Kindern wider [26].

In der Stadt *Basel* ist das Trinkwasser seit 1962 fluoridiert, zusätzlich werden die Kinder durch die örtliche Schulzahnklinik seit 1970 vorsorglich betreut. Ab dem 3. Lebensjahr werden die Kinder im Kindergarten, in der Schule und der Schulzahnklinik durch Prophylaxehelferinnen über Zahngesundheitsvorsorge instruiert und die Kinder motiviert, einmal wöchentlich mit einem Fluorid-Gel die Zähne zu bürsten [5]. Die DMF/S Werte der 14jährigen fielen von 1961 bis 1984 von 28,2 DMF/S auf 4,0 DMF/S. 29 % der 14jährigen waren 1984 kariesfrei [19].

Österreich (Tabelle 1, 2)

In Österreich muß die Zahnbehandlung mit Ausnahme spezieller restaurativer oder kieferortho-pädischer Positionen nicht selbst bezahlt werden. Die Bereitschaft zur Eigenvorsorge ist relativ ge-ring. Kollektive Fluoridierungsmaßnahmen werden nur zum Teil durchgeführt. Die Zahnheil-kunde ist zahnersatzorientiert. Eine Infrastruktur für kollektive Vorsorgemaßnahmen ist nur in Ansätzen vorhanden, Schulzahnkliniken z.B. existieren nur in 2 Städten.

Bei 982 Kindern der 6. Schulstufe (Hauptschule oder Gymnasium) wurden 1978 2,98 DMF/T, 1984 3,77 DMF/T gefunden [15].

In der Steiermark wurden bei 3613 von 1981 bis 1985 untersuchten 16jährigen Lehrlingen 21,1 DMF/S und 9,8 DMF/T gefunden: 3 Zähne bzw. 4,6 Zahnflächen waren noch unbehan-delt. Nur 54,1 % der durch Karies geschädigten Zahnflächen waren mit Füllungen versorgt. Kei-ne Zahnschäden hatten 1,8 % der Lehrlinge. 40,1 % hatten mehr als 10 DMF-Zähne und 76,9 % mehr als 10 DMF-Flächen. Eine Zahnbehandlung für mindestens einen Zahn benötigten 76,3 % der Lehrlinge und 32,4 % für mindestens 4 Zähne. 42,8 % gaben allerdings an, in der Arbeitszeit nicht den Zahnarzt aufsuchen zu können.

Falsche Ernährung wurde immerhin von rd. 40 % hauptsächlich als Ursache der Karies ange-sehen, aber 65,5 % gaben an, in der Ernährung keine Rücksicht auf ihre Zähne zu nehmen. 70 % konsumieren mindestens einmal täglich süße Getränke, 65,5 % mindestens einmal täglich Süßig-keiten.

Rund 95 % bürsten sich täglich 2 × die Zähne, zusätzliche Hilfsmittel für die Zahnpflege wie Zahnseide oder Färbetabletten verwenden nur 7,3 %.

72,6 % haben nie Fluortabletten genommen, 10,7 % ab und zu und nur 10,4 % für längere Zeit täglich.

Das ergab ein von 1638 Lehrlingen ausgefüllter Fragebogen. [24].

Ungarn (Tabelle 2)

In Ungarn wurden 1975 und 1982 über 1500 Schüler (Highschools) im Alter von 14 – 17 Jahren untersucht. In diesem Zeitraum stieg der Prozentsatz der kariesfreien 14jährigen Schüler von 1,9 % auf 6,3 % an, bei den 16jährigen von 1,0 % auf 4,3 %. Die DMF Werte der 14jährigen nahmen von 8,8 DMF/T auf 7,0 DMF/T ab, die der 16jährigen von 9,5 DMF/T auf 8,4 DMF/T. Diese Unterschiede waren signifikant (p < 0,001); sie wurden auf die zunehmende Ver-wendung fluoridierter Zahnpasten und auf einen geringeren Konsum an zuckerhaltigen Produkten zurückgeführt: Der Prozentsatz an fluoridierten Zahnpasten war von 1972 bis 1982 von 0,03 % auf 60 % angestiegen, der gesamte Zuckerkonsum war um etwa 10 % zurückgegangen [2].

Südengland (Tabelle 1 und 4)

Untersuchungen von ca. 4000 12 – 13jährigen Kindern aus verschiedenen ländlichen Gebieten in England ergaben einen Kariesrückgang innerhalb der letzten 10 – 15 Jahre von 32 bis 51 % im DMF/T-Index und von 35 bis 57 % im DMF/S-Index, je nach Region. Die Behandlungskosten pro Kind wurden in dieser Zeit um 66 bis 83 % reduziert. Die höchste Kariesreduktion von 4,5 auf 2,2 DMFT/T und 7,8 auf 3,4 DMF/S von 1964 bis 1979, das heißt von 51 bzw. 57 % wurde in einem Gebiet (Fairford) beobachtet, in dem das Trinkwasser bis 1975 einen natürlich hohen Fluoridgehalt aufwies. Der Prozentsatz der kariesfreien 12- bis 13jährigen Kinder stieg in dieser Region von 1964 bis 1979 von 5,6 % auf 28,2 % an. Als Ursache für die Kariesreduktion, auch in den Gebieten mit niedrigem Fluoridgehalt des Trinkwassers, wird die bessere zahnmedizinische Aufklärung durch Zahnärzte, aber auch durch die Hersteller zahnärztlicher Produkte gesehen, wie auch in dem Anstieg des Gebrauchs von fluoridhaltigen Zahnpasten, deren Marktanteil im Jahre 1963 5 %, im Jahre 1977 95 % ausmachte [1].

Schottland (Tabelle 3)

Zwischen 1970 und 1980 gingen die dmft-Werte der 5jährigen in den einzelnen Gebieten unterschiedlich, insgesamt um ca. ein Drittel zurück, in Städten mit Trinkwasserfluoridierung, wie z.B. in Birmingham, von 2,6 dmft auf 1,2 dmft um 54 %, in der trinkwasserfluoridierten Stadt Stranaer (dmft = 2,4) und 44 % im Vergleich zu einem Kontrollbezirk (Annan, dmft = 4,3).

Bei den 11 – 12jährigen wurde in Gebieten ohne Trinkwasserfluoridierung von 1971 bis 1980 eine Kariesreduktion von 8,1 DMF/T auf 5,6 bis 6 DMF/T, das heißt um 25 bis 31 % auf den Shetland- und Orkney-Inseln beobachtet; in den ländlichen Gebieten von Shropshire (England) um 32 %, von 4,5 DMF/T auf 3,1 DMF/T, und im Industriegebiet von Oldham um 33 % von 5 DMF/T auf 3,3 DMF/T. In Schottland ist der Kariesbefall etwas höher als in England, es besteht ein Nord-Süd-Gefälle im Kariesbefall. Der vermehrte Gebrauch von fluoridierten Zahnpasten, die verbesserte zahnmedizinische Aufklärung und möglicherweise auch eine Reduktion im Zuckerkonsum werden hier für den Rückgang des Kariesbefalls verantwortlich gemacht [10].

Tabelle 3

		dmft	DMF/T	
	Alter (Jahre)	4 – 6	11 – 12	12 – 13
Südengland [1]				
Fairford	1964			4,5
	1979			2,1
Shropshire	1970		4,5	
	1980		3,1	
Oldham	1970		5,0	
	1980		3,3	
Schottland [10]				
Birmingham (TWF)	1970	2,6		
	1980	1,2		
Annan. (Kontr.)	1980	4,3		
Stranaer (TWF)	1980	2,4		
Orkney Islands	1971		8,1	
	1980		6,1	
Shetland Islands	1970		8,1	
	1980		5,6	

Tabelle 4

		DMF/T	
	Alter (Jahre)	11	12 – 13
Irland [22]			
Dublin, Wicklow,			
Kildare (TWF)	1961		8,0
	1979/80		4,4
Limerick County	1961	4,0	
Limerick City (TWF)	1980	2,1	
County Galway	1962	4,0	
County Galway	1980	3,6	
County Waterford	1961	4,4	
Waterford City (TWF)	1981	2,1	
County Waterford		3,4	

Irland (Tabelle 4)

In Dublin (TWF seit 1964), Wicklow und Kildare (TWF seit 1965 bzw. 1970) wiesen die 13- bis 14jährigen 1961 8 DMF/T, 1979/80 4,4 DMF/T auf, der Kariesrückgang betrug in dieser Zeit 45 %. Die Anzahl der kariesfreien Kinder stieg von 1,5 auf 7,1 %. Der Vergleich des Kariesbefalles von Gebieten mit und ohne Trinkwasserfluoridierung ergab folgendes:

Im trinkwasserfluoridierten *Limerick* wiesen die 11jährigen Kinder 1961 4,0 DMF/T auf, im Jahre 1980 nur mehr 2,1 DMF/T, die Kariesreduktion betrug 48 %. In den benachbarten Gebieten ohne Trinkwasserfluoridierung gingen die DMF/T-Werte von 4,0 auf 3,6 DMF/T, um 10 %

zurück. Der Prozentsatz der kariesfreien Gebisse stieg in diesem Zeitraum im trinkwasserfluoridiertem Limerick von 9,8 % auf 28,6 % an, in den benachbarten Gebieten ohne Trinkwasserfluoridierung blieb die Anzahl der kariesfreien Gebisse ungefähr gleich (9,3 bzw. 8,7 %). In der trinkwasserfluoridierten Waterford-City wurden 1981 um 52 % niedrigere DMF/T-Werte (von 2,1) gemessen als im Jahre 1961 mit 4,4 DMF/T. In den benachbarten Kontrollbezirken ohne Trinkwasserfluoridierung ging der Kariesbefall der 11jährigen Kinder ebenfalls um 23 %, von 4,4 DMF/T auf 3,4 DMF/T zurück. Der Prozentsatz an kariesfreien Gebissen stieg bei den 11jährigen in der trinkwasserfluoridierten Waterford-City von 6,3 auf 30 % an, in den nicht trinkwasserfluoridierten Kontrollbezirken dagegen nur von 6,3 % auf 9,6 %.

Derzeit beziehen ca. 3,4 Millionen Iren – 60,5 % der irischen Bevölkerung – fluoridiertes Trinkwasser. Fluoridierte Zahnpasten wurden in den siebziger Jahren eingeführt und haben heute einen Marktanteil von 95 %. Auch der Zahnpastenverbrauch hat seit 1970 um 27 % zugenommen. Der Zuckerkonsum betrug in Irland 1976 45,4 kg pro Jahr, 1981 nur mehr 40,6 kg pro Jahr; der Konsum an Glukose hat in diesem Zeitraum von 6,3 kg pro Jahr auf 8,3 kg pro Jahr und Kopf der Bevölkerung zugenommen [22].

USA (Tabelle 1)

Als repräsentative Stichprobe für 48 Millionen Schulkinder im Alter von 5 bis 17 Jahren wurden 38 000 Schulkinder untersucht.

Insgesamt waren nur 16,8 % der DMF-Flächen unbehandelt. Die 15jährigen wiesen in den Jahren 1971 bis 1974 15,1 DMF/S auf, 1979/80 nur mehr 8,1; bei den 16jährigen wurden im gleichen Zeitraum die DMF/S-Werte von 15,1 auf 9,6 reduziert. Der Prozentsatz der unbehandelten, kariösen Läsionen am DMFS-Index betrug 1971 noch 29,9 %, 1979/80 nur mehr 14,8 %. 1960 konsumierten ca. 40 Millionen Amerikaner fluoridiertes Wasser, heute ca. 80 Millionen. Die Verwendung selbst applizierter Fluoridspülungen und von Fluortabletten, vor allem aber auch überwachte Prophylaxeprogramme in den Schulen (Spülungen mit Fluoridlösungen und Ausgabe von Fluortabletten) nahmen stark zu: in den frühen siebziger Jahren waren schätzungsweise weniger als eine Million Kinder in solche Programme involviert, 1981 dagegen rund 12 Millionen Kinder [4].

Glass [14] untersuchte in Gebieten ohne Trinkwasserfluoridierung in Massachusetts in den Jahren 1958 und 1978 1775 Kinder im Alter von 7 – 13 Jahren unter den gleichen Bedingungen (in Dedham und Norwood). In diesen Städten ohne Trinkwasserfluoridierung ging der Kariesbefall in diesem Zeitraum bei den 12jährigen in Norwood von 12,3 DMF/T auf 4,6 DMF/T zurück; in Dedham von 1958 bis 1974 von 13,0 DMF/T auf 6,7 DMF/T. Diesen Rückgang im Kariesbefall schrieb er einem erhöhten Zahnbewußtsein und vor allem dem vermehrten Konsum an fluoridhaltigen Zahnpasten zu (Tab. 5).

De Paola und 17 Mitarbeiter [9], die täglich kalibriert wurden, untersuchten als repräsentative Probe für 900 000 Kindergarten- und Schulkinder von Massachusetts 9000 Kinder und verglichen diese Daten mit den Daten von 1951. Der Kariesbefall veränderte sich in diesem Zeitraum bei den 15jährigen von 12 bzw. 13 DMF/T auf 6,7 DMF/T. Die Trinkwasserfluoridierung spielte hier sicher keine große Rolle, da Massachusetts bezüglich des Prozentsatzes an fluoridiertem Trinkwasser konsumierenden Personen an 44. Stelle in den USA rangierte. Als mögliche Ursache für diesen Kariesrückgang wurden die Zunahme des Konsums an Fluortabletten, fluoridhaltigen Zahnpasten, professionelle lokale Fluoridierung, anhaltende Keimreduktion durch vermehrten Gebrauch von Antibiotika, eine geringere Kinderzahl pro Familie angenommen und auch die Verbesserung der zahnärztlichen Versorgung. In den USA wurde ein Anstieg der kalorischen Süßstof-

Tabelle 5

		DMF/T									
	Alter (Jahre)	7	8	9	10	11	12	13	14	15	16
USA											
Dedham. Mass. [14]	1958		4,9	6,7	8,0	11,0	13,1				
	1974		2,2	2,7	3,4	4,7	6,7				
Nordwood, Mass. [14]	1958		4,5	5,6	7,2	10,0	12,3				
	1978		1,8	2,6	3,2	3,9	4,6				
Massachusetts [9]	1951 ca.		3 – 4	4	6	6 – 7	9,5	11 – 12		12	12 – 13
	1980 ca.		1,1	1,7	1,9	2,7	3,5	4,7	6,0	6,7	7,0
Argentinien [8]	1985	0,9	1,4				3,2	3,9			
Ostafrika [13]											
Nairobi							0,5				
Dar es Salaam							0,7				
China [29]											
Beijing	1986		1,0	1,2	1,2	1,4	1,9	2,2	2,2	2,4	2,3

fe registriert, während der raffinierte Zucker bedingt durch den Zuckerpreis abnahm. Corn-Sweetners wurden von der Industrie anstelle des Zuckers verwendet, sie bestehen aus Glukose oder aus Glukose und Fruktose, die etwas weniger kariogen sind als der Zucker. Dies könnte auch den Kariesbefall beeinflußt haben (Tab. 4).

Argentinien (Tabelle 6)

Bei 2279 Kindern im Alter von 7 – 8 und 12 – 13 Jahren wurden bei 60 % der 7jährigen kariesfreie Gebisse gefunden und bei 32 % der 13jährigen. Die DMF Werte betrugen bei den 7jährigen 0,9 DMF/T und bei den 13jährigen 3,9 DMF/T [8].

Neuseeland

Die öffentliche zahnmedizinische Betreuung umfaßt Kinder von 2,5 bis 13 Jahren, seit 1973 bis zu 16 Jahren. 14 Jahre nach Einführung der Trinkwasserfluoridierung wurden 42 % kariesfreie

Tabelle 6: Prozentsatz kariesfreier Kinder

Alter (Jahre)	10	12	14	16
Den Haag, NL, 1984 [28]	41			
Heilbronn, BRD, 1985 [29]	64			
Basel, CH, 1984 [19]	32	37	29	17
Kanton Glarus, CH, 1983 [26]				
mit F-Tabl. bis 1974	46			
ohne F-Tabl. bis 1974	32			
Steiermark, A, 1981/85 [24]			4	
Ungarn [2]			6	4
Argentinien 1985 [8]		38		
Ostafrika 1984 [13]				
Nairobi, Kenia		78		
Dar es Salaam		68		

Kinder gefunden, in den Gebieten ohne Trinkwasserfluoridierung dagegen nur 28 %. Eine nationale Erhebung des Zahnzustandes ergab bei den 15- bis 19jährigen 16,7 DMF-Zähne in den Jahren 1962 bis 1964 und im Jahre 1976 13,4 DMF-Zähne in dieser Altersstufe [3].

Ostafrika (Tabelle 6)

1984 wurden in Dar es-Salaam (Tanzania) und Nairobi (Kenia) 762 bzw. 802 Kinder im Alter von 12 Jahren untersucht. In Dar es Salaam wurden dabei 0,67 DMF/T und in Nairobi 0,51 DMF/T bei den 12jährigen gefunden. Die DMF/S-Werte in Dar es-Salaam und Nairobi betrugen 1,19 bzw. 1,12. Der Prozentsatz an kariesfreien 12jährigen betrug in Dar es-Salaam 67,8 %, in Nairobi 77,8 % [13].

China (Tabelle 6)

Bei 203 12jährigen in Beijing wurde ein mittlerer DMFT von 1,6 und bei 161 15jährigen 2,1 DMF/T gefunden [29].

Konklusion

Die Veränderungen im Kariesbefall der Jugend im Laufe der letzten Jahrzehnte zu erfassen ist nicht leicht, da aus den Jahren vor 1970 kaum umfassende, standardisierte Karieserhebungen vorlagen. Beim Vergleich zwischen verschiedenen Untersuchungen muß in Betracht gezogen werden, daß es sich zum Teil um Untersuchungen in Kliniken an relativ kleinen Probandengruppen, z.T. um Felduntersuchungen mit großen Probandenzahlen handelt und die DMF/S oder DMF/T Werte mit oder ohne Verwendung von Röntgenbildern erstellt wurden. Da eine einfache oder erweiterte Fissurenversiegelung klinisch kaum von einer Compositefüllung zu unterscheiden ist, könnte möglicherweise dadurch auch die Beurteilung des Kariesbefalles der Kauflächen beeinflußt werden.

Der starke Rückgang der Karies in verschiedenen Gebieten geht offensichtlich auf folgende Faktoren zurück:
1. Verbesserung der zahnärztlichen Versorgung der Kinder und Jugendlichen: Durch frühzeitige Versorgung von Defekten – vor allem auch den Milchzähnen können weitere Schäden wirksam hintan gehalten werden. Eine entsprechende Infrastruktur für Prophylaxe, Schulzahnkliniken oder auf Vorsorge ausgerichtete Praxen sind außerdem eine Voraussetzung für effektive kollektive Vorsorgemaßnahmen.
2. Durch kollektive Fluoridierungsmaßnahmen konnte der Kariesbefall deutlich reduziert werden. Daß auch in Gebieten ohne diese die Karies zurückgegangen ist, ist z.T. auch auf den vermehrten Verbrauch fluoridhaltiger Zahnpasten zurückzuführen.
3. Bereitschaft zur Eigenvorsorge: In Ländern, in denen die Erwachsenen selbst die Kosten für die Zahnbehandlung tragen müssen, wie etwa in den USA, den skandinavischen Ländern oder der Schweiz ist offensichtlich die Bereitschaft für eine öffentliche oder private Zahngesundheitsvorsorge größer als in anderen Gebieten.

Dank: Mehrere Passagen wurden mit freundlicher Genehmigung des Springer Verlages (Städtler 1984, [23]) übernommen.

Literatur

[1] ANDERSON, R.J., BRADNOCK, G., BEAL, J.F., JAMES, P.M.C.: The reduction of dental caries prevalence in English schoolchildren. Journal of Dental Research 61, 1311 – 1316 (1982), Sp. Iss

[2] BÁNÓCZY, I., BÖROSS, E., NEMES, J., EMBERG, G., PADOS, R.: Changes in caries prevalence among adolescents in Budapest, Hungary from 1975 to 1982. Caries Res. 19: 76 – 82 (1985)

[3] BROWN, R.H.: Evidence of decrease in the prevalence of dental caries in New Zeeland. Journal of Dental Research 61, 1327 – 1330 (1982), Sp. Iss

[4] BRUNELLE, J.A., CARLOS, J.P.: Changes in the prevalence of dental caries in U.S. schoolchildren, 1961 – 1980. Journal of Dental Research 61, 1346 – 1351 (1982), Sp. Iss

[5] BÜTTNER, M.: Das Baseler Prophylaxeprogramm und seine kieferorthopädischen Auswirkungen. Fortschr. Kieferorthop. 41, 533 – 541 (1980)

[6] BÜTTNER, M., STOCKER, H.: Kariesepidemiologische Untersuchung an Münchner Kindergartenkindern. Oralprophylaxe 5, 146 – 151 (1983)

[7] CURILOVIĆ, Z.: Auswirkungen der Prophylaxe. Zürcher Modell Z. Stomatol. 83, 19 – 24 (1986)

[8] DE MUNIZ, D.R.: Epidemiologic oral health survey of Argentine children. Comm. Dent. Oral Epidemiol. 13, 328 – 333 (1985)

[9] DE PAOLA, P.F., SOPARKAR, P.M., TAVARES, M., ALLUKIAN, M., PETERSON, H.: A dental survey of Massachusetts schoolchildren. Journal of Dental Research 61, 1356 – 1360 (1982), Sp. Iss

[10] DOWNER, M.C.: Secular changes in Scotland. Journal of Dental Research 61, 1336 – 1339 (1982), Sp. Iss

[11] FEJERSKOV, O., ANTOFT, P., GADEGAARD, E.: Decrease in caries experience in Danish children and young adults in the 1970's. Journal of Dental Research 61, 1305 – 1310 (1982), Sp.Iss

[12] FEHR, F.R., VON DER: Evidence of decreasing caries prevalence in Norway. Journal of Dental Research 61, 1331 – 1335 (1982), Sp. Iss

[13] FRENCKEN, J., MANJI, F., MOSHA, H.: Dental caries prevalence amongst 12-year-old urban children in East Africa. Community Dent. Oral Epidemiol. 14: 94 – 8 (1986)

[14] GLASS, R.L.: Secular changes in caries prevalence in two Massachusetts towns. Journal of Dental Research 61, 1352 – 1355 (1982), Sp. Iss

[15] HOLLER, G.: Karieswerte bei 12jährigen. Österr. Zahnärzte Zeitung 36, 372 – 378 (1985)

[16] IMFELD, T., SCHMID, R., LUTZ, R., SAXER, U.P., BARBAKOW, F.: Cariology, Zürich 1953 – 1983. Swiss Dent. 4, 7 – 19 (1983)

[17] KOCH, G.: Evidence for declining caries prevalence in Sweden. Journal of Dental Research 61, 1340 – 1345 (1982), Sp. Iss

[18] KÜNZEL, W.: Zuckerkonsum, systemische Fluoridaufnahme und Kariesverbreitung. Z. Stomatol. 82, 6, 57 – 66 (1986) Suppl. 2

[19] LAIMER, F.: Prophylaxe im Mittelpunkt. Österr. Zahnärzte Zeitung 37, (1), 16 – 21 (1986).

[20] LASOTTA, H.R.: Praktische Umsetzung der oralen Prävention. Swiss Dent 7, (3a) 30 – 34 (1986)

[21] MARTHALER, T.M.: Explanations for changing patterns of disease in the western world. Cariology today. Int. Congr. Zürich 1983 (Karger, Basel 1984)

[22] O'MULLANE, D.M.: The changing patterns of dental caries in Irish schoolchildren between 1961 and 1981. Journal of Dental Research 61, 1317 – 1320 (1982), Sp. Iss

[23] STÄDTLER, P.: Internationaler Trend des Kariesbefalls und seine Auswirkungen auf die Praxis. Z. Stomatol. 81, 295 – 303 (1984)

[24] STÄDTLER, P.: Zahngesundheit steirischer Lehrlinge. Unveröffentl. Daten

[25] STÄDTLER, P.: Zahnkaries – Methoden zur Evaluation karieshemmender Mittel. IN: Kuemmerle, H.-P., Hitzenberger, G., Spitzy, K.H. (Hrsg.): Klinische Pharmakologie, 4. Aufl., 4. Erg. Lfg. 1985, ecomed Verlag, Landsberg (1985)

[26] STEINER, M., MARTHALER, T.M., WIESNER, V., MENGIHNI, G.: Kariesbefall bei Schulkindern im Kanton Glarus, 9 Jahre nach Einführung des höher fluoridierten Kochsalzes (250 mg F/kg). Schweiz. Mschr. Zahnmed. 96: 688 – 699 (1986).

[27] THYLSTRUP, A., BILLE, J., BRUNN, C.: Caries prevention in Danish children living in areas with low and optimal levels of natural water fluoride. Caries Res. 16, 413 – 420 (1982)

[28] TRUIN, G.J., KÖNIG, K.G., RUIKEN, H.M.H.M., VOGELS, A.L.M., ELVERS, J.W.H.: Caries prevalence and gingivitis in 5-, 7- and 10 year-old schoolchildren in The Hague between 1969 and 1984. Caries Research, 20, 2, 131 – 140 (1986)

[29] WEI SH.Y., YANG, S., BARMES, D.E.: Needs and implementation of preventive dentistry in China. Comm. Dent. Oral Epidemiol. 14, 19 – 23 (1986).

Lokale Fluoridierung

Wirkungsmechanismus

Lange Zeit wurde der Wirkungsmechanismus der Fluoride darin gesehen, daß die Zähne säureresistenter werden, indem durch regelmäßige Fluoridzufuhr bereits vor dem Zahndurchbruch möglichst viel Fluoridapatit gebildet wird. Mittlerweile zeigte es sich, daß maximal 10 % Fluoridapatit (FAP) im Schmelz gebildet wird und diese geringe Konzentration an säureresistentem Fluoridapatit allein nicht für die beobachtete Kariesreduktion verantwortlich sein kann [24]. Auch wurden Zähne, die aus Gebieten mit Trinkwasserfluoridierung stammten, im künstlichen kariogenen Milieu ebenso kariös wie Zähne aus Gebieten mit niedrigem Fluoridgehalt des Trinkwassers [41]. Bei 20- bis 26jährigen Studenten aus Gebieten mit Trinkwasserfluoridierung wurden signifikant niedrigere DMF/T-Werte[1] und eine signifikant höhere Schmelzfluoridkonzentration gefunden als bei denen, die in nicht fluoridierten Gebieten aufwuchsen. In der Regressionsanalyse zeigte sich allerdings keine Korrelation zwischen dem Kariesbefall und der Fluoridkonzentration im Schmelz [74].

Eine andere Analyse von je zwei Prämolaren von 215 Personen im Alter von 14 – 24 Jahren ergab, daß mit zunehmendem Alter der Fluoridgehalt der äußersten Schmelzschichten abnimmt. Die Korrelation zwischen DMF/S und dem Fluoridgehalt des Schmelzes war gering, aber statistisch signifikant [68]. Beim Schmelz der Milchzähne führt eine Fluoridgabe vor der Geburt zu

- einem homogeneren und weniger extensiven Ätzmuster,
- einer dichteren Kristallanordnung in den interprismatischen Räumen,
- größeren Schmelzprismen,
- einer größeren Dichte des Minerals,
- einer höheren Kristallinität,
- einer schmaleren A-Achse,
- höherem Fluorid- und geringerem Karbonatgehalt

gegenüber Milchzähnen von Kindern ohne pränatale Fluoridsupplementation [53].

Die *Säurelöslichkeit* von Schmelzplättchen hängt nicht von ihrem Fluoridgehalt ab, sondern vor allem von dem Fluoridgehalt des Umgebungsmilieus. Bereits wenige ppm Fluorid in der Umgebungsflüssigkeit genügen, um die Säurelöslichkeit der Schmelzpartikel deutlich zu reduzieren [76].

In einem demineralisierenden Medium wird die Schmelzdemineralisation deutlich reduziert, wenn das Medium mit weniger löslichen fluoridierten Phasen übersättigt ist und dadurch die Präzipitation von fluoridierten Apatitphasen gegenüber der Auflösung der ursprünglichen Schmelz-

---

1) Der DMF-Index stellt die Summe der kariösen, extrahierten oder mit Füllungen versorgten Einheiten (Decayed, Missing, Filled) pro Gebiß dar. Es wird zwischen dem DMF/T und DMF/S unterschieden. Der DMF/T (T = Tooth) Index bezieht sich auf den Zahn als Beurteilungseinheit, der DMF/S (S = Surface) Index auf die einzelne Zahnfläche.
Die Weisheitszähne werden bei der Beurteilung ausgelassen. Beim DMF/T Index werden somit 28 Zähne beurteilt, beim DMF/S Index 128 Zahnflächen.

oberflächen überwiegt: Wurden extrahierte Zähne in eine demineralisierende und teilweise mit Schmelzmineral gesättigte Lösung eingelegt, entstanden innerhalb von 72 Stunden Kavitäten. Durch die Zugabe von nur 0,024 und 0,054 ppmF wurde der Schmelz bereits deutlich geschützt. Enthielt die demineralisierende Lösung 1 ppmF, ging kein Schmelz in Lösung [58].

Wurde Rinderschmelz bis zu 240 Stunden in einer demineralisierenden Lösung mit oder ohne Zusatz von 0,12 ppmF belassen und die Flüssigkeit bezüglich Kalzium, Phosphat und Fluorid analysiert, zeigte es sich, daß durch das Fluorid in der Lösung die Tiefe der Läsion kaum, die Menge des herausgelösten Minerals jedoch stark beeinflußt wurde. Bei der Demineralisation ohne Fluorid in der Lösung entstanden Schmelzdefekte ohne oberflächliche Remineralisationsschichte, bei Zusatz von 0,12 ppmF zur Lösung entstanden sogenannte „subsurface lesions" [3].

Fluoride fördern auch die *Remineralisation* bereits demineralisierter Schmelzpartien: Bei künstlich leicht demineralisierten Rinderschmelzplättchen, die vier Personen 2 und 4 Stunden nach einer lokalen APF-(acidulated phosphate fluoride) Behandlung der Zähne für 48 Stunden im Munde montiert wurden, kam es durch Remineralisationsphänomene zu einem starken, signifikanten Anstieg der Mikrohärte. Das war nicht der Fall bei Plättchen, die erst 8 oder 16 Stunden nach der lokalen Fluoridbehandlung der Zähne in den Mund eingebracht wurden. [49].

Fluoride wirken vorwiegend lokal. Der Hauptwirkungsmechanismus der Fluoride liegt darin, daß Fluoride in den Poren, in Defekten zwischen den Schmelzkristallen und Schmelzprismen (bei neutralem pH und niedriger Fluoridkonzentration) absorbiert, oder (bei niedrigem pH und hoher Fluoridkonzentration) als CaF_2 präzipitiert werden [1, 50] (Abb. 1; 1.1). Auch interferenzmikroskopische und elektronenspektroskopische Untersuchungen an extrahierten Schneidezähnen von Kälbern zeigten, daß kalziumfluoridreicher Oberflächenschmelz den Angriff starker Säure hemmt. Kalziumfluorid bildet sich nach Behandlung von Oberflächenschmelz mit sauren Fluoridlösungen, jedoch nicht nach Einwirkung neutraler Fluoridlösungen [99]. Die kugeligen CaF_2-Globuli haben einen Durchmesser von $1-3$ μm im SEM [75]. In TEM- und XRD-Untersuchungen wurden CaF_2-Mikrokristallite von $4-15$ μm Durchmesser gefunden [77].

Damit wird eine Schicht an der Oberfläche des Schmelzes gebildet, die erst gelöst werden muß, bevor der Säureangriff auf die Kristalle selbst erfolgen kann. Der CaF_2-Niederschlag wird je nach Präparat und physikalischen Begleitumständen von der Schmelzoberfläche im Laufe der Zeit wieder ausgewaschen, bleibt aber in Poren, Defekten des Schmelzes länger erhalten. Daneben ist durch zyklisch wiederkehrende De- und Remineralisationsphasen der Einbau von Fluorid in die Schmelzkristalle möglich.

Fluoride werden vorwiegend *in der äußersten Schmelzschicht* aufgenommen: Im gesunden Schmelz beträgt die Fluoridkonzentration nahe der Oberfläche 6 000 ppm, in einer Tiefe von 100 μm aber nur mehr 100 ppm oder weniger [1].

Das Muster der Fluoridverteilung im Schmelz der Milchzähne ist ähnlich dem der bleibenden Zähne. Die Analyse von Milchzähnen aus Gebieten mit einem Fluoridgehalt von $0,32 - 3,18$ ppm und einem Gebiet mit weniger als 0,1 ppmF im Trinkwasser zeigte, daß der Fluoridgehalt der Milchzähne im äußeren Schmelzbereich mit dem Fluoridgehalt des Trinkwassers ansteigt – bis über 10 000 ppm bei einem Trinkwasserfluoridgehalt von 3,18 und 1,74 ppm [37].

Die Fluoridmenge im Schmelz, die Wirkung der Fluoride hängen von folgenden *Faktoren* ab:

Zustand des Schmelzes (Abb. 2): Unreifer Schmelz nimmt mehr Fluorid auf als ausgereifter Schmelz [63], kariöser Schmelz nimmt mehr Fluorid auf als gesunder und bis in tiefere Schichten [13, 44, 100].

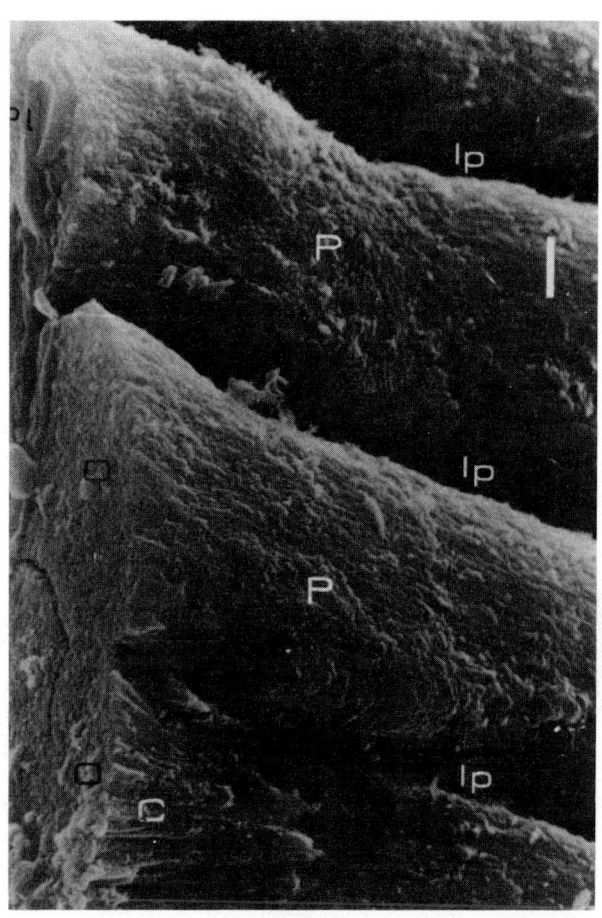

Abb. 1: Schmelzoberfläche: O = Oberfläche des Schmelzes, P = Schmelzprisma, C = Schmelzkristalle, Ip = Interprismatischer Raum. Mit freundlicher Genehmigung aus Arends et al. 1984, [1] S. KARGER AG

Fluoridkonzentration und pH: Die Menge an Ca^{++}, die bei einem Säureangriff gelöst wird, ist um so größer, je tiefer der pH des Milieus ist; sie wird mit steigender Fluoridkonzentration geringer [11]. Je höher die Fluoridkonzentration eines Präparates ist und je niedriger sein pH, umso mehr Fluorid wird in den Schmelz aufgenommen [64]. In Tab. 1 sind die Konzentrationen, in Tab. 2 der pH-Wert verschiedener Präparate dargestellt.

Häufigkeit der Applikation: Durch wiederholte Fluoridapplikationen in relativ kurzen Abständen wird eine zunehmende Fluoridanreicherung im Schmelz erreicht, die auch über längere Zeit bestehen bleibt [62, 89]. Auch bei täglicher Verwendung von Fluoridtabletten kommt es in den ersten sechs Monaten zu einer zunehmenden Fluoridanreicherung, danach bleibt die Fluoridkonzentration im Schmelz konstant. [61].

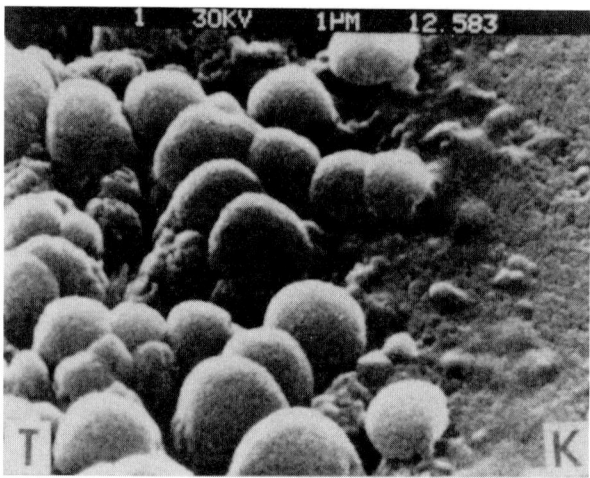

Abb. 1.1: REM- Aufnahme von globulären CaF$_2$- Niederschlägen auf poliertem menschlichem Zahnschmelz. Dieser wurde 4 Minuten lang in eine 0,1 % NaF- Lösung (pH 4) getaucht und anschließend 5 Minuten in Wasser gewaschen. Mit freundlicher Genehmigung von Barbakow und des Springer Verlages [2]

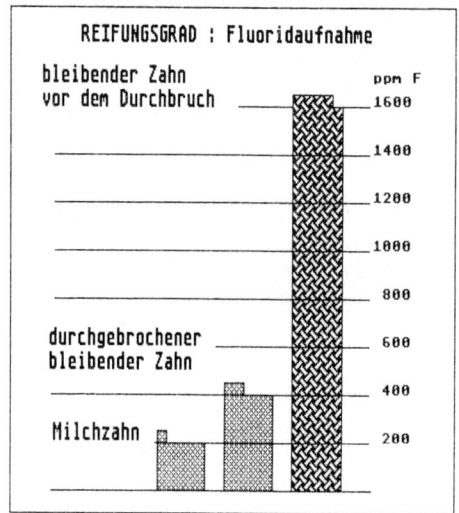

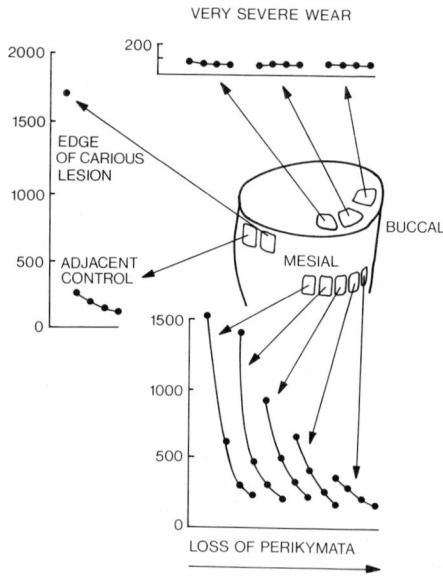

Abb. 2: Fluoridaufnahme nach APF-Applikation in die äußersten 5 μm des Schmelzes. Schematisch nach Daten aus MELLBERG et al. 1983 [63].

Abb. 3: Fluoridkonzentration an verschiedenen Stellen der Oberfläche eines stark abradierten Prämolaren. Mit freundlicher Genehmigung aus WEATHERELL et al. 1979 [100], MUNKSGAARD International Publishers Ltd..

Tab. 1: Fluoridkonzentration

Zahnpaste	0,1 %	1 mg/cm³
Gelee	1,2 %	12 mg/cm³
Spülung	0,05 %	2 mg/10 ml
	0,2 %	9 mg/10 ml
Duraphat®-Lack		23 mg/ml
Fluor-Protektor®		7 mg/ml

Tab. 2: pH-Werte verschiedner Fluorpräparate

NaF	pH 7
Na₂SnF₆	pH 4
Aminfluorid	pH 4
APF	pH 3

Fluorid wird im Schmelz in alkaliunlöslicher Form (Fluorapatit), überwiegend aber in alkalilöslicher Form gespeichert. Die alkalilösliche Fraktion wirkt als Fluoridreservoir und ist daher ein wichtiger Faktor der Fluoridwirkung.

Dieses Fluoridreservoir sollte regelmäßig ergänzt werden: Tägliche Fluoridspülungen mit 0,05 % NaF- sind dazu effektiver als eine Spülung mit 0,2 % NaF-Lösung: 20 Kinder, deren Prämolaren aus orthodontischen Gründen extrahiert werden sollten, spülten für 14 Tage entweder täglich mit 10 ml einer 0,05 % NaF-Lösung oder einmal mit 10 ml einer 0,2 % NaF-Lösung. Fluoridanalysen der extrahierten Zähne ergaben nach zwei Wochen in den äußeren fünf Schmelzschichten eine Zunahme des Fluoridgehaltes von 15,9 % und 5,8 % bei täglicher Spülung mit 0,05 % NaF- bzw. einmaliger Spülung mit 0,2 % NaF [78].

Kontaktzeit: Die Einlagerung von Fluoriden in den Schmelz ist umso effektiver, je länger die Einwirkzeit und je geringer die Konzentration ist [32].

Eine für die Remineralisation initialer Läsionen ausreichende Fluoridkonzentration von 1 ppm im Speichel wird bei Verwendung von Fluoridtabletten oder Fluoridzahnpasten über 30 Minuten aufrechterhalten, bei Fluoridspülungen über ca. 2 Stunden und bei lokaler Applikation über 6 Stunden [6].

Größe der vorhandenen Läsion bzw. Kristallschädigung: Im künstlichen kariogenen Milieu kann bei Läsionen bis zu ca. 65 μm Tiefe durch zwei Fluoridapplikationen innerhalb von acht Wochen ein Stillstand der Karies erreicht werden, bei Läsionen, die tiefer als 127 μm waren, dagegen nicht [42].

Lokalisation der Fluoridierung: Schließlich ist auch entscheidend, ob das applizierte Fluorid tatsächlich den Ort der beabsichtigten Wirkung erreicht. Weatherhell et al. [100] (s. Abb. 5) konnten nachweisen, daß z.B. nach einer Fluoridapplikation an der Kaufläche von extrahierten Zähnen am Eingang der Fissur zwar 4 500 ppmF vom Schmelz aufgenommen wurden, in der Tiefe der Fissur dagegen nur ca. 500 ppm. Mittels an Tiefziehfolien montierten Schmelzplättchen zeigten Weatherhell et al. [101, 102] auf, daß nach Lutschen einer Fluoridtablette die Fluoridkonzentration im Mund in der unmittelbaren Umgebung der Tablette in den ersten 30 Minuten zu- und dann abnimmt. Nur wenig Fluorid wurde von einer Seite des Mundes zur anderen transportiert (siehe Abb. 6). Im Speichel wurde auf Grund des unterschiedlichen Speichelflusses im Bereich der oberen Weisheitszähne und im unteren Vestibulum der geringste Fluoridgehalt gemessen.

Wirkung von Fluoriden auf die Plaque: In der Plaque steigt nach einer Applikation einer einprozentigen Fluoridlösung die Fluoridkonzentration relativ kurz auf das Achtfache an, um nach sechs Stunden auf etwa 20 % über den Basiswerten zurückzukehren. Fluoridapplikationen nach dem Genuß von Süßem (einer Saccharoselösung) hemmt die Säurebildung besser als die Fluoridierung

Effect of Fluoride on De- and Remineralization

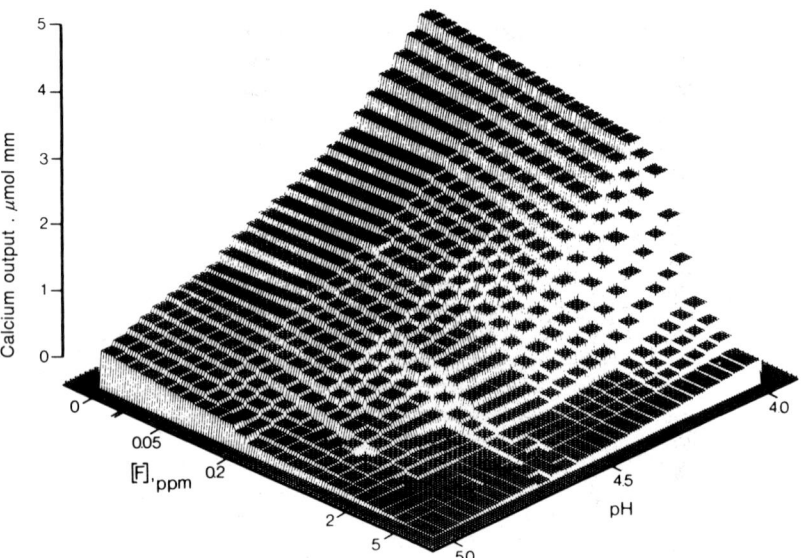

Abb. 4: Die Menge an Ca^{2+}, das durch die Säuren der Plaque gelöst wird, hängt ab vom pH und dem Fluoridgehalt des Milieus. Mit freundlicher Genehmigung aus ten Cate et al. 1984 [11] S. KARGER AG, Basel.

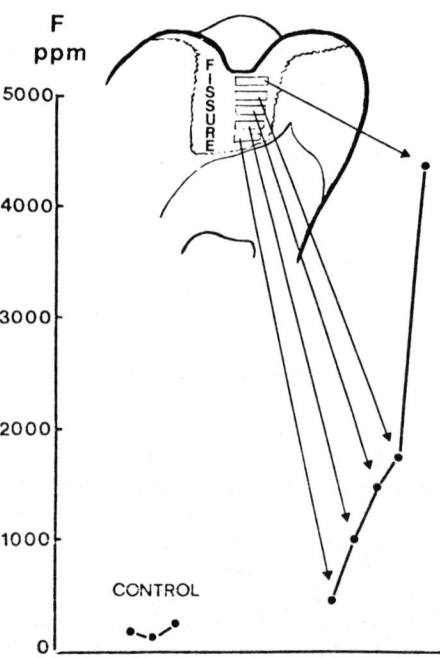

Abb. 5: Fluoridkonzentration im Schmelz bei einem Zahn, der nach Applikation eines APF-Gels extrahiert wurde. Mit freundlicher Genehmigung aus WEATHERELL et al. 1979 [100]. Munksgaard International Publishers Ltd.

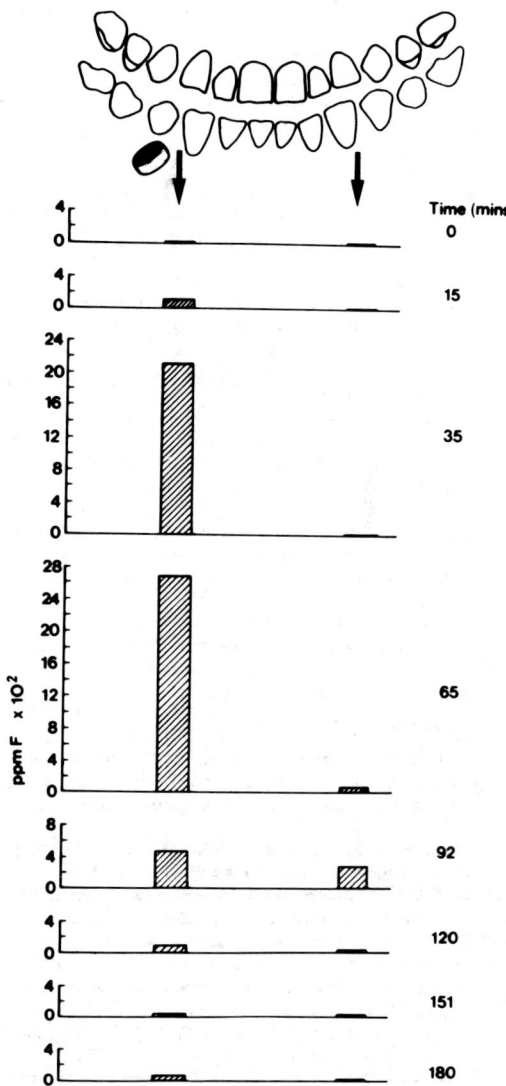

Abb. 6: Fluoridkonzentration im Speichel an bestimmten Stellen des Mundes (Pfeil), verschiedene Zeitintervalle nach Plazierung einer Fluoridtablette im rechten Vestibulum. Mit freundlicher Genehmigung aus WEATHERELL et al. 1984 [101], S. Karger AG, Basel.

davor [4]. Das kariogene Potential der Plaque wird durch Fluoride je nach Applikationsform unterschiedlich beeinflußt: 14 Tage nach Spülung mit SnF_2 waren die Streptococcus mutans-Werte in Plaque und Speichel höher als davor. Bei direkter Lokalapplikation blieben die Streptococcus mutans-Werte in der approximalen Plaque über 4 Wochen reduziert. Die Laktobazillenwerte im Speichel blieben durch die Spülung vier Wochen erhöht, nach der Lokalapplikation erreichten sie schon nach zwei Wochen wieder das Niveau vor der Behandlung [94].

Durch 12wöchige tägliche Lokalapplikation eines 1 % NaF-Gels wurden die S.mutans- oder Laktobazillus-Spezies bei nicht an einem Karzinom erkrankten Kontrollpatienten nicht beeinflußt, obwohl der Fluoridgehalt der Plaque um 150 % anstieg. Die Produktion von Azetat und

Laktat wurde jedoch um 40 % bzw. 60 % reduziert. Bei Karzinompatienten mit durch die Nachbestrahlung bedingter Xerostomie, die 12 Wochen bis 5 Jahre ein 1 % NaF-Gel anwendeten, stieg die Plaquekonzentration an kariogenen Mikroorganismen im ersten Behandlungsjahr an, um dann abzufallen. Die Zunahme im Plaquefluoridgehalt und die Abnahme in der Azidogenität war ähnlich wie bei den Kontrollpatienten. Obwohl zunehmend Fluorid in der Plaque retiniert wurde ($p < 0,001$), nahm das Verhältnis von fluoridresistenten zu fluoridsensiblen Keimen ab [5].

Fluoride beeinflussen den Plaquemetabolismus, indem sie die Enolase und wahrscheinlich auch die Phosphoglyzeratmutase hemmen. Das Aminfluorid ist dabei bezüglich der Hemmung der Protonenproduktion dreimal wirksamer als NaF. Amine wirken auf die Pyruvatkinase und möglicherweise auf die Glyzerinaldehyd-3-Phosphat-Dehydrogenase ein [43].

Fluoride hemmen auch die Anhäufung intrazellulärer iodophiler Polysaccharide (IPS) bei Konzentrationen von 5 mg/l. Das zeigt sich bei Versuchen mit S.mutans BHT, FA-1 und GS-5 [105].

Durch die Säurebildung in der Plaque wird das in der Plaque oder im Schmelz gebundene Fluorid aktiviert. Damit wird die Glykolyse und die weitere Säureproduktion gehemmt: Zellsuspensionen von S.mutans, die bei pH 4,5 und pH 6,5 mit 0,1 % Saccharose und Fluorapatit inkubiert wurden, produzierten signifikant weniger Milchsäure als Zellen, die mit Hydroxylapatit inkubiert wurden. Eine signifikante Hemmung der Säureproduktion wurde auch bei einer Inkubation mit nur 0,45 μgF/ml bei pH 5 erzielt [29].

Um den Glukosemetabolismus verschiedener Laktobazillenstämme zu hemmen, werden 10fach höhere Fluoridkonzentrationen benötigt als für S.mutans [72].

Fluoride beeinträchtigen auch potentiell periodontopathische Mikroorganismen: Die minimale Hemmkonzentration von NaF für verschiedene orale Mikroorganismen rangiert zwischen 128 und 2048 μg/ml. Von 45 getesteten Mikroorganismen reagierten bereits Actinobacillus actinomycetem comitans, Capnocytophaga sputigena, Capnocytophaga gingivalis, Capnocytophaga ochracea und Actinomyces viscosus bei niedrigen Dosen auf NaF [57].

Unterschiedliche Meinungen gibt es darüber, ob vor einer professionellen Fluoridapplikation die vorhandene Plaque sorgfältig entfernt werden müsse oder nicht. Klimek et al. [45] zeigten, daß bei einer Fluoridapplikation der saubere Schmelz mehr Fluorid aufnimmt als der plaquebedeckte Schmelz. Das nach einer Fluoridapplikation in der Plaque angereicherte Fluorid stammte z.T. auch aus dem Schmelz.

Bei 55 Kindern im Alter von 14 – 16 Jahren, die lebenslänglich Trinkwasser mit einem Fluoridgehalt von 1,0 – 1,2 ppmF konsumiert hatten, war 3 Wochen nach der Applikation eines Fluoridlackes der Fluoridgehalt im Schmelz signifikant erhöht. Zwischen Zähnen, die vor der Applikation gereinigt oder nicht gereinigt wurden, bestand diesbezüglich kein signifikanter Unterschied [90]. Hellwig et al. [31] fanden ebenfalls, daß durch vorhandene Plaque die Fluoridaufnahme nicht wesentlich beeinflußt wird. Die Bildung von alkalilöslichen Fluoridpräzipitaten auf demineralisiertem Schmelz wurde jedoch nach einer Behandlung mit Duraphat-Lack durch vorhandene Plaque signifikant reduziert. Auch bei 10 – 14jährigen Kindern (n = 1453), denen in Halbjahresabständen ein APF-Gel appliziert wurde, während eine weitere Gruppe zusätzlich unter Aufsicht die Zähne mit Zahnbürste und Zahnseide reinigte und einer dritten Gruppe vor der Fluoridapplikation die Zähne professionell gereinigt wurden, zeigte es sich, daß es nicht unbedingt nötig ist, die Plaque vor der Fluoridapplikation sorgfältig zu entfernen: Nach drei Jahren zeigte sich kein Unterschied zwischen den drei Gruppen bezüglich des Kariesinkrements (3,5 bzw. 3,2 bzw. 3,2 DMF/S; [84].

Die professionelle Plaqueentfernung ist eine Prophylaxemaßnahme für sich; ihr Effekt hängt jedoch auch wesentlich von der Frequenz der Sitzungen ab.

Systemische Fluoridierung/Lokalfluoridierung

Eine systemische Fluoridierung kann durch die Trinkwasserfluoridierung, durch Verwendung von fluoridiertem Salz oder von Fluoridtabletten (Zymafluor) erfolgen.

Fluoridaufnahme in den Schmelz durch systemische oder lokale Fluoridgabe: Bei zwei 23jährigen Probanden, die 5 mg Fluorid in Form von fünf 2,2 mg NaF-Gelatine-Kapseln zu sich nahmen oder mit einer Mundspülung mit 5 mg Fluorid pro Liter spülten, nahmen intraoral montierte Rinderschmelzplättchen mit künstlichen kariösen Läsionen innerhalb von 8 Stunden in die Kontrollplättchen 288 (± 75) ppmF aufgrund von Einflüssen der Nahrung, bei systemischer Fluoridgabe 645 (± 97) ppmF und bei Spülung 2820 (± 394) ppmF in die äußersten 5 μm des Schmelzes auf (siehe Abb. 7) [108].

Mit lokalen Fluoridapplikationen konnte ein ähnlicher karieshemmender Effekt erzielt werden wie mit der Systemfluoridierung: In Vorstädten von Kopenhagen (Hvidovre, Ballerup), in denen Fluoridspülungen und zum Teil lokale Fluoridapplikationen in der Schule durchgeführt wurden, gingen die DMF/S-Werte der 15jährigen von 13,9 bzw. 17,7 im Jahre 1973, bis 1980 auf 10,2 bzw. 11,4 DMF/S – d.h. auf ähnlich niedrige Werte zurück, wie sie in einem Gebiet (Vordingborg) mit einem natürlicherweise hohem Fluoridgehalt im Trinkwasser (1,2 ppmF) bestanden: Die 15jährigen wiesen hier 1975 11,7 DMF/S auf und 1980 10,8 DMF/S [95].

In *Basel* lag der Kariesbefall nach 15jähriger Trinkwasserfluoridierung im Jahre 1977 bei den 14jährigen bei 5,7 DMF/T. Auch im Kanton Zürich sank die Zahl an Karies erkrankter Zähne, durch die Verwendung von Spültabletten und andere Faktoren beeinflußt, von 12,8 DMF/T (1963/64) auf 6,3 DMF/T 1976/77 [59].

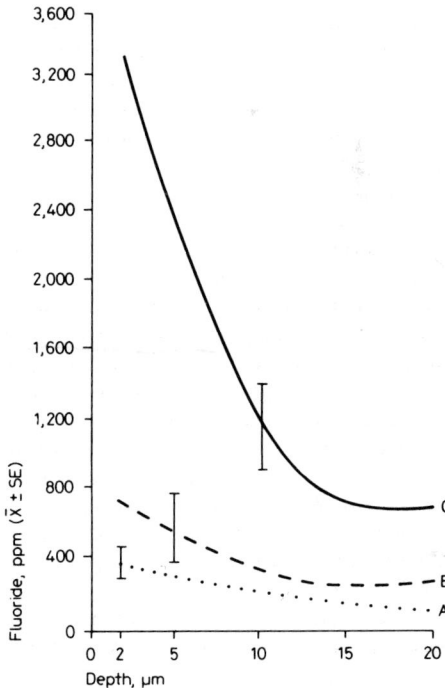

Abb. 7: Fluoridaufnahme in den Schmelz durch systemische (B) oder lokale Fluoridgabe, F-Spülung (C), Kontrolle (A). Nur bis zu einer Tiefe von 5 μm war durch die systemische oder lokale Fluoridgabe die Fluoridkonzentration gegenüber der Kontrolle signifikant (p<0,05) höher. Mit freundlicher Genehmigung aus ZIMMERMANN et al. 1985, [108].

Allerdings wird nicht immer mit der lokalen Fluoridierung die gleiche karieshemmende Wirkung erzielt wie mit der Systemfluoridierung: 10 – 11jährige Schüler, die in St. de Las Vegas, *Kuba*, ab der 1. Schulklasse jährlich 16 mal an angeleiteten Mundspülungen teilgenommen hatten, wiesen DMF/T-Werte von 2,3 ($\pm$ 1,84) auf, während die gleichaltrigen Kinder aus La Salud, die lebenslänglich fluoridiertes Trinkwasser konsumiert hatten, DMF/T-Werte von 1,1 ($\pm$ 1,51) aufwiesen [48]. Programme zum Spülen oder Einbürsten von 1 %igen Fluoridpräparaten werden etwa seit 1960 in zunehmendem Maß in den Schulen verschiedener Länder durchgeführt: In Norwegen werden dadurch über 90 % der Schulkinder erfaßt [23].

Im Hinblick auf die Compliance scheinen die Fluoridtabletten und die lokale Fluoridierung keine praktische Alternative zur Trinkwasserfluoridierung zu sein: Aus Fragebögen, die an 4705 finnische Jugendliche im Alter von 12 – 18 Jahren verschickt und die zu 88 % retourniert wurden, geht hervor, daß trotz Empfehlungen des National Board of Health im letzten Schuljahr nur 34 % mehrmals, 8 % einmal in der Schule mit Fluoridlösungen gespült und 14 % mehrmals, 10 % einmal ein fluoridhaltiges Gel verwendet hatten. Nur 1 % verwendete täglich Fluoridspülungen zu Hause. Fluoridtabletten wurden nur von 12 % und 3 % der 12- bzw. 14jährigen Mädchen und 10 % bzw. 4 % der Knaben regelmäßig verwendet [35].

Präparate zur Lokalfluoridierung

Bei der Pinselung mit *NaF-Lösung* sollen die Zähne für 4 Minuten trockengehalten werden. *Zinnfluorid* wird in 8- und 10 %-Lösungen verwendet, mit einem Fluoridgehalt von 2 bzw. 2,5 %. Zinnfluoridlösungen sind instabil, es kommt zum Ausflocken von Zinnhydroxid. Von Nachteil sind außerdem der adstringierende Geschmack, der von Kindern schwer akzeptiert wird, und die Möglichkeit der Bildung von braunen Verfärbungen an demineralisierten Stellen, Füllungsrändern und Plaque. Das Wachstum und der Metabolismus von S.mutans auf rostfreien Stahldrähten wurde deutlich durch SnF_2 beeinflußt, aber kaum durch die Fluoridsalze von Natrium, Blei, Zink und Kupfer [10]. Bei der Pinselung von SnF_2-Lösung werden die Zähne minutiös gereinigt und während der vierminütigen Applikation trockengehalten.

APF, acidulated phosphate fluoride, wird durch Ansäuerung von NaF mit einer 0,1-M-Phosphorsäure hergestellt. In der letzten Zeit wurde empfohlen, saures Phosphatfluoridgel nicht bei Porzellanrestaurationen zu verwenden, wegen der Gefahr einer Verminderung des Oberflächenglanzes. Die diesbezügliche 5tägige Versuchsordnung entspricht allerdings pro Stunde in vivo einer Anwendung in 180 Jahren [38].

Monofluorophosphat (MFP) wird hauptsächlich in Zahnpasten verwendet, da das im MFP kovalent gebundene Fluorid weniger leicht durch bestimmte Putzkörper inaktiviert wird wie NaF oder SnF_2. MFP kann durch Speichel oder Plaque hydrolisiert werden, es ist aber anzunehmen, daß ein guter Teil die Schmelzoberfläche erreicht. Bei Verwendung von MFP diffundiert Fluorid als ganzes MFP-Ion in den Schmelz. Die Diffusion von MFP in den Speichel erfolgt wesentlich langsamer als die Diffusion von Fluoridionen [85]. Es wird aber 3 – 4mal stärker als das Fluoridion adsorbiert [1].

Schmelzplättchen mit künstlichen kariösen Läsionen, die in Prothesen für 2 Wochen oder 2 Monate im Mund getragen wurden, nahmen bei Verwendung von MFP-haltigen Zahnpasten etwa gleich viel Fluorid auf, wie bei Verwendung NaF-haltiger Zahnpasten [64].

Ebenfalls kein Unterschied wurde zwischen NaF und MFP bezüglich der Fluoridaufnahme und Fluoridverteilung bei Schmelzplättchen von extrahierten menschlichen Zähnen gefunden, die nach einwöchiger künstlicher Demineralisation mit MFP, NaF oder einer Mischung aus beiden behandelt (je 1000 ppmF) und anschließend einer 14tägigen Remineralisationsphase unterworfen wurden [55].

Wurden dagegen künstliche kariöse Läsionen für 10 Tage zweimal täglich mit MFP, NaF oder Kombinationen dieser beiden (75 – 900 ppmF) behandelt und dazwischen wieder in eine Remineralisationslösung gelegt, zeigte die quantitative Mikroradiographie, daß mit zunehmender NaF-Konzentration die Remineralisation relativ geringfügig zunahm, während MFP bei höheren Konzentrationen effektiver war. Bei einer Relation von 75:225 ppmF wurde eine höhere Remineralisationsrate erzielt als bei einer Fluoridkonzentration von 300 ppm bei einer der beiden Präparate allein [65].

Durch Zusatz von löslichem Kalzium zu MFP wird die Remineralisation und Fluoridaufnahme von kariösem Schmelz erhöht: Bei künstlichen kariösen Läsionen wurden dazu zweimal täglich für 10 Tage mit 20 % Aufschwemmungen einer Placebo-, NaMFP-Zahnpaste mit oder ohne Zusatz von $CaCl_2$ behandelt und dazwischen in einer Remineralisationslösung aufbewahrt. Die Mikrodensiometrie von Röntgenbildern dünner Schnitte ergab in der Placebo-, MFP-, MFP + $CaCl_2$-Gruppe Remineralisationsraten von 13,7 %, 31,5 % und 50,6 % [66].

Der Zusatz von $CaCl_2$ zu einer MFP-Zahnpaste führte zu einer signifikant höheren Fluoridaufnahme von Schmelzplättchen mit künstlichen kariösen Läsionen, die von 10 Probanden für zwei Wochen in Prothesen inkorporiert im Munde getragen wurden. Durch beide Zahnpasten wurde mehr Fluorid aufgenommen als durch die Placebopaste. Der Fluoridgehalt der äußersten Schmelzschichten betrug in der Placebogruppe etwa 1200 ppm, der MPF-Gruppe ca. 1600 ppm und der MPF + $CaCl_2$-Gruppe rund 2,400 ppm [69].

Der kariehemmende Effekt von MFP-Zahnpasten wird möglicherweise durch Zusatz von Na-Laurylsulfat gehemmt, indem infolge einer Enzymhemmung durch Laurylsulfat Bakterienenzyme denaturiert werden, die sonst freie Fluoridionen aus MFP freisetzen würden: 477 Kindern von 9 – 11 Jahren in Silkeborg, Dänemark, wurde in 14tägigen Abständen 2 ml einer 2 % NaMPF-Lösung mit oder ohne Zusatz von 1,5 % Na-Laurylsulfat appliziert, während die Kontrollgruppe in 14tägigen Abständen mit 0,2 % NaF-Lösung spülte. Nach 24 Monaten wies die Kontrollgruppe 2,9 neue Läsionen auf, die MPF-Gruppe mit und ohne Na-Laurylsulfat 1,61 bzw. 0,99 neue Läsionen [70].

Aminfluoride sind auf Grund ihres Tensidcharakters oberflächenaktiv [87], bakterizid und werden gut im Schmelz und der Plaque retiniert [56].

Die beobachtete hohe Fluoridaufnahme nach Einwirkung kommerzieller Aminhydrofluoride ist hauptsächlich auf deren schwach saure Reaktion zurückzuführen. Durch die extrem dünne . Schicht sorbierter Aminiumionen verändern sich die elektrischen Eigenschaften der Schmelzoberfläche und damit auch für die Sorption bzw. Desorption von Plaque [16]. Durch Aminfluoride wird die Adhäsion von Mikroorganismen an der Schmelzoberfläche vermindert: In vitro durchgeführte Kontaktwinkelmessungen an menschlichem Schmelz ergaben, daß durch NaF die freie Oberflächenenergie kaum beeinflußt wurde. Durch APF-Behandlung wurde die freie Oberflächenenergie von 52 auf 66 erg/cm^2 erhöht, durch Aminfluorid dagegen von 52 auf 19 erg/cm^2 erniedrigt [39].

Auch *Ammoniumbifluoride* erwiesen sich in vitro als potente kariehemmende Mittel: Durch Dehydratation von Zähnen mit Alkohol (100 %) vor der Applikation einer 1 % wässrigen Lösung von Ammoniumbifluorid (NH_4HF_2) konnte die Fluoridaufnahme des Schmelzes um das 2 – 3fache bis zu einer Tiefe von 50 μm erhöht werden, eine erhöhte Fluoridaufnahme konnte bis 100 μm Tiefe festgestellt werden. Anschließend wurden mit einem sauren 6 % Hydromethylzellulosegel mit 0,04 % Hydroxylapatit (pH 4,5) künstliche kariöse Läsionen erzeugt. Nach 120 Tagen waren diese Läsionen in der Kontrollgruppe 149 ($\pm$ 34) μm tief, während bei der Hälfte der behandelten Zähne keine Läsionen entstanden waren und sie bei den übrigen nur 19 ($\pm$ 3) μm tief waren [98].

Titaniumtetrafluorid (TiF$_4$) wird rasch an den Schmelz gebunden und bildet eine durch Säure nicht lösliche Oberflächenschicht, die von der Zahnoberfläche nicht sehr leicht ausgewaschen werden kann [97].

Effekt der Lokalfluoridierung

Zahlreiche voneinander unabhängige Untersuchungen über den karieshemmenden Effekt der Lokalfluoridierung in der Gruppe oder der professionellen Fluoridanwendung führten zu unterschiedlichen Ergebnissen. Das Alter, die Kariesprävalenz, die Anzahl der Versuchspersonen, das Präparat, die Applikationsform und schließlich diagnostische Faktoren beeinflussen die Ergebnisse. Aus zahlreichen Arbeiten ermittelte Mellberg [63] eine mittlere Kariesreduktion von 30 %.

Spülungen mit Fluoridlösung: 5 – 7 Jahre nach Einführung von wöchentlichen Spülungen mit NaF in der Elementarschule war die Kariesprävalenz von (n = 375) 12- bis 15jährigen Schülern (Highschool) mit 3,89 DMF/S um 47,2 % niedriger als am Beginn (7.37 DMF/S). Die Approximalkaries wurde um 78,9 % reduziert (s. Abb. 8) [54].

Fluoridspülungen in der Schule sind effektiver als das *Einbürsten* von Fluoridlösungen: Auch 6 – 7 Jahre nach Beendigung lokaler Fluoridierungsprogramme in der Schule wurden bei 21jährigen, die in 14tägigen Abständen in der Schule mit Fluoridlösung gespült hatten, niedrigere DMF/S-Werte gefunden (p < 0,001) als bei denen, die 3 – 5mal pro Jahr Fluoride eingebürstet hatten [30].

Mit der Kombination verschiedener Applikationsformen konnte der Kariesbefall von 1687 Schulkindern in Nelson County, Vancouver, drastisch reduziert werden: Wöchentlich wurde in der Schule unter Aufsicht mit einer 0,2 % NaF-Lösung gespült und täglich eine 1 mg F-Tablette abgegeben sowie zu Hause mit F-Zahnpasten die Zähne gereinigt. Nach 8 Jahren wiesen die 14jährigen im Vergleich zum Basiswert von 6,31 (0,15) DMF/S nur mehr 3,22 (0,11) DMF/S auf, d.h. um 3,0 DMF/S bzw. 49 % weniger (s. Abb. 9) [36].

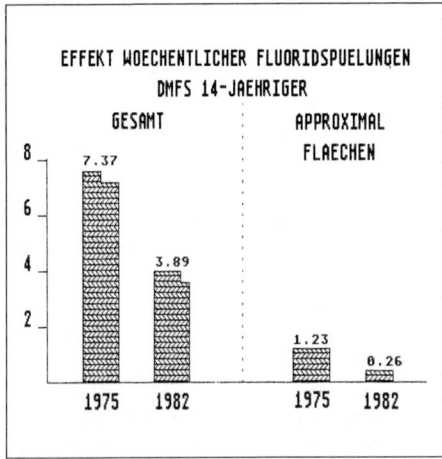

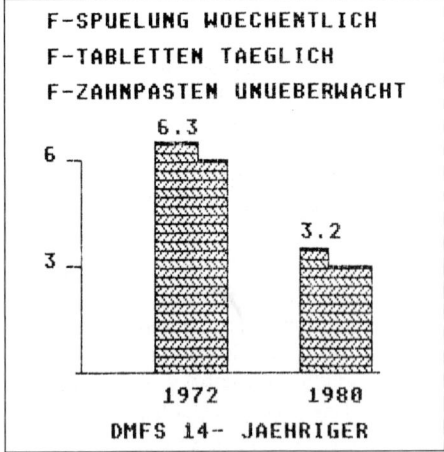

Abb. 8: Kariesprävalenz 5 – 7 Jahre nach Einführung wöchentlicher Fluoridspülungen in der Elementarschule. Nach Daten von Leske et al. 1985 [54] vereinfacht gezeichnet.

Abb. 9: Kariesbefall von Schulkindern am Beginn und nach 8 Jahren kombinierter Anwendung von Fluoriden. Vereinfacht gezeichnet nach Daten aus Horowitz et al. 1884 [36].

Durch Spülungen mit Fluoridlösungen wird eine größere Kariesreduktion erzielt als mit fluoridhältigen *Kautabletten*: Bei 499 Kindern, die
- täglich eine 1,1 mg NaF-enthaltene Kautablette verwendeten und mit einer Placebolösung spülten oder
- in 14tägigen Abständen mit 10 ml einer 0,2 % NaF-Lösung spülten und eine Placebotablette kauten,

entwickelten sich in 3 Jahren in der F-Tabletten- oder F-Spülgruppe bei den 7jährigen 1,65 ($\pm$ 2,10) bzw. 1,09 ($\pm$ 1,73) DMF/S und bei den 11jährigen 1,65 ($\pm$ 2,52) bzw. 1,55 ($\pm$ 2,79) DMF/S bei den bereits am Beginn vorhandenen Zähnen. Bei den erst während der Studie durchgebrochenen Zähnen war der Unterschied nicht signifikant [80].

Bei 409 13jährigen, denen an 10 aufeinanderfolgenden Tagen für 5 Minuten ein 1,23 % *APF-Gel in Trays* appliziert wurde und die für 2 Jahre täglich mit einer 0,023 % Fluoridlösung spülten oder ein Placebogel oder eine Placebolösung oder Placebogel + Placebolösung anwendeten, entwickelten sich nach 24 Monaten ohne Fluoridgel oder -lösung 9,11 DFS. Durch die Spülungen entstanden 1,52 DFS weniger, durch das Fluoridgel um 1,29 DFS weniger und durch die kombinierte Anwendung von Gel und Spülung um 2,18 DFS weniger (p < 0,05; [79]).

Auch durch fluoridhaltige *Zahnpasten* konnten kariöse Läsionen deutlich reduziert werden: 213 Kinder im Alter von 6 – 11 Jahren, die 3 Jahre mit einer 0.76 NaMFP (und Kalziumkarbonat) enthaltenden Zahnpaste in der Schulzeit überwacht und dazwischen unüberwacht bürsteten, entwickelten sich 2,77 neue DF-Flächen, in der Kontrollgruppe (n = 211) dagegen 4,94 DF/S. Dies entspricht einer Kariesreduktion von 43,9 % [26].

Bei 3093 Schulkindern entstanden innerhalb von 3 Jahren unüberwachten Gebrauchs einer NaF-Silica-Zahnpaste 3,57 ($\pm$ 0,19) neue DMF/S, bei Verwendung einer 0,4 % SnF_2-Kalzium-Pyrophosphat-Zahnpaste 4,61 ($\pm$ 0,215) DMF/S und mit einer Placebopaste 6,02 ($\pm$ 0,48) neue DMF/S. Bei Verwendung der NaF- und SnF_2-Paste entstanden um 40,7 % bzw. 23,4 % signifikant weniger Karies, die NaF-Zahnpaste war der SnF_2-Zahnpaste um 22,6 % signifikant überlegen [106].

Bei 2008 Schulkindern im Alter von 6 – 8 Jahren in Straßburg, die in einer Doppelblindstudie
a) unlösliches Metaphosphat ohne Fluoride,
b) 1,97 % Aminfluorid (0,15 %) F oder
c) 1,14 Natriummonophosphat (Na-MFP), Kalziumkarbonat, Na- und Al-Silikate
enthaltenden Zahnpasten unüberwacht bürsteten, entwickelten sich innerhalb von 3 Jahren 4,05 ($\pm$ 0,13), 3,85 ($\pm$ 0,13) und 3,25 ($\pm$ 0,12) DMF/S. Die Kariesreduktion gegenüber der Kontrollgruppe betrug bei Verwendung der MFP- und Aminfluorid-Zahnpaste 5,17 % bzw. 20,94 % (p < 0,001; [9]).

Bei 473 10 – 12jährigen, die eine 1,2 % Na-MFP-Zahnpaste in einer Aluminiumoxid-Trihydratbasis unüberwacht verwendeten, entstanden in 3 Jahren 5,3 ($\pm$ 4,45) DMF/S, um 1,93 DMF/S weniger (p < 0,001) als bei Verwendung der Placebopaste, bei deren Verwendung sich 7,23 ($\pm$ 5,59) DMF/S entwickelten [28]).

9 – 12jährige im nordöstlichen Connecticut, die mit einer 0,78 % Na-MFP in einer Silikagelbasis an den Schultagen überwacht und dazwischen ad libitum bürsteten, entwickelten innerhalb von 2 Jahren in der Placebo (n = 130) und Testgruppe (n = 168) bei einem
- initial hohen Kariesbefall > 9 DFS 9,46 ($\pm$ 0,54) bzw. 7,17 ($\pm$ 0,44) DFS (p < 0,05), bei
- initial 6 – 9 DFS 5,37 ($\pm$ 0,44) DFS bzw. 4,02 ($\pm$ 0,27) DFS (p < 0,01) und bei
- initial < 6 DFS 4,00 ($\pm$ 0,29) DFS bzw. 2,69 ($\pm$ 0,25) DFS (p < 0,001; s. Abb. 10; [86]).

Die Kombination von Fluoridspülung und Gebrauch fluoridhaltiger Zahnpaste führte zu keinem größeren karieshemmenden Effekt als der Gebrauch eines Mittels allein: Dies zeigte sich in einer Untersuchung an 751 14- bis 15jährigen, die 3 Jahre in einer Doppelblindstudie entweder überwacht mit einer 0,76 % NaMFP-Zahnpaste bürsteten oder mit einer 0,05 % NaF-Lösung spülten oder beide Mittel verwendeten [2].

Zwischen den verschiedenen Applikationsformen, Spülen mit 10 ml einer 0,2 % NaF-Lösung alle 14 Tage oder Applikation eines Fluoridlacks (Fluorprotector) in Abständen von sechs Monaten wurde in einer Doppelblindstudie an 251 Kindern im Alter von 9 – 12 Jahren kein Unterschied bezüglich der innerhalb von drei Jahren aufgetretenen kariösen Läsionen gefunden: Mit Mundspülungen oder mit Lackapplikation entstanden 3,3 (± 0,2) bzw. 3,5 (± 0,2) DF/S [7].

Bei 11- bis 13jährigen, denen in halbjährlichen Abständen ein *Fluorlack* an einer Kieferhälfte appliziert wurde, entstanden innerhalb von 3 Jahren an der Kontroll- und Testseite bei Verwendung von Duraphatlack 6,2 bzw. 4,3 DMF/S (p < 0,001), bei Verwendung von Fluor Protektor 4,9 bzw. 4,4 DMF/S (N.S.; s. Abb. 11; [91]). 2 Jahre nach Beendigung dieser Fluoridapplikation war der Therapieeffekt noch erkennbar, das Kariesinkrement war aber in den Jahren nach Beendigung der Fluoridapplikationen in den Test- und Kontrollzähnen gleich, der kariostatische Effekt hielt nicht über die Zeit der Fluoridapplikation hinaus an. In den 5 Jahren entstanden an der Kontroll- und Testseite in der ursprünglichen Duraphatgruppe 8,5 bzw. 6,5 DMF/S (p < 0,05) und der ursprünglichen Fluor-Protektorgruppe 7,0 bzw. 6,5 DMF/S (N.S.), obwohl der Fluoridgehalt der unbehandelten Zähne permanent erhöht war [92].

Von 381 Molaren von 5jährigen Kindern, denen in Halbjahresabständen ein Fluoridlack appliziert wurde, waren nach 2 Jahren 35 % aller Fissuren kariös; 80 % dagegen in der unbehandelten Kontrollgruppe. Das entspricht einer Kariesreduktion von 56 % [33].

Auch bei 87 Jugendlichen, denen in drei Monate Abständen Duraphat-Lack appliziert wurde, entwickelten sich innerhalb von 3 Jahren im Vergleich zur Kontrollgruppe (n = 107) an den Approximalflächen der Prämolaren und Molaren signifikant weniger Läsionen [73].

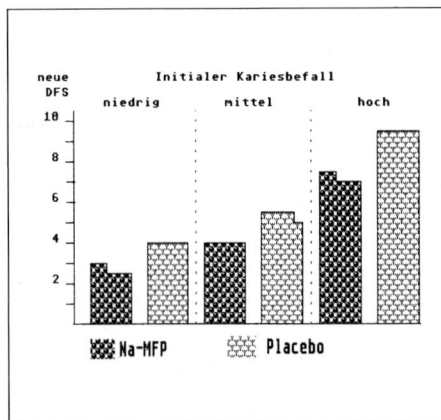

Abb. 10: Kariesbefall nach 2 Jahren überwachtem Zähnebürsten mit Na-MFP oder Placebopaste. Nach Daten aus RULE et al. 1984 [86].

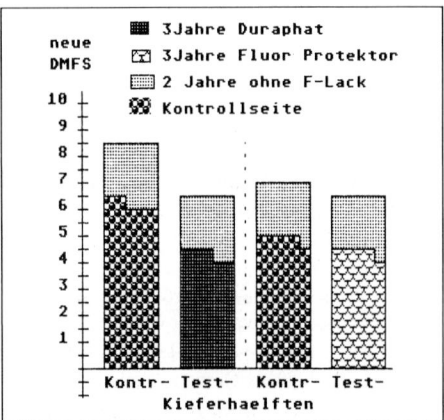

Abb. 11: Kariesincrement an den Test- und Kontrollkieferhälften nach 3 Jahren mit Applikation verschiedener Fluoridlacke und 2 Jahren nach Beendigung der Applikationen. Daten aus SEPPÄ et al. 1982 und 1984 [91] bzw. [92] zusammengefaßt gezeichnet.

Unterschiede zwischen verschiedenen Präparaten

Unterschiede zeigten sich in experimentellen Untersuchungen:

GÜLZOW [27] und sein Mitarbeiter STRÜBIG stellten an Schmelzplättchen fest, daß *Aminfluorid* in höherer Konzentration und auch länger im Schmelz retiniert wurde als *NaF*.

KLIMEK [44] eruierte in Rinderschmelzplättchen mit initialen kariösen Läsionen eine Fluoridaufnahme von 3100 ppm bei *Aminfluorid*, 2250 ppm bei *NaF* und nur 1100 ppm bei *Monofluorphosphat* in den äußersten Schmelzschichten (s. Abb. 12).

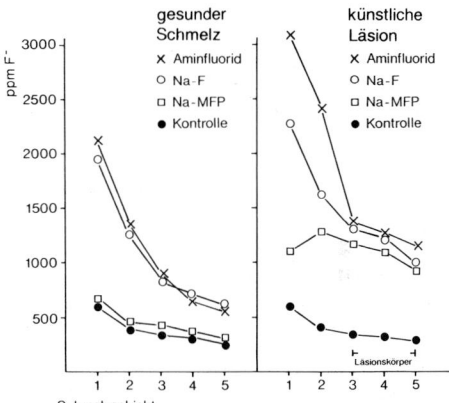

Abb. 12: Fluoridkonzentration in (gesunden oder initial kariösen) Rinderschmelzblöcken, die an drei aufeinanderfolgenden Tagen 2x täglich für 10 Minuten mit verschiedenen Fluoridlösungen behandelt wurden. Mit freundlicher Genehmigung aus KLIMEK 1981 [44], Carl Hanser Verlag.

WEFEL et al. [103] untersuchten die Fluoridaufnahme von Schmelzplättchen bei Applikationen von *Titaniumtetrafluorid* (TiF$_4$), *Aminfluorid* und *Zinnfluorid*: Mit Ausnahme von Zinnfluorid wurden bei allen Präparaten initial mehr als 1000 ppm aufgenommen. Nach 24stündigem Waschen der Plättchen mit künstlichem Speichel ging bei Verwendung von Zinnfluorid oder APF fast das gesamte initial aufgenommene Fluorid wieder verloren, von Aminfluorid wurde etwa die Hälfte und von TiF$_4$ nahezu alles vom Schmelz retiniert. Wurden die Plättchen mit Kalilauge gewaschen, um die Menge des permanent gespeicherten Fluorids zu bestimmen, blieb nur bei TiF$_4$ ein Großteil des initial aufgenommenen Fluorids erhalten.

Schnitte von Schmelzplättchen mit künstlichen kariösen Läsionen, die in einem sauren Gel produziert, anschließend vier Minuten mit einer 1,23 % fluoridhältigen Lösung von *Aminfluorid* oder *Na$_2$SnF$_6$* oder *APF* oder *TiF$_4$* touchiert und dann einer neuerlichen Säureattacke unterworfen wurden, zeigten im polarisierten Licht bezüglich Läsionstiefe, Porenvolumen und Remineralisationszonen keinen Unterschied [104].

Als karieshemmendes Mittel für Dentinoberflächen, die beim Wurzelglätten oder infolge Abrasion freigelegt wurden, erwies sich *TiF$_4$* gegenüber zwei *Fluoridlacken* oder *NaF* bezüglich der mittels Elektronenmikroanalyse gemessenen Fluoridaufnahme von Dentin von Beagle-Hunden überlegen: Drei Wochen nach einer einmaligen Applikation von TiF$_4$, NaF oder zwei Fluoridlacken an je einem Beagle-Hund, bei denen bei den Frontzähnen Dentin freigelegt wurde, wurde mittels Elektronenmikroanalyse der Fluorid-, Ti^{4+}- und Ca^{2+}-Gehalt bestimmt. Der höchste Fluoridgehalt wurde bei Verwendung von TiF$_4$ und den Fluoridlacken gefunden. Die meisten mit TiF$_4$ behandelten Proben zeigten Fluoridkonzentrationen über 0,8 % Fluorid, während der größte Teil der unbehandelten Proben weniger als 0,15 % Fluorid enthielten. Die mit NaF behandelten Proben zeigten hauptsächlich geringe Fluoridkonzentrationen von unter 0,49 %, die mit Fluoridlack behandelten Proben wiesen sehr unterschiedliche Konzentrationen auf [97].

Remineralisierte Schmelzplättchen, die in Prothesen inkorporiert, von 22 Probanden für drei Wochen getragen wurden, die eine Woche eine Placebopaste und zwei Wochen Pasten verwendeten, die
- MFP (1000 ppmF) + NaF (450 ppm)
- NaF (1100 ppmF)
- Na_2PO_3F (1000 ppmF)
- SnF_2 (1000 ppmF)
- Na_2PO_3F (1500 ppmF)

enthielten, zeigten bezüglich der Fluoridaufnahme keinen signifikanten Unterschied, außer bei Verwendung der 1100 ppmF enthaltenden NaF-Zahnpaste [82].

In der *Plaque* wird Aminfluorid über 3 – 4 Stunden in merklichen Konzentrationen angereichert, NaF dagegen über 1 – 2 Stunden (s. Abb. 13) [27].

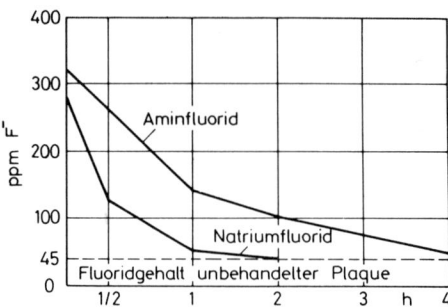

Abb. 13: Fluoridaufnahme und Fluoridabgabe von Plaque nach Spülung mit Fluoridlösungen. Mit freundlicher Genehmigung aus GÜLZOW 1983 [27], Carl Hanser Verlag

Aminfluoride wirken eindeutig bakterizid, NaF bakteriostatisch [25]. Die antiglykolytische Wirkung ist bei Aminfluorid am stärksten, wesentlich geringer bei SnF_2 und am schwächsten bei Natriumfluorid [93].

Probanden mit einer hohen Kariesprävalenz, die zweimal pro Tag mit einer SnF_2-Lösung (200 ppmF) spülten, hatten nach ein und zwei Jahren signifikant weniger S.mutans im Speichel als Probanden, die mit einer *NaF*-Lösung spülten. Die Kariesinzidenz und die Gingivitis waren nach zwei Jahren nicht signifikant unterschiedlich [46].

Spülungen mit SnF_2 führten bei Probanden mit hoher Kariesaktivität nach einem Jahr zu einer starken Reduktion von S.mutans im Speichel. Spülungen mit angesäuertem NaF dagegen reduzierten den S.mutans-Gehalt nicht wesentlich [96]. Im Gegensatz dazu wurden S.mutans und S.sanguis in Speichelproben, die vor und nach 4, 10 und 21 Tagen entnommen wurden, durch die Applikation eines Fluoridlackes (Duraphat) nicht beeinflußt [107].

Durch die *sukzessive Anwendung* verschiedener Fluoridpräparate, z.B. 4 Minuten APF + 1 Minute NaF, wurde keine zusätzliche Wirkungssteigerung erreicht [40]. Durch die Vorbehandlung des Schmelzes mit Dikalziumphosphat-Dihydrat wurde die Fluoridaufnahme in den Schmelz erhöht [12].

Durch eine am Schmelz DCPD- (Dicalciumphosphat-Dihydrat) bildende Spülung vor der Fluoridanwendung konnte die Fluoridaufnahme in den Schmelz verbessert werden: Bei Probanden, die für 20 Tage täglich mit einer 0,2 % NaF-Lösung spülten, wurde mittels Schmelzbiopsie danach keine signifikante Fluoridaufnahme in den Schmelz gefunden. Bei Probanden, die zusätzlich zur täglichen Fluoridspülung jeden fünften Tag mit einer DCPD-bildenden Lösung spülten, kam es dagegen zu einer signifikanten Fluoridaufnahme in den Schmelz [34].

Wurden Blöcke aus menschlichem Zahnschmelz mit künstlichen kariösen Läsionen von 14 Personen in Prothesen getragen und je zwei Monate dreimal täglich entweder mit einer *MFP-DCDP* (Dicalciumphosphat-Dihydrat)-Zahnpaste oder einer Placebopaste ohne Fluoride, löslichem Kalzium oder Phosphat in einem gekreuzten Doppelblindversuch gebürstet, kam es bei beiden Zahnpasten zu einer signifikanten Remineralisation (p < 0,01). Mit der MFP-DCDP-Zahnpaste wurde die Tiefe der Läsion deutlicher beeinflußt (19 %) als durch die Placebopaste (– 3,0 %). Die Läsion war in der aktiv behandelten Gruppe 88 (± 3) μm, der aktiven unbehandelten Gruppe 120 (± 4,9) μm, der behandelten Placebogruppe 107 (± 4,7) μm und der unbehandelten Placebogruppe 107 (± 3,3) μm tief [67].

Stärker gehemmt werden als durch Imprägnation mit Titanium oder durch APF-Behandlung allein konnte die Entwicklung künstlicher kariöser Läsionen in vitro durch *Metallimprägnation* mit Zirkonium und Fe^{3+}-Salzen nach APF-Applikation [14].

Applikationsformen

Die Pinselung mit Fluoriden ist relativ zeitaufwendig, da dabei das Operationsfeld 4 Minuten trockengelegt werden soll. Weniger aufwendig ist die Anwendung in *Trays*, dabei wird allerdings eine relativ große Menge des Präparates verbraucht und möglicherweise auch verschluckt und resorbiert. Eine weitere Form der lokalen Fluoridierung ist die Applikation von *Fluoridlack*: In vitro-Versuche zeigten, daß die in den Lacken vorhandenen Fluoride fast vollständig in und auf dem Schmelz deponiert werden und die in den Speichel abgegebenen Fluoridmengen gering sind [7].

Die Fluoridaufnahme in den Schmelz von extrahierten Zähnen war nach Applikation der Fluoridlacke Duraphat oder Fluor-Protektor größer als bei Verwendung von APF [83].

Wird Fluoridlack verwendet, sollte er 2 Minuten Gelegenheit zum Trocknen haben. Von Vorteil ist hier die längere Kontaktzeit.

Dijkmann und Arends (s. Abb. 14) [15] untersuchten die *Dauer* der Fluoridretention von APF-Lösung, Duraphat-Lack (neutral) und Fluor-Protektor (angesäuerter Fluorlack), die sie auf Schmelzplättchen einwirken ließen. Diese Schmelzplättchen wurden, in Prothesen inkorporiert,

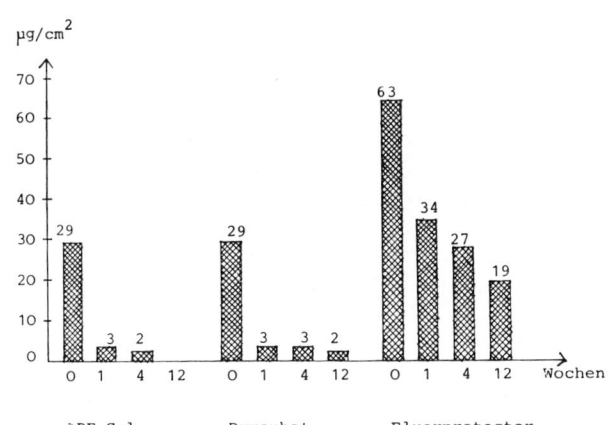

Abb. 14: Fluoridgehalt von in Prothesen incorporierten Schmelzplättchen nach verschiedenen Fluoridapplikationen. Schematisch nach Daten aus DIJKMANN und ARENDS 1983 [15].

bis zu 12 Wochen im Mund getragen. Die Fluoridkonzentration auf und in dem Schmelz war nach Applikation von Fluor-Protektor mit 63 μg/cm^2 wesentlich höher als bei Duraphat (29 μg/cm^2) oder APF (29 μg/cm^2). Nach 4 Wochen waren bei Verwendung von Fluor-Protektor 27μg, Duraphat 3 μg und APF 2 μg pro cm^2 erhalten geblieben. 12 Wochen nach Applikation von Fluor-Protektor enthielt der Schmelz noch 19 μg Fluorid, nach Duraphat dagegen nur mehr 2 μg/cm^2.

Nach einer einzelnen Fluoridapplikation (Duraphat-Lack) war in vivo die Fluoridkonzentration von 68 intakten oberen Milchzähnen von 34 Vorschulkindern im Alter von 4 – 5 Jahren nur am ersten Tag nach der Applikation signifikant erhöht (s. Abb. 15) [47].

Durch die Applikation von Fluoridlacken auf intaktes Dentin wurde eine nachfolgende Demineralisation bei pH 5 nicht beeinflußt. Das ergaben Mikrohärtemessungen und mikroradiographische Untersuchungen in vitro [88].

Es stellt sich auch die Frage, wieviel von diesen lokal applizierten Präparaten *im Mund retiniert* und schließlich *resorbiert* wird. In Tab. 1 ist die Konzentration, in Tab. 2 der pH-Wert verschiedener Präparate dargestellt.

Werden z.B. 2 Trays mit je 5 cm^3 Fluoridgel beschickt, werden bis zu 112 mg Fluorid in die Mundhöhle eingebracht [17]. Wird dabei nicht das überschüssige Gel entfernt, verbleiben rund 52 – 97 % [20] in der Mundhöhle, max. 20 % der eingebrachten Menge, wenn das überfließende Gel mit dem Speichelsauger abgesaugt wird, und max. 11,5 %, wenn das Gel über den Mundwinkel abfließen kann [18].

Bei einer Applikation von 4 g APF-Gel (1,23 % F) in ausgeschäumten Trays (je 4 g Gel pro Tray) wurden 49,2 mg Fluorid appliziert, davon wurden bei Erwachsenen 22 ($\pm$ 1,2) mg im Mund retiniert. Bei Verwendung des Speichelsaugers wurden 10,3 ($\pm$ 2,3) mg retiniert. Bei den Kindern wurden von den applizierten 49,2 mg Fluorid 16,9 ($\pm$ 0,6) mg im Mund retiniert und bei Verwendung des Speichelsaugers 7,7 ($\pm$ 1,0) mg retiniert. Wurde nach der Behandlung noch

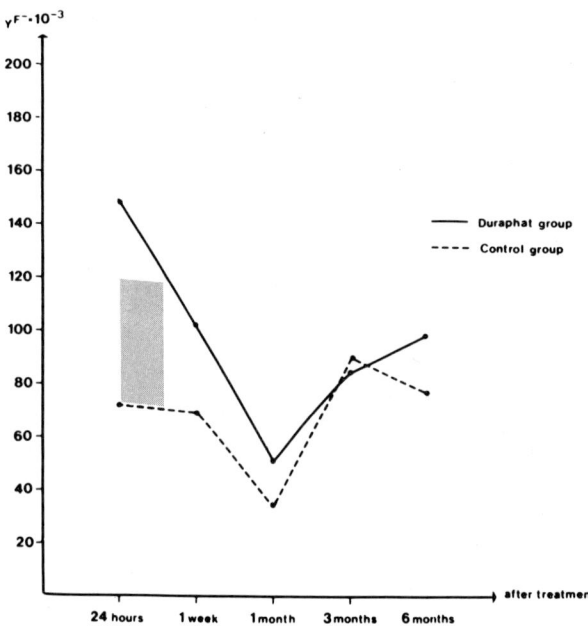

Abb. 15: Differenz im mittleren Fluoridgehalt in vivo von Milchzähnen, die mit Duraphatlack behandelt wurden oder unbehandelt blieben. Die Unterschiede sind nicht signifikant unterschiedlich (p<0,01), wenn sich die Linien mehr als im schattierten Bereich nähern. Mit freundlicher Genehmigung aus KOCH et al. 1982[47] aus Swedish Dental Journal.

eine Minute lang das im Mund befindliche Gel ausgespuckt, wurden letztendlich nur 1,6 (± 0,5) mg Fluorid retiniert [52].

Die Fluoridretention im Mund nach Lokalapplikation ist signifikant geringer (p < 0,01), wenn der Löffel mit Schaum ausgekleidet ist. Wird das Gel nach der Applikation ausgespuckt, verbleibt bei Verwendung eines thixotropen Gels weniger Fluorid im Mund als bei einem APF-Gel [51].

Die *Bioverfügbarkeit* von Fluoriden in Zahnpasten wird für NaF mit 100 %, für NaMFP mit 85 % [19] und für SnF_2 mit 85 % [22] angegeben.

Die *Fluoridkonzentrationen*, die im *Serum* nach Aufnahme verschiedener Fluoridmengen auftreten, sind in Tab. 3 aufgelistet. Bei verantwortungsvoller lokaler Fluoridanwendung entstehen nicht wesentlich höhere Fluoridspitzenkonzentrationen im Serum als bei Einnahme von Fluoridtabletten. Es ist aber notwendig, daß der Zahnarzt und das Praxispersonal über die angewendeten Konzentrationen informiert sind und die Präparate dosiert angewendet werden.

Tab. 3: Fluoridspitzenkonzentration im Serum

Normalwert (METZE et al. 1982)	10 – 20 ng/ml
0,5 mg F-Tabletten	
3 – 4jährige (EKSTRAND et al. 1983)	85 ng/ml
0,6 ml Zahnpaste	
3 – 4jährige (EKSTRAND et al. 1983)	69 ng/ml
24 mg Gel im Tray	
Erwachsene (EINWAG 1983)	88 ng/ml
12 mg Duraphat®	
Erwachsene (EINWAG et al. 1983)	98 ng/ml

Patienten mit akuter lymphatischer Leukämie werden verschiedentlich mit 1 % NaF-Gel (0,45 % Fluorid) täglich behandelt: Bei 9 Kindern mit akuter lymphatischer Leukämie, bei denen diese Therapie durchgeführt wurde und die trainiert wurden, möglichst viel vom Gel danach wieder auszuspucken, enthielt jedes Paar Trays 1,54 (± 0,9) g Gel entsprechend 7,1 mg Fluorid. Davon wurden 1,83 (± 0,8) mg Fluorid retiniert. Diese Kinder hatten relativ hohe Plasmafluoridbasiswerte, die Maximalwerte wurden innerhalb von 60 Minuten erreicht. Auch nach vier Stunden waren die Plasmafluoridwerte noch gegenüber den Basiswerten erhöht. Die Plasmaspitzenwerte zeigten eine strenge Korrelation zum aufgenommenen Fluorid (r = 0,73). 42,4 (± 15,9) % des aufgenommenen Fluorids wurde in 24 Stunden-Urin wieder gefunden (15,9 – 57,6 %). Kinder mit größeren Harnmengen schieden auch mehr vom aufgenommenen Fluorid aus. Die Applikation von 0,45 % Fluorid- (= 1 % NaF) Gel ist für diese Patienten eher zu empfehlen als die Verwendung des üblichen 1,23 % Fluoridgels. Mit 1 % NaF (0,45 % F^-) bleibt das Plasmafluorid gut unter dem Wert, der Polyurie verursacht [81].

Die Frage nach der bei der Lokalapplikation tolerierbaren Fluoridmenge ist nicht leicht zu beantworten. Marthaler [60] empfiehlt, 3- bis 5jährigen Kindern nicht mehr als 6 mg Fluorid in den Mund zu geben, Kindern in den ersten Schuljahren maximal 10 – 15 mg und über 9 Jahren maximal 20 mg Fluorid.

Zusammenfassung

Fluoride werden in Poren, Defekten zwischen den Schmelzkristallen und Schmelzprismen adsorbiert oder als Calcium-Fluorid (CaF_2) präzipitiert. Damit wird eine Schicht an der Oberfläche des Schmelzes gebildet, die erst gelöst werden muß, bevor die in der Plaque gebildeten Säuren den Schmelz selbst angreifen können. Zum Teil werden Fluoride auch strukturell in den Schmelz eingebaut. Die in und auf den Schmelz aufgenommene Fluoridmenge hängt von verschiedenen Faktoren ab, wie z.B. dem Reifezustand des Schmelzes, der Fluoridkonzentration, dem pH, der Häufigkeit der Applikation, der Kontaktzeit, der Größe der vorhandenen Läsion und dem Ort der Applikation. Fluoride fördern auch die Remineralisation und beeinflussen den Plaquemetabolismus. Inwieweit es vorteilhaft ist, die Plaque vor der Fluoridapplikation sorgfältig zu entfernen, wird unterschiedlich diskutiert. Mit lokalen Fluoridapplikationen konnte klinisch ein ähnlich karieshemmender Effekt erzielt werden wie mit der systemischen Fluoridierung. Für die lokale Fluoridierung stehen *Na-F, saures Phosphatfluorid* (APF), *Zinnfluorid* (SnF_2), *Monofluorophosphat* (MFP) zur Verfügung. Sie unterscheiden sich bezüglich der Fluoridaufnahme in den Schmelz, Entwicklung kariöser Läsionen und bezüglich ihrer antibakteriellen Wirkung.

Durch sukzessive Anwendung verschiedener Präparate oder durch die kombinierte Anwendung zusammen mit DCPD oder $CaCl_2$ konnte experimentell eine Wirkungssteigerung erzielt werden.

Fluoride können lokal in Form von Fluoridzahnpasten, Fluoridspülungen oder Fluoridlacken angewendet werden: Fluoridspülungen in der Schule sind effektiver als das Einbürsten von Fluoridlösungen oder die Anwendung von Kautabletten. Durch kombinierte Anwendung verschiedener Applikationsformen konnte der Effekt nur zum Teil gesteigert werden. Auch durch fluoridhaltige Zahnpasten konnte die Entwicklung kariöser Läsionen deutlich reduziert werden. Durch die Applikation eines Fluoridlackes in Abständen von 6 Monaten konnte klinisch ein ähnlicher Erfolg erzielt werden wie mit Fluoridspülungen in 14tägigen Abständen.

Die Dauer der Retention von Fluoriden auf und in den Schmelz kann sehr unterschiedlich sein.

Bei der Dosierung der lokalen Fluoridapplikation müssen schließlich auch die Mengen, die im Munde retiniert und eventuell resorbiert werden sowie der mögliche Anstieg des Plasmafluoridspiegels, in Betracht gezogen werden.

Literatur

[1] ARENDS, J., NELSON, D. G. A., et al.: Effect of various fluorides on enamel structure and chemistry. In: Cariology today, Int. Congr., Zürich 1983, 245 – 258, Basel: Karger (1984)

[1.1] BARBAKOW F.: Wirkungsmechanismus des Fluorids bei lokaler Anwendung. Z. Stomatol. 83, 13 – 18 (1986)

[2] BLINKHORN, A. S., HOLLOWAY, P. J., DAVIES, T. G.: Combined effects of a fluoride dentifrice and mouthrinse on the incidence of dental caries. Comm.Dent.Oral Epidemiol. 11, 7 – 11 (1983)

[3] BORSBOOM, P. C. F., v.d. MEI, H. C., ARENDS, J.: Enamel lesion formation with and without 0.12 ppmF in solution. Caries Res. 19, 396 – 402 (1985)

[4] BROWN, L. R., WHITE, J. O., et al.: Effect of a single application of sodium fluoride gel on dental plaque acidogenesis. J.Dent.Res. 60, 1396 – 1402 (1981)

[5] BROWN, L. R., WHITE, J. O., HORTON, I. M., DREIZEHN, S., STRECKFUSS, J. L.: Effect of continuous fluoride gel use on plaque fluoride retention and microbial activity. J.Dent.Res. 62, 746 – 751 (1983)

[6] BRUUN, C., LAMBROU, D., et al.: Fluoride in mixed human saliva after different topical fluoride treatments and possible relation to caries inhibition. Comm.Dent.Oral Epidem. 10, 124 – 129 (1982)

[7] BRUUN, C., BILLE, J., HANSEN, K. T., KANN, J., QVIST, V., THYLSTRUP, A.: Three year caries increments after fluoride rinses or topical applications with a fluoride varnish. Comm.Dent.Oral Epidem. 13, 299 – 303 (1985)

[8] deBRUYN, H., ARENDS, J.: Wirksamkeit von Fluoridlacken. Oralprophylaxe 7, 131 – 137 (1985)

[9] CAHEN, P. M., FRANK, R. M., TURLOT, J. C., JUNG, M. T.: Comparative unsuperrised clinical trial on caries inhibition effect of monofluorophosphate and amine fluoride dentifrices after 3 years in Strasbourg, France. Comm.Dent.Oral Epidemiol. 10, 238 – 241 (1982)

[10] CAMOSCI, D. A., TINANOFF, N.: Anti-bacterial determinants of stannous fluoride. J.Dent.Res. 63, 1121 – 1125 (1984)

[11] ten CATE, J. M.: The effect of fluoride on enamel de- and remineralization in vitro and in vivo. Cariogoly today, Int.Congr., Zürich 1983, S. 231 – 236, Karger, Basel (1984)

[12] CHOW, L. C., GUO, M. K., et al.: Apatitic fluoride increase in enamel from a topical treatment involving intermediate $CaHPO_4.2H_2O$ formation, an in vivo study. Caries Res. 15, 369 – 376 (1981)

[13] CLARKSON, B. H., WEFEL, J. S., SILVERSTONE, L. M.: Redistribution of enamel fluoride during white spot lesion formation: an in vitro study on human dental enamel. Caries Res. 15, 158 – 165 (1981)

[14] CLARKSON, B. H., WEFEL, J. S., MILLER, I., EDIE, J.: Microprobe and SEM analysis of surface coatings on carieslike lesions in enamel after metal ion mordanting and APF application. J.Dent.Res. 63, 106 – 110 (1984)

[15] DIJKMAN, A. G., ARENDS, J.: Oberflächenfluoridierung intakten Schmelzes in vivo: Fluoridaufnahme/abgabe in vivo und Fluorideffizienz während der Applikation. Oralprophylaxe 5, 131 – 138 (1983)

[16] DUSCHNER, H., UCHTERMANN, H.: Reaktion von Aminhydrofluoriden mit Oberflächenschmelz. Dtsch.Zahnärztl.Z. 40, 1031 – 1035 (1985)

[17] EINWAG, J.: Bioverfügbarkeit von Fluorid nach lokaler Anwendung. Dtsch.Zahnärztl.Z. 38, 354 (1983)

[18] EINWAG, J., NAUJOKS, R.: Fluoridkonzentration im Serum nach Löffelapplikation bzw. Zähnebürsten mit 1,25%igen Fluoridgelees. Dtsch.Zahnärztl.Z. 38, 142 – 144 (1983)

[19] EKSTRAND, J., EHRNEBO, M., 1980: Absorption of fluoride from fluoride dentifices. Caries Res. 14, 96 – 102 (1980)

[20] EKSTRAND, J., KOCH, G., et al.: Pharmacokinetics of fluoride gels in children and adults. Caries Res. 15, 213 (1981)

[21] EKSTRAND, J., KOCH, G., PETERSSON, L. G.: Plasmafluoride-concentrations in pre-school children after ingestion of fluoride tablets and toothpaste. Caries Res. 17, 379 – 384 (1983)

[22] ELLINGSEN, J. E., EKSTRAND, J.: Plasma fluoride levels in man following intake of SnF_2 in solution or toothpaste. J.Dent.Res. 64, 1250 – 1252 (1985)

[23] FEHR, VON DER, F. R.: Dental disease in scandinavia. In: Dental Health Care in Scandinavia. Ed.: Frandsen Quintessence Publishing Co., Inc. (1982)

[24] FEJERSKOV, O., THYLSTRUP, A., LARSEN, M. J.: Rational use of fluorides in caries prevention. A concept based on possible cariostatic mechanismus. Acta Odontol.Scand. 39, 241 – 249 (1981)

[25] GEHRING, F.: Wirkung von Aminfluorid und Natriumfluorid auf Keime der Plaqueflora. Dtsch. Zahnärztl. Z. 38, 36 – 40 (1983)

[26] GLASS, R. L.: Caries reduction by a dentifrice containing sodium monofluorophosphate in a calcium carbonate base. Clinical Preventive Dentistry 3, 6 – 8 (1981)

[27] GÜLZOW, H. J.: Vergleichende Untersuchungen über die Wirksamkeit von Aminfluoriden an der Schmelzoberfläche. Dtsch. Zahnärztl. Z. 38, 19 – 22 (1983)

[28] HANACHOWICZ, L.: Caries prevention using a 1,2 % sodium monofluorophosphate dentifrice in an aluminium oxide trihydrate base. Comm. Dent. Oral Epidemiol. 12, 10 – 16 (1984)

[29] HARPER, D. S., LOESCHE, W. J.: Inhibition of acid production from oral bacteria by fluorapatite-derived fluoride. J. Dent. Res. 65, 30 – 33 (1986)

[30] HAUGEJORDEN, O., LERVIK, T., RIORDAN, P. J.: Comparison of caries prevalence 7 years after discontinuation of school-based fluoride rinsing or toothbrushing in Norway. Comm. Dent. Oral Epidemiol. 13, 2 – 6 (1985)

[31] HELLWIG, E., KLIMEK, J., SCHMIDT, H. F., EGERER, R.: Fluoride uptake in plaque-covered enamel after treatment with the fluoride lacquer Duraphat. J. Dent. Res. 64, 1080 – 1083 (1985)

[32] HENSCHLER, D.: Kinetik der Aufnahme und Abgabe von Fluorid aus verschiedenen chemischen Bildungsformen in Zahnmodellen. Dtsch. Zahnärztl. Z. 38, 14 (1983)

[33] HOLM, G. B., HOLST, K., MEJARE, I.: The caries-Preventive effect of a fluoride varnish in the fissures of the first permanent molar. Acta Odontol. Scand. 42, 193 – 197 (1984)

[34] HONG, Y. C., CHOW, L. C., BROWN, W. E.: Enhanced fluoride uptake from mouthrinses. J. Dent. Res. 64, 82 – 84 (1985)

[35] HONKALA, E. NYYSSOENEN, V., RIMPELAE, A.: Use of fluorides by Finnish adolescents. Scand. J. Dent. Res. 92, 517 – 523 (1984)

[36] HOROWITZ, H. S., MEYERS, R. J., HEIFETZ, S. B., DRISCOLL, W. S., Li, Sh.-H.: Eight-year evaluation of a combined fluoride program in a nonfluoride area. JADA 109, 575 – 578 (1984)

[37] IIJIMA, Y., KATAYAMA, T.: Fluoride concentration in deciduous enamel in high and low fluoride areas. Caries Res. 19, 262 – 265 (1985)

[38] JONES, D. A.: Effect of topical fluoride preparations on glazed procelain surfaces. J. Prosthet. Dent. 53, 483 – 484 (1985)

[39] DEJONG, H. P., VAN PELT, A. W., BUSSCHER, H. J., ARENDS, J.: The effect of topical fluoride applications on the surface free energy of human enamel – an in vitro study. J. Dent. Res. 63, 635 – 641 (1984)

[40] JOYSTON-BECHAL, S., KIDD, E. A.: Effect on fluoride uptake by enamel and on the progress of artificially produced caries-like lesions of applying successively two different fluoride solutions. Caries Res. 16, 34 – 41 (1982)

[41] KIDD, E. A. M., THYLSTRUP, A., et al.: The influence of fluoride in surface enamel and degree of dental fluorosis on caries development in vitro. Caries Res. 14, 196 – 202 (1980)

[42] KIDD, E. A. M., JOYSTON – BECHAL, S.: Relationship between the extent of the initial lesion and the inhibitory effect of APF on the progression on caries-like lesions in vitro. Caries Res. 16, 42 – 46 (1982)

[43] KLEMENT, D., SIEBERT, G.: Quantifizierung von Fluoridwirkungen auf S. mutans NCTC 10449. Dtsch. Zahnärztl. Z. 40, 1036 – 1039 (1985)

[44] KLIMEK, J.: Fluoridaufnahme künstlicher kariöser Initialläsionen nach Behandlung mit verschiedenen Fluoridverbindungen. Dtsch. Zahnärztl. Z. 36, 520 – 524 (1981)

[45] KLIMEK, J., HELLWIG, E., AHRENS, G.: Der Einfluß von Plaque auf die Fluoridstabilität im Schmelz nach Applikation von Aminfluorid im künstlichen Mund. Dtsch. Zahnärztl. Z. 37, 836 – 840 (1982)

[46] KLOCK, B., SERLING, J., KINDER, S., MANWELL, M. A., TINANOFF, N.: Comparison of effect of Snf2 and NaF mouthrinses on caries incidence, salivary S.mutans and gingivitis in high caries prevalent adults. Scand. J. Dent. R. 93, 213 – 217 (1985)

[47] KOCH, G., PETERSSON, L. G., GLEERUP, A., LÖWSTEDT, E.: Kinetics of fluorine in deciduous enamel after application of fluoride containing varnish (Duraphat). Swed. Dent. J. 6, 39 – 44 (1982)

[48] KÜNZEL, W., PADRON, F. S.: Effektivitätsvergleich der kollektiven Lokalapplikation von Fluoridlösungen mit der Trinkwasserfluoridierung. Stomatol. DDR 35, 270 – 275 (1985)

[49] LAMBROU, D., LARSEN, M. J., FEJERSKOV, O., TACHOS, B.: The effect of fluoride in saliva on remineralization of dental enamel in humans. Caries Res. 15, 341 – 345 (1981)

[50] LARSEN, M. J., JENSEN, S. J.: On the properties of fluoride solutions used for topical treatment and mouth rinse. Caries Res. 20, 56 – 64 (1986)

[51] LECOMPTE, E. J., RUBENSTEIN, L. K.: Oral fluoride retention with thixotropic and APF gels and foam-lined and unlined trays. J. Dent. Res. 63, 69 – 70 (1984)

[52] LECOMPTE, E., DOYLE, TH. E.: Effect of suctioning devices on oral fluoride retention. J. Amer. Dent. Assoc. (JADA) 110, 357 – 360 (1985)

[53] LEGEROS, R. Z., GLENN, F. B., LEE, D. D., GLENN, W. D.: Some physico-chemical properties of deciduous enamel of children with and without pre-natal fluoride supplementation. J. Dent. Res. 64, 465 – 469 (1985)

[54] LESKE, G. S., RIPA, L. W., SPOSATO, A., REBICH, T.: Posttreatment benefits from participation in a short-based fluoride mouth-rinsing program: results up to 7 years of rinsing. Caries Res. 19, 371 – 378 (1985)

[55] LODDING, A., ODELIUS, H., PETERSSON, L., SCHULTHOF, J., ARENDS, J.: Fluorine levels in vitro remineralized enamel after treatment with 1000 ppmF as NaF, MFP or mixed solutions. Scand. J. Dent. Res. 93, 315 – 319 (1985)

[56] LUTZ, F.: Mechanismus der protrahierten Fluoridwirkung. Dtsch. Zahnärztl. Z. 38, 31 (1983)

[57] MANDELL, R. L.: Sodium fluoride susceptibilities of suspected periodonto-pathic bacteria. J. Dent. Res. 62, 706 – 708 (1983)

[58] MARGOLIS, H. C., MORENO, E. C., MURPHY, B. J.: Effect of low levels of fluoride in solution on enamel demineralization in vitro. J. Dent. Res. 65, 23 – 29 (1986)

[59] MARTHALER, TH.: Programme der präventiven Zahnmedizin in der Schule. Sozial- und Präventivmedizin 23, 177–180 (1978)

[60] MARTHALER, TH.: Anwendung von Fluoriden in der Praxis. Kariesprophylaxe 2, 115–124 (1980)

[61] MELLBERG, J. R., NICHOLSON, C. R., et al.: Fluoride concentration in deciduous tooth enamel of children chewing sodium fluoride tablets. J. Dent. Res. 51, 551–554 (1972)

[62] MELLBERG, J. R., NICHOLSON, C. R., et al.: Enamel fluoride uptake and retention from intensive APF-gel applications in vivo. J. Dent. Res. 56, 716 (1977)

[63] MELLBERG, J. R., RIPA, L. W., LESKE, G. S.: Fluoride in preventive dentistry. Quintessenz, Berlin (1983)

[64] MELLBERG, J. R., CHOMICKI, W. G.: Fluoride uptake by artificial caries lesions from fluoride dentifrices in vivo. J. Dent. Res. 62, 540–542 (1983)

[65] MELLBERG, J. R., MALLON, D. E.: Acceleration of remineralization in vitro by sodium monofluorophosphate and sodium fluoride. J. Dent. Res. 63, 1130–1135 (1984)

[66] MELLBERG, J. R., MALLON, D. E.: Soluble calcium-enhanced remineralization of artificial caries lesions with monofluorophosphate. Caries Res. 18, 416–420 (1984)

[67] MELLBERG, J. R., CHOMICKI, W. G., MALLON, D. E., CASTROVINCE, L. A., 1985: Remineralization in vivo of artificial caries lesions by a monofluorophosphate dentifrice. Caries Res. 19, 126–135 (1985)

[68] MELLBERG, J. R., RIPA, L. W., LESKE, G. S., SANCHEZ, M., POLANSKI, R.: The relationship between dental caries and tooth enamel fluoride. Caries Res. 19, 385–389 (1985)

[69] MELLBERG, J. R., CHOMICKI, W. G.: Effects of soluble calcium on fluoride uptake by artificial caries lesions in vivo. Caries Res. 19, 122–125 (1985)

[70] MELSEN, B., RÖLLA, G.: Reduced clinical effect of monofluorophosphate in the presence of sodium lauryl sulphate. Caries Res. 17, 549–563 (1983)

[71] METZE, H. PATZ, J.: Untersuchungen zur Fluoridprophylaxe im Säuglingsalter. Monatsschr. Kinderheilk. 130, 466–467 (1982)

[72] MILNES, A. R., BOWDEN, G. H., HAMILTON, I. R.: Effect of NaF and pH on the growth and glycolytic rate of recently isolated strains of oral lactobacillus species. J. Dent. Res. 64, 401–404 (1985)

[73] MODEER, R., TWETMAN, S., BERGSTRAND, F.: Three-year study of the effect of fluoride varnish (Duraphat) on proximal caries progression in teenagers. Scand. J. Dent. Res. 92, 400–407 (1984)

[74] NASIR, H. I., RETIEF, D. H., JAMISON, H. C.: Relationship between enamel fluoride concentration and dental caries in a selected population. Comm. Dent. Oral Epidemiol. 13, 65–67 (1985)

[75] NELSON, D. G. A., JONGEBLOED, W. L., ARENDS, J.: Morphology of enamel surfaces treated with topical fluoride agents: SEM considerations. J. Dent. Res. 62, 1201–1208 (1983)

[76] NELSON, D. G. A., FEATHERSTONE, J. D. M., et al.: Effect of carbonate and fluoride on the dissolution behaviour of synthetic apatites. Caries Res. 17, 200–211 (1983)

[77] NELSON, D. G. A., JONGEBLOED, W. L., ARENDS, J.: Crystallographic structure of enamel surfaces treated with topical fluoride agents: TEM and XRD considerations. J. Dent. Res. 63, 6–12 (1984)

[78] ÖGAARD, B., RÖLLA, G., HELGELAND, K.: Uptake and retention of alkali-soluble and alkali-insoluble fluoride in sound enamel in vivo after mouthrinses with 0,05 % or 0,2 % NaF. Caries Res. 17, 520–524 (1983)

[79] DEPAOLA, P. F., SOPARKAR, M., VANLEEUWEN, M., DEVELIS, R.: The anticaries effect of single and combined topical fluoride systems in school children. Archs Oral Biol. 25, 649–653 (1980)

[80] POULSEN, S., GADEGAARD, E., MORTENSEN, B.: Cariostatic effect of daily use of a fluoride-containing lozenge compared to fortnightly rinses with 0,2 % sodium fluoride. Caries Res. 15, 236–242 (1981)

[81] PURDELL-LEWIS, D. J., VAN DIJK, H. A., et al.: Plasma fluoride levels in 9 children with acute lymphatic leukaemia using daily self-applied fluoride gels. Caries Res. 19, 475–480 (1985)

[82] REINTSEMA, H., SCHUTHOF, J., ARENDS, J.: An in vivo investigation of the fluoride uptake in partially demineralized human enamel from several different dentifrices J. Dent. Res. 64, 19–23 (1985)

[83] RETIEF, D. H., BRADLEY, E. L. HOLBROOK, M., SWITZER, P.: Enamel fluoride uptake and retention from topical fluoride agents. Caries Res. 17, 44–51 (1983)

[84] RIPA, L. W., LESKE, G. S., SPOSATO, A., VARMA, A.: Effect of prior toothcleaning on bi-annual professional acidulated phosphate fluoride topical fluoride gel-tray treatments. Caries Res. 18, 457–464 (1984)

[85] DEROOIJ, J. F., ARENDS, J., KOLAR, Z.: Diffusion of monofluorophosphate in whole bovine enamel at pH 7. Caries Res. 15, 363–368 (1981)

[86] RULE, J. T., SMITH, M. R., TRUELOVE, R. B., MACKO, D. J., CASTALDI, C. R.: Caries inhibition of a dentifrice containing 0,78 % sodium monofluorophosphate in a silica base. Comm. Dent. Oral Epidemiol. 12, 213–217 (1984)

[87] SCHMID, H.: Chemie und Oberflächenwirkung der Aminfluoride. Dtsch. Zahnärztl. Z. 28, Sonderheft 9 (1983)

[88] SCHOLTANUS, J. D., SCHUTHOF, J., ARENDS, J.: Influence of fluoridating varnishes on dentine in vitro. Caries Res. 20, 65–70 (1986)

[89] SENER-ZANOLA, B., ZOLLINGER-ZUBER, R., MARCUARD-MERZ, R.: Effect of one or three applications of amine fluoride gel on the in vitro fluoride concentration of human enamel. Schweiz. Mschr. Zahnheilk. 28, 871–877 (1984)

[90] SEPPÄ, L.: Effect of dental plaque on fluoride uptake by enamel from a sodium fluoride varnish in vivo. Caries Res. 17, 71 – 75 (1983)

[91] SEPPÄ, L., TUUTTI, H., LUOMA, H.: Three year report on caries prevention using fluoride varnishes for caries risk children in a community with fluoridated water. Scand. J. Dent. Res. 90, 89 – 94 (1982)

[92] SEPPÄ, L., TUUTTI, H., LUOMA, H.: Posttreatment effect of fluoride varnishes in children with high prevalence of dental caries in a community with fluoridated water. J. Dent. Res. 63, 1221 – 1222 (1984)

[93] STEINKE, A., NETUSCHIL, L., RIETHE, P.: Der Einfluß verschiedener Fluorid- und Chloridverbindungen auf den ATP-Gehalt von Strept. mutans. Dtsch. Zahnärztl. Z. 38, Sonderheft 41 (1983)

[94] SVANBERG, M., WESTERGREN, G.: Effect of SnF_2, administered as mouthrinses or topically applied, on S. mutans, S. sanguis and lactobacilli in dental plaque and saliva. Scand. J. Dent. Res. 91, 123 – 129 (1983)

[95] THYLSTRUP, A., BILLE, J., BRUUN, C.: Caries prevalence in danish children living in areas with low and optimal levels of natural water fluoride. Caries Res. 16, 413 – 420 (1982)

[96] TINANOFF, N., KLOCK, B., CAMOSCI, D. A., MANWELL, M. A.: Microbiologic effects of SnF_2 and NaF mouthrinses in subjects with high caries activity: results after one year. J. Dent. Res. 62, 907 – 911 (1983)

[97] TVEIT, A., B., TÖTDAL, B., et al.: Fluoride uptake by dentin surfaces following topical application of TiF_4, NaF and fluoride varnishes in vivo. Caries Res. 19, 240 – 247 (1985)

[98] TYLER, J. E., POOLE, D. F. G.: Uptake of fluoride by human surface enamel from ammonium bifluoride and consequent reduction in the penetration in vitro by caries-like lesions. Archs Oral Biol. 29, 971 – 974 (1984)

[99] UCHTERMANN, H., DUSCHNER, H.: Das Säure-Ätzverhalten fluoridbehandelter Zähne. Dtsch. Zahnärztl. Z. 40, 1243 – 1248 (1985)

[100] WEATHERHELL, J. A., ROBINSON, C., PATTERSON, C.: The uptake and action of fluoride in dental enamel. J. Clin. Periodontol. 6, 53 – 60 (1979)

[101] WEATHERHELL, J. A. ROBINSON, C., RALPH, J. P., BEST, J. S.: Migration of fluoride in the mouth. Caries Res. 18, 348 – 353 (1984)

[102] WEATHERHELL, J. A., STRONG, M.: Neue Erkenntnisse über den Mechanismus der Fluoridwirkung. Stomatol. DDR 34, 625 – 632 (1984)

[103] WEFEL, J. S., HARLESS, J. D.: The effect of topical fluoride agents on fluoride uptake and surface morphology. J. Dent. Res. 60, 1842 – 1848 (1981)

[104] WEFEL, J. S., HARLESS, J. D.: Topical fluoride application and lesion progression in vitro. J. Dent. Res. 63, 1276 – 1278 (1984)

[105] WEGMAN, M. R., EISENBERG, A. D., CURZON, M. E., HANDELMANN, S. L.: Effects of fluoride, lithium and strontium on intracellular polysaccharide accumulation in S. mutans and A. viscosus. J. Dent. Res. 63, 1126 – 1129 (1984)

[106] ZACHERL, W. A.: A three years clinical caries evaluation of the effect of a sodium fluoride-silica abrasive dentifrice. Pharmacology and Therapeutics in Dentistry 6, 1 – 7 (1981)

[107] ZICKERT, I., EMILSON, G. G.: Effect of a fluoride-containing varnish on Streptococcus mutans in plaque and saliva. J. Dent. Res. 90, 423 – 428 (1982)

[108] ZIMMERMANN, M. B., KOULOURIDES, T., MUHAMMED, N. A., CORPRON, R. E., HIGUCHI, W., KOWALSKI, C. J.: Intraoral uptake of fluoride by presoftened enamel following systemic administration and fluoride mouthrinsing. Caries Res. 19, 255 – 261 (1985)

Methoden zur Evaluation von Versiegelungen und Kompositfüllungen

Einleitung

Beim Wachstum der Höcker der Seitenzähne kommt es dazwischen zu Stauchungszonen; es entstehen Grübchen und Fissuren an der Kaufläche und z.T. an den lingualen oder buccalen Flächen. Diese Fissuren können verschiedene Formen haben (V –, U – verkehrt Y –, ampullenförmig etc.), sie sind 6 – 180 μm breit, 40 – 1220 μm tief [47]. Sie werden besonders leicht kariös, da bei der Zahnreinigung die Plaque in den Fissuren kaum entfernt wird und sie auch aufgrund von Diffusionsproblemen durch Fluoride weniger als die anderen Zahnflächen geschützt werden können. Die Fissuren- und Grübchenkaries macht dadurch bei Kindern einen großen Anteil des gesamten Kariesbefalls aus. Die Fissuren können durch Versiegler, durch die Säureadhäsivtechnik geschützt werden. Dabei wird die Schmelzoberfläche gereinigt und mit 37 % Phosphorsäure 1 Minute vorbehandelt. Dadurch entsteht ein Mikrorelief, das dem nun – nach sorgfältiger Trocknung – aufgebrachten Kunststoff (Komposit) als Mikrorelief dient (sog. Säureadhäsivtechnik, SAT). Die in diese Mikrorelief reichenden Zotten haben im Lichtmikroskop eine Länge von 10 μm bis über 100 μm. Im Rasterelektronenmikroskop konnten dagegen präparationsbedingt selten mehr als 5 – 10 μm tiefe Zotten ermittelt werden. Durch Anwendung der Gefriertrocknung konnten ca. 200 μm lange Zotten rasterelektronenmikroskopisch abgebildet werden [40].

Durch diese Vorbehandlung wird die Karies nicht begünstigt. Der nicht vom Kunststoff bedeckte Schmelz wird durch den Speichel remineralisiert und die Löslichkeitsrate des geätzten Schmelzes kehrt nach 24 Stunden auf die Werte des angrenzenden gesunden Schmelzes zurück [48].

Begriffe

Fissurenversiegelung: Die Säureadhäsivtechnik wird optimal beim gesunden Zahn durchgeführt.
Erweiterte Fissurenversiegelung [28] oder *Fissurenfüllung*:
Nicht selten sind bereits initale Läsionen im Schmelz vorhanden. Bei der erweiterten Versiegelung oder der Fissurenfüllung wird die Plaque in der Fissur und allenfalls bereits erweichte Schmelzpartien mit spitzen, grazilen Instrumenten behutsam entfernt. Der dadurch entstandene Substanzdefekt wird mit Versiegler oder Bonding (ungefüllter Kunststoff, dringt besser in die Mikroretentionen ein) und dem (Füllpartikel enthaltenden) Komposit aufgefüllt. Dadurch kann wesentlich mehr Zahnsubstanz gespart werden als bei einer herkömmlichen *okklusalen Füllung*.

Als Charakterisierungsmerkmale für die Kariesanfälligkeit eines okklusalen Reliefs wurde von Rotgans et al. (1986,44) ein die Begriffe Fissurenöffnungsstrecke und Fissurenöffnungsoberfläche eingeführt. Mit einem morphometrischen Verfahren wird an Modellen eine Einschubleh-

re aus Plastik (mit einem Durchmesser von 31 bzw. 39 mm) in die Fissur bis zur Berührung eingeführt, anhand von Schnitten durch Umzeichnen die gesamte Strecke zwischen den Berührungs-
punkten und dem Fissurengrund (= Fissurenöffnungsstrecke) und die Summe der Öffnungs-
strecken aller Schnitte eines Zahnes (Fissurenöffnungsoberfläche) ermittelt.

Attrition:

Substanzverlust durch direkten Kontakt mit dem Antagonisten im Bereich der zentrischen Stops.

Abrasion:

Durch Kauen, Zähnebürsten etc. bedingter Substanzverlust in Bereichen außerhalb eines Kontakts mit dem Antagonisten [21].

Komposits

Kompositfüllungsmaterialien beruhen auf dem von Dr. R. Bowen vom National Bureau of Stan-
dards (ADA) entwickelten Füllungsmaterial [23] aus einer Kunststoffmatrix (Bis-GMA oder Mo-
difikationen davon, Urethan-Dimethakrylat, TEG-DMA etc.), der dispersen Phase (Füllpartikel)
und der Verbundphase (Silane, Kopolymerisation). Als Füllpartikel werden Quarz, Strontium-
glas, Borosilikate, Bariumglas, Lithiumaluminiumglas und Silica verwendet.

Die *Füllkörper* bei konventionellen Präparaten sind 15 – 35 μm groß [23] und wurden in
neueren Präparaten unter 2 μm reduziert [29].

Sie sind bei intermediären Komposits 1 – 5 μm [23] bzw. bei modernen Hybridkomposits
0,8 – 1 μm [29] und bei Mikrofüllern < 0,04 – 0,2 μm groß [23, 29]. Die Füllkörper haben einen
wesentlichen Einfluß auf die physikalischen Eigenschaften des Komposits: Mit zunehmendem
Füllkörperdurchmesser steigt z.B. die Biegefestigkeit von quarzgefüllten Kompositen nach Alte-
rung und Thermoschockbehandlung an, die Druckfestigkeit hat die umgekehrte Tendenz [51].
Nach dreijähriger Alterung nahm – wahrscheinlich durch Veränderungen im oberflächennahen
Bereich – die Biegefestigkeit von quarzgefüllten Kompositen in vitro um 10 – 30 % ab, die
Druckfestigkeit änderte sich nicht [52].

Mit zunehmendem Filleranteil nimmt die Wasseraufnahme [19] und die Löslichkeit von an-
organischen Teilen in Wasser im allgemeinen ab [38].

In bezug auf die Füllkörper wird zwischen konventionellen Komposits (Makrofüller), Hybridkomposits (Makro- und Mikrofüller), Homogenen Mikrofüller-Komposits (Mikrofüller) und Inhomogenen Mikrofüller-Komposits (Mikrofüller und Mikrofüller-Komplexe) unterschieden [29].
Die Abb. 1a – h zeigen die Oberflächenstruktur verschiedener Komposits.

Konventionelle Präparate haben einen Filleranteil von ca. 85 Gew. %, während er bei mikrogefüllten Präparaten kaum über 55 – 65 % liegt [23].

Durch den raschen Verschleiß der organischen Matrix und durch die Hydrolyseanfälligkeit
der Verbundphase werden die Makrofüllkörper relativ rasch herausgelöst und die Füllung dadurch rauh. Reine konventionelle Komposits (z.B. Estilux posterior, Profile, Simulate, Visio-Fil,
Prisma-Fil etc.) sind heute selten [29].

Mikrogefüllte Komposits erwiesen sich für Frontzahnfüllungen aufgrund ihrer guten Polierbarkeit bzw. hochreflektierenden Oberfläche den konventionellen Komposits überlegen, sie zeig-

ten aber in Attritionsbereichen einen problematischen Substanzverlust [23]. Die meisten Mikrofüller-Komposits sind vom *inhomogenen Typ* mit splitterförmigem Vorpolymerisat (z.B. Estic-Microfill, Silux, Durafill, Heliosit etc.). Sie sind gut polierbar, haben aber eine etwas größere Polymerisationsschrumpfung. Sie reagieren empfindlich auf Ausarbeitungsfehler, da die Haftung zwischen Vorpolymerisat und Matrix nicht immer adäquat ist.

Homogene Mikrofüller-Komposits (z.B. Heliomolar) sind Mischungen aus Matrixmonomeren und direkt beigefügten Mikrofüllern und bieten wenig Ansatz zum Herauslösen von Füllpartikeln, sie haben aber einen hohen thermischen Ausdehnungskoeffizienten und eine überdurchschnittlich große Polymerisationsschrumpfung.

Bei *Hybridkomposits* wird die organische Matrix mit Mikrofüllern verstärkt, um die Verschleißunterschiede zwischen den organischen Makrofüllern und den ungefüllten Matrixpolymeren zu verringern [29]. Die intermediären bzw. Hybridkomposits sind den mikrogefüllten Komposits bezüglich Abrasion, thermischer Expansion, Polymerisationsschrumpfung, Wasseraufnahme etc. überlegen, durch ihre relativ kleinen Füllkörper haben sie aber auch eine gute Oberflächenqualität bzw. Polierbarkeit [23]. Füllungsmaterialien mit kleinen Füllstoffen in der Größenordnung von $2-3$ μm lassen sich fast wie Mikrofüller-Komposits polieren [20]. Die in Dauerschwellenlastversuchen von klassischen Microfill-Füllungen erzielten Randständigkeiten wurden allerdings nur von einem (Estilux Posterior) von sechs getesteten Seitenzahnkomposits erreicht [41].

Der Grad der Polymerisation, der durch die Art der Härtung und durch die chemische Zusammensetzung beeinflußt wird, hat einen wesentlichen Einfluß auf die Qualität eines Komposits. Er nimmt in der Reihenfolge chemische Härtung, Lichthärtung, Hitzehärtung zu [29]. Es wurde aber auch beobachtet, daß der Volumenanteil der Füllkörper einen größeren Einfluß hat als der Grad der Polymerisation [10]. Eine wichtige Rolle scheinen auch die Silanverbindung zwischen Matrix und Füllkörper für die Abrasionsbeständigkeit zu spielen wie auch Porositäten im Material, die bei der Herstellung und Verarbeitung entstehen können [23]. Die Steigerung mechanischer Eigenschaften von Photopolymerisaten, speziell des Elastizitätsmoduls kann aber auch infolge der verkürzten Reaktionszeit durch den Einsatz intensiver Lichtquellen zum Verlust der Randständigkeit dieser Materialien führen [42].

Komposits werden möglicherweise auch durch die Nahrung, Plaquestoffwechselprodukte, Zahnpasten etc. beeinflußt: Wurden in vitro verschiedene Komposits in Flüssigkeiten, die die Nahrungseinflüsse simulieren sollten, für eine Woche eingelegt, kam es zur Schwellung der polymeren Matrix, zu einer Beschädigung der Oberfläche und zu einer erhöhten Abrasion [32].

Wurden Kompositprobekörper 1 Tag in Plaquestoffwechselprodukte wie z.B. Äthanol, Essig-, Propion- oder Milchsäure gelegt, wurden die Komposits erweicht [3]. Komposits wurden in vitro auch durch Zahnpasten mechanisch und z.T. auch chemisch unterschiedlich beeinflußt [18, 53, 54]. Der Abrieb durch die Nahrungsaufnahme kann gegenüber anderen Abriebmechanismen vernachlässigt werden [50].

Mit Lichtpolymerisaten kann die Verarbeitungszeit beliebiger gestaltet werden als bei Autopolymerisaten, jedoch sollten nicht mehr als 2 mm tiefe Schichten polymerisiert werden. Die ideale Kombination von Lichtquelle und Komposit ist derzeit noch schwer zu finden, da die Intensität der Lichtquellen sehr unterschiedlich bewertet wurde [5]. Bei der Lichthärtung nimmt die Oberflächenhärte von Komposits hauptsächlich in den ersten Minuten und dann nur mehr geringfügig zu [12]. Mit der Lichtpolymerisation wird bei Mikrofüllern eine geringere Polymerisationstiefe erreicht als bei Hybridkomposits oder konventionellen Komposits. Bei Markierung von Komposits mit Astra-Blau wird außerdem sichtbar, daß es an den Grenzen zwischen separat belichteten Schichten zu einer mangelhaften Polymerisation des Kompositfüllungsmaterials kommt [8].

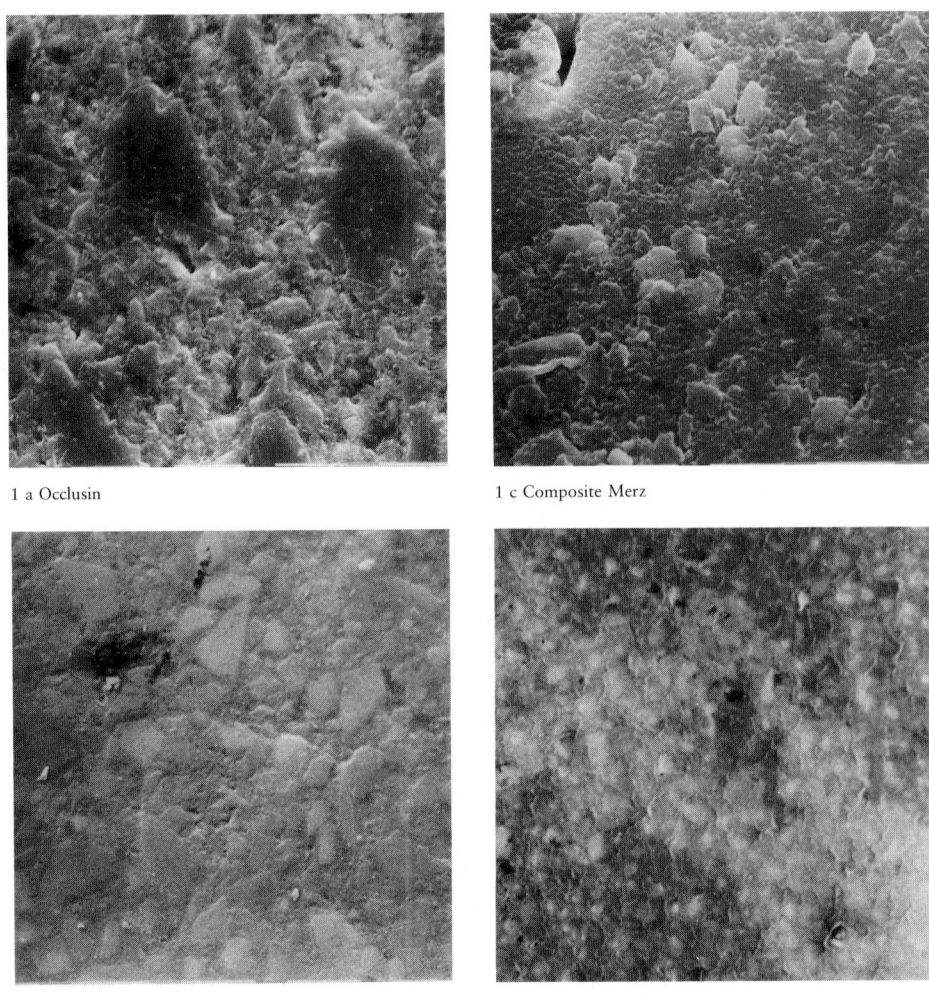

1 a Occlusin

1 c Composite Merz

1 b Estilux posterior

1 d Brilliant Lux

Abb. 1 a – 1 h: Oberflächen verschiedener Komposits in REM (ca. 1500fach): a) Occlusin, b) Estilux posterior, c) Composite Merz, d) Brillant Lux, e) Lumifor, f) Heliomolar, g) Silux, h) Visio-Dispers. Bilder von M. E. Reich, Univ. Augenklinik Graz.

Durch Vorpolymerisation, d.h. Polymerisation mit einer Lichtquelle niedriger Intensität und anschließend mit einer intensiveren Lichtquelle wird der Polymerisationsgrad u.U. verbessert [2].

Durch das Auspolymerisieren des Kunststoffes in einzelnen Schichten von den Rändern her bzw. mit schrägen Schichten können die Polymerisationsschrumpfung und die Randspalten viel besser hintangehalten werden als durch Schichten, die parallel zur freien Oberfläche des Zahns aufgetragen werden [14].

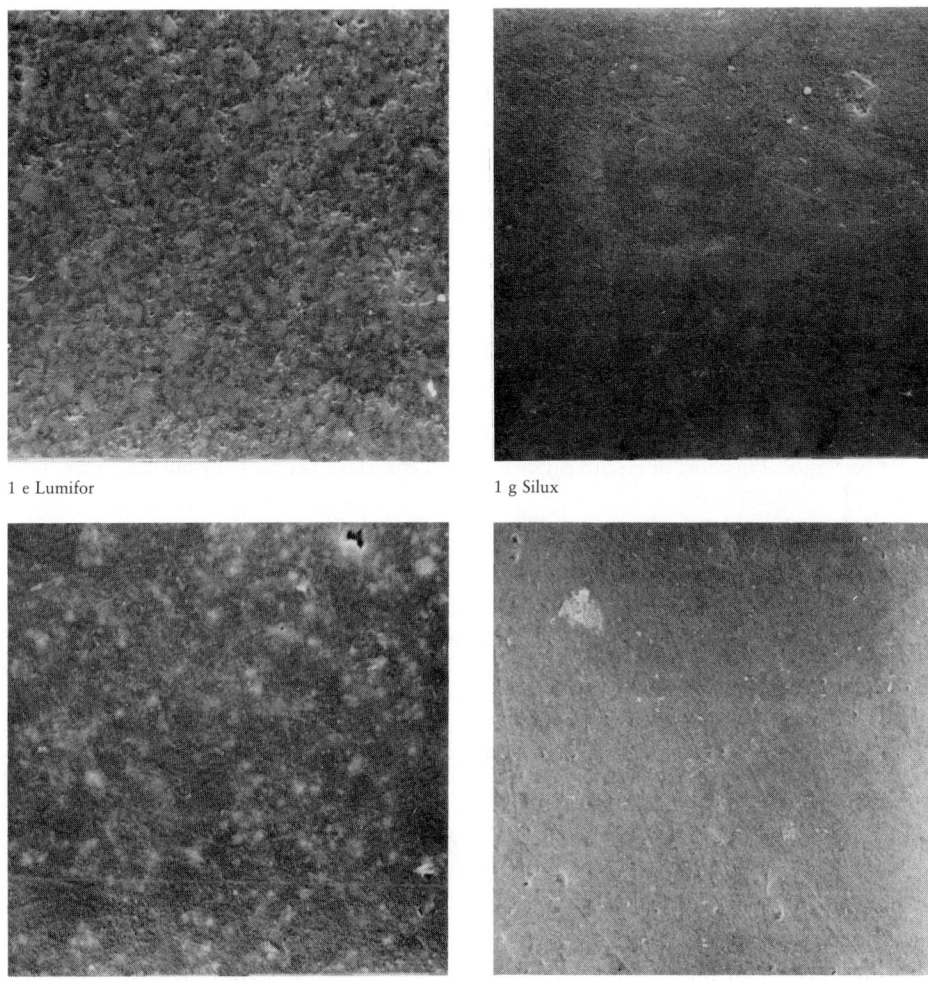

1 e Lumifor

1 g Silux

1 f Heliomolar

1 h Visio-Dispers

Füllungen im Seitenzahnbereich sollen auch eine ausreichende Röntgenopazität besitzen. Da Füllungsmaterialien in der Projektion auf das Röntgenbild zweifach von Zahnsubstanz überlagert sein können, wurde ein gegenüber Aluminium um 300 % höherer Röntgenkontrast gefordert und von 10 untersuchten Materialien bei Miradapt, Ful-Fil, Profile und Occlusin gefunden [30].

Versuche wurden auch unternommen, eine Haftung der Komposits am Dentin zu erreichen [9, 13, 25]. Wenn die Dentinhaftmittel aber nicht optimal sauber sind, andere Lösungsmittel verwendet und sie nicht sorgfältigst verarbeitet werden, ist ihr Haftvermögen in vitro gering [4]. Mit Hilfe der Primer Dentinadhesit und Scotchbond konnte in vitro ein meßbarer Verbund zwischen Komposit und Zahnhartsubstanz erzielt werden. In vivo ist die dabei erforderliche Materialapplikation ohne isolierende Unterfüllung problematisch [37], da Dentinkleber sich in vitro als äußerst zellschädigend erwiesen [46].

In vitro konnte am besten durch GLUMA oder Scotchbond die Randspaltenbildung bei der Polymerisation von Komposits verbessert werden [15, 35, 36], inwieweit dies auch in vivo der Fall ist, muß noch in klinischen Tests geklärt werden.

Indikationen

Die Versiegelung und die Fissurenfüllung sind indiziert, wenn Eltern und Kind sich um eine Zahngesundheit bemühen und durch die Versiegelung der letzte Schwachpunkt der Kariesprävention beseitigt werden kann [55]. Darüber hinaus empfiehlt das National Institute of Health die Versiegelung auch für besonders kariesanfällige Kinder:

Das National Institute of Health empfiehlt die Versiegelung bei der individuellen Behandlung für
– Kinder mit neu durchgebrochenen Zähnen mit Grübchen und Furchen,
– Kinder, die aufgrund ihres Lebensstils oder mangels Fluoridierungsmaßnahmen zu zahnmedizinischen Risikopatienten zählen,
– Kinder, deren Fissurenmorphologie die Kariesentwicklung besonders begünstigt,
– andere Personen, die es wünschen und bei denen die Versiegelung technisch noch durchgeführt werden kann.

In öffentlichen Programmen (z.B. Medicaid) müssen meist Prioritäten gesetzt werden; die Versiegelung wird hier vorrangig empfohlen für
1. erste bleibende Molaren von 6 – 8jährigen Kindern und zweite bleibende Molaren von 11- bis 13jährigen Kindern.
2. Prämolaren bei kariesanfälligen Kindern und Milchmolaren. [59]

Vor der Versiegelung bzw. Fissurenfüllung ist auch eine initiale approximale Läsion sorgfältig auszuschließen, damit nicht u.U. innerhalb relativ kurzer Zeit nach der Versieglerapplikation eine Approximalfüllung gelegt werden muß.

Patienteninformation

Für den Patienten ist der Hinweis wichtig, daß nur die Kauflächen, nicht aber der ganze Zahn geschützt werden können, die Versiegelungen bzw. Fissurenfüllung regelmäßig kontrolliert und ggf. ergänzt oder erneuert werden müssen. Damit ist ein Mehraufwand gegenüber einer den Mindestanforderungen genügenden Amalgamfüllung verbunden, aber auch gerechtfertigt, da Zahnsubstanz gespart und darüber hinaus ein wesentlich ästhetischeres Ergebnis erzielt wird.

Evaluation von Versiegelung und Fissurenfüllung

Klinisch interessant ist, wie dauerhaft Versiegelungen sind und in welchem Maß dadurch die Karies reduziert werden kann.

Retention:
Meist wurde beurteilt, ob der Versiegler
1. vollständig erhalten war, oder
2. teilweise abgelöst oder
3. vollständig verloren gegangen war.

Kariesreduktion: [27]. Dabei werden Zahnpaare gebildet:
a) behandelte und unbehandelte Seite gesund
b) behandelte Seite gesund, unbehandelte kariös
c) behandelte Seite kariös, unbehandelte gesund
d) behandelte und unbehandelte Seite kariös
Die Kariesreduktion wird nach folgender Formel berechnet:

$$\text{Kariesreduktion:} \quad \frac{(b-c) \times 100}{(b+d)}$$

Effektivität, effectiveness (Raadal et al. 1984, 39)

$$\text{Effektivität} = \frac{\text{Kariöse Kontrollzähne minus kariöse versiegelte Z.}}{\text{Kariöse Kontrollzähne}}$$

Nettogewinn, net gain (Raadal et al. 1984, 39): Die Zahl der Fissuren, die geschützt wurden, im Verhältnis zur Zahl der versiegelten Zähne

$$\text{Nettogewinn} \quad \frac{\text{Positive} - \text{negative}}{\text{Versiegelte Zähne}}$$

STRAFFON et al. [57] beschrieben die Versieglerqualität mit der Qualität der Isolation, dem Randschluß, der anatomischen Form und Randverfärbungen:
Die Qualität der Isolation wurde z.B. danach beurteilt, ob sie ideal war, ob es Schwierigkeiten beim Trockenhalten gab oder neuerlich angeätzt werden mußte. Es wurde geprüft, ob zwischen Material und angrenzender Zahnsubstanz mit der Sonde kein, < 50 %, > 50 % ein Rand getastet werden konnte, ein sichtbarer Randspalt oder eine Randspaltbildung mit Exposition der zentralen Fissur vorhanden war, ob die anatomische Form kontinuierlich oder nicht kontinuierlich mit der Zahnoberfläche verlief, oder der Versiegler teilweise aus einzelnen Grübchen oder ganz verloren gegangen war, ob in trockenem Zustand keine, eine Randverfärbung an einer oder mehreren Stellen oder eine starke Verfärbung mit Penetration und Spaltbildung vorhanden war.
Diese Kriterien überlappen sich teilweise, auch kann das Schätzen von Prozent des Randes möglicherweise zu intraindividuellen Beurteilungsfehlern führen.

Die folgende Skala ist auf die weiteren klinischen Konsequenzen hin orientiert:
1. Der Versiegler (V) oder die Fissurenfüllung (FF) ist optimal intakt, es sind keine Korrekturen notwendig.
2. Aufgrund abgelöster Materialüberschüsse ist mit der Sonde ein Rand bzw. eine Stufe zum Material zu tasten. Eine neuerliche Politur mit Finieren der Ränder ist erforderlich.
3. Der Rand von V oder FF ist verfärbt, ein Spalt tastbar oder Luftbläschen sichtbar oder teilweise Material in den Randbereichen verloren gegangen. V oder FF können aber noch mit geringem Aufwand ergänzt werden.
4. Randverfärbungen, Randspalten, Defekte reichen bis ins Dentin oder der Materialverlust geht über geringfügige Randdefekte hinaus, so daß V oder FF besser erneuert werden sollten.

Evaluation von Füllungen

Basierend auf den von Ryge [6, 56, 45] erstellten Kriterien zur Beurteilung von Seitenzahnkompositrestaurationen werden von der ADA (Amer. Dental Association) laufend aktuelle, revidierte Empfehlungen für die Bewertung von Seitenzahnmaterialien abgegeben. Direkt beurteilt werden derzeit [1] Farbveränderung, Randverfärbung, Randadaptation Sekundärkaries, Abrasion, axiale Kontur, approximaler Kontakt, postoperative Sensitivität. Die letztere wird innerhalb einer Woche und 1 – 2 Monate nach Legen der Füllung ermittelt. Die indirekte Beurteilung erfolgt mittels Abdrücken und Studienmodellen in Hinblick auf die anatomische Form der Occlusal- und Approximalfläche. Zusätzlich werden Dias und Bißflügelröntgenbilder angefertigt. Diese Untersuchungen werden innerhalb eines Monats nach dem Legen der Füllung (Basisuntersuchung), nach 2, 3, 4 und 5 Jahren durchgeführt an Füllungen, die mindestens zur Hälfte Klasse-II-Füllungen (mit approximalem Kontakt) sind und an Molaren mit radioopakem Material gelegt wurden. Nach 2 Jahren sollten wenigstens 25 und nach 5 Jahren mindestens 20 Füllungen zur Nachuntersuchung zur Verfügung stehen und nicht mehr als 2 Füllungen pro Patient [1].

Bei der direkten Beurteilung kann die
Farbe der Restauration in bezug auf Farbintensität, Helligkeit und Transparenz
A   gleich wie der übrige Zahn sein,
B   in normalen, tolerierbaren Grenzen oder
C   darüber hinaus verfärbt sein.

Randverfärbungen können
A   nicht vorhanden sein,
B   vorhanden sein oder sogar
C   in Richtung Pulpa penetrieren. Des weiteren wird beurteilt, ob

die *anatomische Form* der Restauration
A   kontinuierlich auf die anatomische Zahnform übergeht,
B   etwas Material verloren gegangen ist oder
C   soviel, daß Dentin oder Unterfüllung freiliegen. Bezüglich der

Randadaptation wird geprüft, ob
A   kein Spalt sichtbar ist,
B   ein Spalt sichtbar ist, in den die Sonde gerade oder

C bis ins Dentin oder bis zur Unterfüllung vordringen kann oder
D die Restauration teilweise oder ganz verloren gegangen, mobil oder frakturiert ist.

Sekundärkaries, d.h. eine Erweichung, Opazität oder Defekt am Füllungsrand ist
A nicht vorhanden,
B vorhanden.

Die *axiale Kontur* der Restauration
A entspricht der Zahnform, ist
B leicht über- oder unterkonturiert,
C mäßig über- oder unterkonturiert oder
D wegen extremen Über- oder Unterschüssen und damit verbundener Schädigung der Gingiva
   nicht mehr akzeptabel.

Der *approximale Kontakt* wird danach beurteilt, ob er für die Zahnseide
A schwer
B leicht passierbar ist,
C kein Kontakt zum Nachbarzahn vorhanden ist oder
D nicht beurteilt werden kann, da keine Approximalfläche mitbetroffen ist. (gekürzt nach [58]).

Der approximale Kontakt kann auch danach beurteilt werden, ob
A ein sichtbarer Kontaktpunkt vorhanden ist, der für die Zahnseide (A1) schwer oder (A2)
   leicht durchgängig ist,
B die visuelle Beurteilung des Kontaktpunkts erschwert ist und die Zahnseide (B1) schwer, (B2)
   leicht oder (B3) ohne Widerstand den Kontaktpunkt passieren kann oder
C kein Kontakt bzw. ein sichtbarer Spalt vorhanden ist [1].

Bei Frontzahnfüllungen, ästhetischen Zahnkorrekturen etc. beurteilten LUTZ et al. [26] außerdem die

Oberflächenqualität, ob sie
A schmelzähnlich, glatt, glänzend ist,
B leichte Dellen, Höcker oder vereinzelte punktförmige oder schuppenartige, opakweiße Strukturbezirke oder zur Oberfläche offene Lufteinschlüsse oder Defekte aufweist oder diese
C grob und/oder reichlich vorhanden sind und des weiteren, ob

Überschüsse
A nicht sichtbar,
B gerade noch sondierbar,
C deutlich sondierbar sind.

LEIDAL [22] beurteilte, ob approximale Füllungsüberhänge vorhanden waren oder nicht, ob der Kontaktpunkt zum Nachbarzahn gut, schwach oder nicht vorhanden war und ob er in seiner Position optimal, zu hoch oder tief gelegen war. Die okklusalen Ränder wurden danach überprüft, ob mit der Sonde
– keine Stufe zu tasten war oder
– eine Stufe zur Restauration (abgebrochener Überschuß),
– eine Stufe in Richtung Zahn vorhanden bzw. Schmelz der Kavitätenwand freigelegt war,

– eine Stufe gegenüber Zahn und Restauration getastet werden konnte oder
– andere Beobachtungen gemacht wurden.

SEM- Untersuchungen zeigten, daß mit der Sonde erst eine Stufe über 50 μm getastet werden kann.

In den revidierten Empfehlungen der ADA (Stand vom 1. 6. 87 [1 b]) wird zwischen Füllungsmaterialen unterschieden, die

a) für den unbeschränkten Gebrauch im Seitenzahnbereich als Amalgamersatz gedacht sind *(Kategorie A)* und Füllungsmaterialen, für

b) Kl.II-Füllungen bei Prämolaren und Kl.I-Füllungen an Molaren, soweit sie nicht breiter als 1/3 der Distanz zwischen den Höckern sind *(Kategorie B)*. Alle Materialien müssen radioopak entsprechend 2 mm Aluminium sein.

Zwei unabhängige Studien sind erforderlich, in denen im *Durchführungsprotokoll* (Tab. 1 a) auch Präparationstechnik, Unterfüllung, Ätztechnik, Verwendung von Primern oder Bonding, Matritzen, Insertions- und Polymerisationstechnik, ggf. Polymerisationslampe, Methode zur Hemmung der Sauerstoffinhibition der Oberfläche und Ausarbeitung der Füllungen genau beschrieben werden.

Direkt begutachtet (Tab. 1 b) werden Farbstabilität, Randverfärbung, Karies, Approximalkontakt, Frakturen (lokal od. gesamt), postoperative Beschwerden. Indirekt beurteilt wird anhand von Modellen die Abrasion, die approximale Kontur und Frakturen. Röntgenbilder werden präoperativ, nach 2 und 4 Jahre angefertigt.

Die Untersuchungen werden nach Legen der Füllungen (Basis) nach 6 Monaten und möglichst nach einem Jahr durchgeführt, nach 2 Jahren kann das Füllungsmaterial von der ADA provisorisch akzeptiert werden. Falls gewünscht, erfolgt eine weitere Kontrolle nach 3 Jahren, und nach 4 Jahren kann die volle Zulassung erteilt werden.

Bei Kategorie-A-Füllungen werden 75 % Kl.II-Füllungen benötigt, die mindestens 1/3 der Distanz zwischen den Höckern ausmachen und von denen wenigsten die Hälfte am Beginn einen occlusalen Kontakt aufweisen. Kategorie-B-Füllungen sollen mindestens zur Hälfte in Molaren liegen und zur Hälfte mindestens 1/3 der Distanz zwischen den Höckern breit sein. Mindestens die Hälfte der Prämolarenfüllungen müssen Kl.II-Präparationen sein. Alle Zähne müssen in Occlusion sein.

Unakzeptabel (Bewertung C) dürfen nach den Empfehlungen der ADA bezüglich
*Farbe bei Materialen, die zahnähnlich sein wollen, nach 2, 3 und 4 Jahren nicht mehr als 10 %
sein und bezüglich*
Randverfärbung nach 2 und 3 Jahren nicht mehr als 10 % und nach 4 Jahren nicht mehr als 15 %.
Karies darf nach 2 und 3 Jahren bei nicht mehr als 5 % und nach 4 Jahren bei nicht mehr als 10 % auftreten. Kein Verlust des
approximalen Kontakts beobachtet werden sollte, nach 2 und 3 Jahren bei 95 % und nach 4 Jahren bei 90 %.
Die mittlere
Abrasion sollte nach 2 Jahren nicht mehr als 150 μm gegenüber den Basisuntersuchungen und nicht mehr als 75 μm gegenüber der Halbjahresuntersuchung ausmachen, nach 3 Jahren nicht mehr als 125 μm und nach 4 Jahren nicht mehr als 175 μm gegenüber der Halbjahresuntersuchung (ADA 1987 [1 b]).

Diese Empfehlungen können als Anhaltspunkt dienen, sollen aber das Forschen nach optimaleren Untersuchungsmethoden nicht einschränken.

Ausgehend von den beschriebenen Untersuchungskriterien und etwas modifiziert wurde in Tab. 1 a ein Durchführungsprotokoll erstellt und in Tab. 1 b ein Kontrollformular für die einzel-

Tab. 1 a

DURCHFÜHRUNGSPROTOKOLL

PATIENT					
Fortlfd. Nr.					
Kartei Nr.					
BEHANDLER					
ZAHN					
FLÄCHE					
Jahr Tag, Monat					
PRÄPERATION					
UNTERFÜLLUNG					
Chargen Nr.					
BONDING					
Chargen Nr.					
MATRITZE					
INSERTION					
MATERIAL					
Chargen Nr.					
POLYMERISATION					
LICHTQUELLE					
Expos. Zeit					
max. Tiefe					
O$_2$-schutz					
AUSARBEITUNG					

Tab. 1 b

UNTERSUCHUNG direkt/indirekt
KONTROLLE: KATEGORIE: MATERIAL:

PATIENT					
Lfd. Nr.					
K. Nr.					
U					
ZAHN					
FLÄCHE					
Jahr T, M					
FARBE O					
L					
S					
OCCL. O					
Ü					
S					
K					
F					
APPROX. O					
Ü					
S					
K					
F					
STOP D					
S					
K					
KP. F					
L					
K					
POP. B. K					
G					
S					
D					
ABRASION					
KARIES J					
(Rö) N					

Tab. 1 b: K.Nr.: Karteinummer. U: Untersucher, T: Tag, M: Monat, OCCL: Occlusaler Füllungsanteil, APPROX: Approximaler Füllungsanteil.
O Der Füllungsanteil ist in jeder Beziehung optimal
Ü Überschüsse sind vorhanden, die eine neuerliche Politur erfordern
S Geringfügige Randspalten oder Randverfärbungen sind zu erkennen, die aber nicht bis ins Dentin reichen.
K Bis ins Dentin reichende Verfärbungen, Randspalten, Karies erfordern das Auswechseln der Füllung.
F Die Füllung muß infolge einer Fraktur dieses Füllungsanteils erneuert werden.

STOP: Occlusaler Kontakt, D: deutlich nach Markierung mit Occlusalseide sichtbar, S: schwach sichtbar, K: kein Kontakt.

KP: Kontaktpunkt, fest (F), locker (L) mit Zahnseide zu leicht durchgängig, K: kein KP.

POB.B: Postoperative Beschwerden:
K: keine,
G: geringfügige Schmerzen, Zahn vital,
S: starke Schmerzen, Zahn vital, endodontische Behandlung ist erforderlich oder bereits erfolgt.
D: Zahn ist devital, endodontische Behandlung erforderlich oder bereits erfolgt.
Rö: Bißflügelröntgenbefund, J: Karies vorhanden, K: keine Karies.

nen Untersuchungen. Patientenname, laufende Nr. und Zahn werden in einer Recallkartei eingetragen und bei den Kontrollen für die direkte und indirekte Untersuchung und für jede Kategorie
von Füllungen eine eigenes Kontrollblatt angelegt. Okklusaler und approximaler Füllungsanteil
getrennt werden folgend beurteilt:

O Der Füllungsanteil ist in jeder Beziehung optimal,
Ü Überschüsse sind vorhanden, die eine neuerliche Politur erfordern,
S Geringfügige Randspalten oder Randverfärbungen sind zur erkennen, die aber nicht bis ins
   Dentin reichen.
K Bis ins Dentin reichende Verfärbungen, Randspalten, Karies erfordern das Auswechseln der
   Füllung.
F Die Füllung muß infolge einer Fraktur dieses Füllunganteils erneuert werden.

Postoperative Beschwerden (POB.B) und die Vitalität werden wie folgt bewertet:

K keine Schmerzen, Zahn vital,
G geringfügige Schmerzen, Zahn vital,
S starke Schmerzen, Zahn vital, endodontische Behandlung ist erforderlich,
D Zahn devital, endodontische Behandlung erforderlich oder bereits durchgeführt.

Des weiteren (siehe auch Legende zu Tab. 1) werden die Farbe, der occlusale Kontakt, der Kontaktpunkt (KP) direkt und anhand von Dias, Modellen und Röntgenbildern, Farbe, occlusaler und
approximaler Füllungsanteil, Abrasion und Karies im Röntgen beurteilt.

Abrasion – Meßmethoden

ROULET et al. verwendeten eine Dreikoordinatenmeßmaschine mit berührungsfreiem Meßmi-
kroskop und einen selbstkonstruierten Dreibeintisch, um auf den Modellen äquivalente Punkte
zu finden und deren Niveau in bezug auf eine Referenzebene zu bestimmen. Als Referenzpunkte
dienten die Höckerspitzen [43]. Die Abrasion kann auch indirekt gemessen werden, indem z.B.
mittels Laserstrahlen Interferenzlinien auf speziell adjustierte Abdrücke produziert und ausgemessen werden, mit der Moire-Topographie [34] oder durch Computeranalysen [7] der Oberfläche
im Vergleich zu einer arbiträren Referenzfläche, wobei bei der letzteren eine exakte Adjustierung
primärer Konturen, exakt gleiche Blickwinkel bei den Analysen zu verschiedenen Zeiten nicht erforderlich sind. An Verbesserungen der computerunterstützten Methode wird dzt. gearbeitet [62].

LAMBRECHTS et al. [21] markierten in nicht okkludierenden Schmelzbereichen 4 kleine Grübchen als Referenzpunkte. Dann wurden auf einem Planparallelometer in negative Abdrücke der
Kaufläche die Modelle der einzelnen Kontrollen gestellt und die verschiedenen Modelle dabei in
gleicher Weise auf Aluminiumstümpfe montiert. Mit Hilfe eines Stereomikroskops, einer automa-
tischen Kamera und einem angeschlossenen Computer konnten so die Attritions- und Abrasions-
punkte dreidimensional erfaßt werden.

In Zürich wurden an verkupferten Modellen zwischen dem Kontaktpunkt mit dem Antagonisten (bzw. der mittleren Grube) und einem zufällig bestimmten Punkt eines kontaktfreien Bereiches (bzw. der mesialen oder distalen Grube) [33] eine Linie mit einem Oberflächentaster die
Mikrorauhigkeit der Oberfläche abgetastet. Als Referenzpunkte dienen dabei zarte Vertiefungen
im Schmelz der Höcker [16] oder es werden die Referenzpunkte auf zugeschliffene Flächen bukka-
ler und lingualer Molarenbrackets gelegt [31]. Volumetrisch wurde die Abrasion auch bestimmt,
indem das Gewicht des Abdruckmaterials bestimmt wurde, das bei der Basisuntersuchung und
den einzelnen Kontrollen zwischen Studienmodelle und aus Abdrücke des Studienmodells herge-
stellten Silberkappen gepreßt werden konnte [17, 60].

LEINFELDER et al. vergleichen die Studienmodelle mit Modellen definierter Abrasion in Schritten von ca. 100 μm und errechnen aus den Beobachtungen einen Mittelwert [24].

Unterschiede zwischen direkter und indirekter Evaluation: Mit der indirekten Evaluation anhand von Studienmodellen werden differenziertere Ergebnisse erzielt als mit der direkten Inspektion [49, 24]. Verschiedene Untersucher kommen zu unterschiedlichen Ergebnissen; der einzelne Beobachter entwickelt meist seine unabhängige Differenzierungsmethode [49]. Deutliche, klar abgegrenzte Unterscheidungsmerkmale sind für alle Untersuchungsmethoden wichtig.

Stereophotometrische oder auch laserholographische Messungen der Abrasion von Seitenzahnkomposits sind zeit- und kostenaufwendig. Ein möglichst guter Kompromiß zwischen maximaler Präzision und verfügbaren Einrichtungen muß aber meist angestrebt werden. Bei einem Vergleich verschiedener klinischer Methoden wurden mit 10 Kompositmaterialien 87 Zweiflächenfüllungen bei Molaren und Prämolaren von 31 Personen gelegt und nach 3, 6, 18 und 24 Monaten von 2 Beobachtern direkt und anhand von Modellen beurteilt:

a) Bewertung mit der direkten Methode (USPHS direct clinical evaluation system)

b) Bildung einer Rangordnung in bezug auf die anatomische Abrasion zwischen dem Modell mit dem größten und geringsten Substanzverlust,

c) visueller Vergleich der Modelle mit Standardmodellen, bei denen die Stufe zwischen der Zahnoberfläche und der Restauration mikroskopisch als Abrasion von 1, 190, 330 und 580 μm ausgemessen wurde.

Bei jeder Kontrolle wurden die Modelle danach beurteilt, in welche Kategorie der Abrasion sie am besten passen würden oder auch zwischen den Kategorien eingereiht. Damit können 7 Abrasionsstufen gebildet werden. Die direkte Methode ergab auch nach 2 Jahren keinen signifikanten Unterschied zwischen den verschiedenen Materialien. Nach 2 Jahren hatte z.B. das am meisten und am geringsten abradierte Material A-Werte von 57 % und 100 %. Mit der Bildung von Rangordnungen wurde erst nach 2 Jahren ein signifikanter Unterschied (p < 0,05) gefunden. Wurden Kategorien gebildet, konnte schon ab 9 Monaten ein signifikanter Unterschied festgestellt werden. Die Methode des Vergleichs der Studienmodelle und der Bildung von Kategorien wies damit eine höhere Sensitivität auf als die beiden anderen Methoden [11]. Innerhalb einer fünfjährigen Beobachtungszeit nahm bei direkter Inspektion die Abrasion nach 3 Jahren rapide zu, während mit der indirekten Inspektion und Kategorienzuordnung eine relativ gleichmäßige Zunahme verzeichnet wurde [61].

Klinisch ist für die Abrasion natürlich auch von Bedeutung, ob die Nachbarzähne einer Kompositfüllung z.B. Goldfüllungen sind und dadurch die mögliche Abrasion der Kompositfüllung begrenzt wird, oder ob der gesamte Seitenzahnbereich mit Kompositfüllungen versorgt ist und die gesamte Kaukraft auf die Füllungen und die mehr oder weniger leicht abradierbaren Höcker der Zähne trifft.

Literatur

[1] ADA AMERICAN DENTAL ASSOCIATION: Revised guidlines for composite resin materials for occlusal class I and class II restorations. Chicago Aug. 1986

[1 b] ADA American Dental Association, Council on Dental Materials, Instruments and Equipment: Revised Guidelines for submission of composite resin materials for posterior restorations. Chicago, June 1, 1987.

[2] ASMUSSEN E.: Der Einfluß der Vorpolymerisierung auf die Härte von Photopolymerisaten. Dtsch. Zahnärztl. Z. 39, 968–969 (1984)

[3] ASMUSSEN E.: Softening of BISGMA-based polymers by ethanol and by organic acids of plaque Scand. J. Dent. Res. 92, 257–261 (1984)

[4] BOWEN R. I.: Bonding of restorative materials to dentine: the present status in the United States. Intern. Dent. J. 35, 155–159 (1985)

[5] COUNCIL ON DENTAL MATERIALS, INSTRUMENTS AND EQUIPMENT: Visible light cured composites and activating units. J. Amer. Dent. Assoc. 110, 100–102 (1985)

[6] CYAR, J. F., RYGE G.: Criteria for the clinical evaluation of dental restorative materials. US Department of health, Education and Welfare, US Public Health Service Pub. No. 790–244. US. Government Printing Office 1971

[7] DeLONG R., PINTADO M., DOUGLAS W. H.: Measurement of change in surface contor by computer graphics Dental Materials 1, 27–30 (1985)

[8] DeGEE A. J., HARKEL-HAGENAAR E., DAVIDSON C. L.: Color dye for identification of incompletely cured composite resins J. Prosth. Dent. 52, 626–630 (1984)

[9] DUMSHA T., BIRON G.: Inhibition of marginal leakage with a dentin bonding agent. J. Dent. Res. 63, 1255–1257 (1984)

[10] FERRACANE J. L., MATSUMOTO H., OKABE T.: Time dependent deformation of composite resins- compositional considerations J. Dent. Res. 64, 1332–1336 (1985)

[11] GOLDBERG A. J., RYDINGE E., SANTUCCI E. A., RACZ W. B.: Clinical evaluation methods for posterior composite restorations. J. Dent. Res. 63, 1387–1391 (1984)

[12] HANSEN E. K.: After polymerisation of visible light activated resins: surface hardness vs. light source. Scand. J. Dent. Res. 91, 406–410 (1983)

[13] HANSEN E. K.: Marginal porosity of light activated coposites in relation to use of intermediate low-viscous resins Scand. J. Dent. Res. 92, 148–155 (1984)

[14] HANSEN E. K.: Effect of cavity depth and application technique on marginal adaption of resins in dentin cavities. J. Dent. Res. 65, 1319–1321 (1986)

[15] HANSEN E. K.: Effekt of three dentin adhesives on marginal adaption of two light cured composites. Scand J. Dent. Res. 94, 82–86 (1986)

[16] HIRTH TH., LUTZ F., ROULET J. F.: In vivo evaluation of occlusal wear of two experimental composites versus amalgam. J. Oral Rehabilitation 11, 511–520 (1984)

[17] JENSEN Ö. E., HANDELMAN ST., L., PEREZ-DIEZ F.: Occlusal wear of four pit and fissure sealants over two years. Pediatric Dent. 7, 23–29 (1985)

[18] KANTER, J., KOSKI R. E., MARTIN D: The relationship of weight loss to surface roughness of composite resins from simulated toothbrushing. J. Prosth. Dent. 47, 505–513 (1982)

[19] KULLMANN W., PÖTTERS G.: Vergleichende Untersuchungen zum thermischen Expansionskoeffizienten an 50 verschiedenen Kunststoff-Füllmaterialien. Dtsch. Zahnärztl. Z. 39, 96–100 (1984)

[20] KULLMANN W.: Die Oberflächenbeschaffenheit sog. Hybrid-Komposite. Dtsch. Zahnärztl. Z. 40, 915–921 (1985)

[21] LAMBRECHTS P.: Quantitative evaluation of the wear resistance of posterior dental restorations: a new three-dimensional measuring technique. J. Dentistry 12, 252–267 (1984)

[22] LEIDAL T. L.: A clinical and scanning electron microscopic study of a new restorative material for use in posterior teeth. Acta Odontol. Scand. 43, 1–8 (1985)

[23] LEINFELDER K. F.: Composite resins. Dental clinics of North America 29, 359–371 (1985)

[24] LEINFELDER K. F., WILDER A. D., TEIXEIRA L. C.: Wear rates of posterior composite resins. J. Amer. Dent. Assoc. 112, 829–834 (1986)

[25] LIBERMANN R., BEN-AMAR A., ELI D., JUDES, H., PEER M.: A comparison of the influence of two bonding agents on the marginal seal of composite resin restorations in radicular dentin – an in vitro study. Quintessence International 8/1985, 539–542

[26] LUTZ F., OCHSENBEIN H., LÜSCHER B.: Nachkontrolle von 1 1/4jährigen Adhäsivfüllungen. Schweiz. Mschr. Zahnheilk. 87, 126–136 (1977)

[27] LUTZ F., SCHNEIDER PH.: Prophylaktische und therapeutische Versiegelung in: Peters S: Prophylaxe. Quintessenz Verlag Berlin 1978

[28] LUTZ F., IMFELD T., SCHNEIDER Ph.: Die erweiterte Fissurenversiegelung – eine Übersicht für den Praktiker. Schweizer. Mschr. Zahnheilk. 89, 40 – 49 (1979)

[29] LUTZ F., PHILLIPS R. W., ROULET J. F., IMFELD TH.: Komposits – Klassifikation und Wertung. Schweiz. Mschr. Zahnheilk. 93, 914 – 929 (1983)

[30] MAYER R., GRÜTZNER A.: Die Röntgenopazität von Komposit-Füllungswerkstoffen für den Seitenzahnbereich. Zahnärztl. Praxis 36, 482 – 484 (1985)

[31] MAROLF R., ROULET J. F., MÖRMANN W. H., LUTZ F.: Kompositinlays, Randqualität und Verschleiß nach 6 Monaten Schweiz. Mschr. Zahnmed. 94, 1215 – 1224 (1984)

[32] MCKINNEY J. E., WU W.: Chemical softening and wear of dental composites. J. Dent. Res. 64, 1326 – 1331 (1985)

[33] MEIER CH., LUTZ F.: Verschleißmessungen in vivo an occlusalen Komposit- und Amalgamfüllungen. Dtsch. Zahnärztl. Z. 33, 617 – 622 (1978)

[34] MEINT R., REIN H., RIETHE P.: Verschleißfestigkeitsmessungen mittels Moire-Topographie an occlusionstragenden Kompositfüllungen der Klasse I/II Dtsch. Zahnärztl. Z. 110 – 113 (1984)

[35] MUNKSGAARD E. CH., HANSEN K., ASMUSSEN E.: Effect of five adhesives on adaptation of resin in dentin cavities. Scand. J. Dent. Res. 92, 544 – 548 (1984)

[36] MUNKSGAARD E.C., ITOH K., JÖRGENSEN K.D.: Dentin-polymer bond in resin – fillings tested in vitro by thermo- and load-cycling J. Dent Res. 64, 144 – 146 (1985)

[37] NOLDEN R.: Verbundeffekte mit Primern. Dtsch. Zahnärztl. Z. 40, 935 – 939 (1985)

[38] ÖYSAED H., RUYTER E.: Water sorption and filler characteristics of composites for use in posterior teeth. J. Dent. Res. 65, 1315 – 1318 (1986)

[39] RAADAL M., LAEGREID O., LAEGREID V., HVEEM H., KORSGAARD E. K., WANGEN K.: Fissure sealing of permanent first molars in children receiving a high standard of prophylactic care. Community Dent. Oral Epidemiol. 12, 65 – 68 (1984)

[40] REINHARDT K. J., VAHL J.: Ein rasterelektronenmikroskopischer Nachweis der Eindringtiefe von Schmelzadhäsiven in geätztem Zahnschmelz. Dtsch. Zahnärztl. Z. 34, 403 – 405 (1979)

[41] REINHARD K. J.: Vergleichende Untersuchungen zur Tauglichkeit von Kompositen im Seitenzahnbereich. Dtsch. Zahnärztl. Z. 39, 105 – 109 (1984)

[42] REINHARD K. J., TEICHERT H., VAHL J.: Die Bedeutung des Elastizitätsmoduls für die Randständigkeit von Kompositen (2. Mitteilung). Dtsch. Zahnärztl. Z. 39, 25 – 29 (1984)

[43] ROULET J. F., METTLER P., FRIEDRICH U.: Ein klinischer Versuch dreier Komposits mit Amalgam für Klasse II-Füllungen unter besonderer Berücksichtigung der Abrasion. Resultate nach 2 Jahren. Schweiz. Mschr. Zahnheilk. 90, 18 – 30 (1980)

[44] ROTGANS J., PLASSCHAERT A. J. M., KÖNIG K. G.: Die präventive Behandlung von Fissuren IV: Einfluß des Ausschleifens von Fissuren auf die Occlusalmorphologie – Anwendung eines neuen morphometrischen Verfahrens. Oralprophylaxe 8, 91 – 100 (1986)

[45] RYGE G.: Clinical criteria. Int. Dent. J. 30, 347 – 358 (1980)

[46] SCHMALZ G.: Biologische Eigenschaften von Komposit-Füllungsmaterialien. Dtsch. Zahnärztl. Z. 40, 897 – 901 (1985)

[47] SCHROEDER H. E.: Orale Strukturbiologie. Thieme Verlag Stuttgart 1976, S. 84/85.

[48] SILVERSTONE L. M.: Fissure sealants: The susceptibility to dissolution of acid etched and subsequently abraded enamel in vitro. Caries Research 11, 46 (1977)

[49] SMALES R. J., CRAVEN P. J.: Evaluation of three clinical methods for assesing amalgam and resin restorations. J. Prosthet. Dent. 54, 340 – 345 (1985)

[50] SOLTÉSZ U., KLAIBER B., GREINER B.: Abrieb von Füllungsmaterialien durch Nahrung. Dtsch. Zahnärztl. Z. 36, 648 – 651 (1981)

[51] SOLTÉSZ U., KLAIBER B., BUTZ W.: Festigkeit und Abriebverhalten von quarzgefüllten Kompositen nach Alterung und Thermoschockbehandlung. Dtsch. Zahnärztl. Z. 39, 101 – 104 (1984)

[52] SOLTÉSZ U., KLAIBER B.: Festigkeit von quarzgefüllten Kompositen nach Alterung über 3 Jahre. Dtsch. Zahnärztl. Z. 40, 887 – 888 (1985)

[53] STÄDLER P., RIEDL R.: Einfluß von Zahnpasten auf Komposite. ZWR, 94, 566 – 570 (1985)

[54] STÄDLER P., RIEDL R.: Die Oberflächenrauhigkeit von 9 Komposits nach Bearbeitung mit 2 Zahnpasten. Z. Stomatol. 82, 425 – 430 (1985)

[55] STÄDTLER P.: Fissurenversiegelung und Fissurenfüllung (erweiterte Versiegelung). Ergebnisse nach 2 Jahren. DGZ-Tagung Aachen 1986

[56] STANFORD J. W., RYGE G.: Recommended format for protocol for clinical research program. Clinical comparison of several anterior and posterior restorative materials. Int. Dent. J. 27, 46 – 57 (1977)

[57] STRAFFON L. H., DENNISON J. B., MORE F. G.: Three-year evaluation of sealant: effect of isolation on efficiacy. J. Amer, Dent. Assoc. 110, 714 – 717 (1985)

[58] TONN E. M., RYGE G.: Two – year clinical evaluation of light cured composite resin restorations in primary molars. J. Amer. Dent. Assoc. 111, 44 – 48 (1985)

[59] U.S. DEPARTMENT OF HEALTH AND HUMAN SERVICES: Dental sealants in the prevention of tooth decay. U.S. National Institutes of Health, Bethseda MD 20205, Government Printing office, 1984 – 421 – 132 – : 4528

[60] VRIJHOEF M. M. A., HENDRIKS F. H. J., LETZEL H.: Loss of substance of dental composite restorations. Dent. Mater. 1, 101 – 105 (1985)

[61] WILDER A. D., MAY K. N., LEINFELDER K. F.: Five-year clinical study of UV-polymerized composites in posterior teeth IADR Abstract No. 1497 (1984)

[62] WILLIAMS D. F., CUNNINGHAM J., LALOR M. J., GROVES D.: Laser techniques for the evaluation of wear in Class II restorations. J. Oral. Rehabilitation, 10, 407 – 414 (1983)

Kunststoffe (Komposits) zur Prävention und Therapie der Karies

Die vorsorgende Zahnheilkunde ist bestrebt, Zahnschäden zu vermeiden oder wenigstens frühzeitig zu behandeln.

Durch die Versiegelung können die Fissuren geschützt werden (Abb. 1a – b).

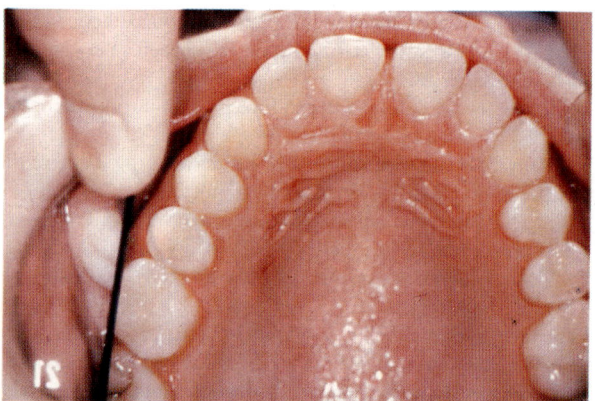

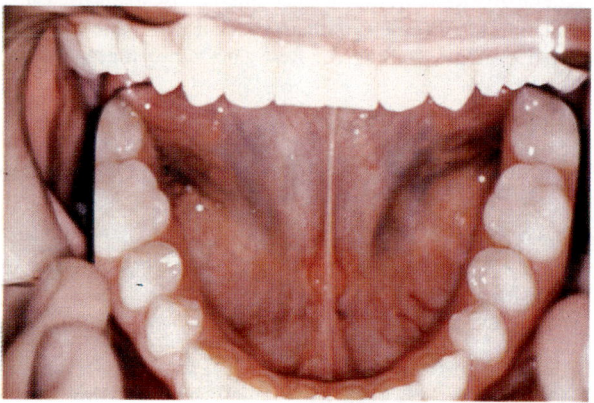

Abb. 1a – b: Werden die bleibenden Zähne bald nach dem Durchbruch versiegelt, wird die occlusale Karies wirksam hintangehalten.

Nicht selten jedoch sind bereits initiale Läsionen im Schmelz vorhanden. Durch die erweiterte Versiegelung [28], bei der initial kariöse Schmelzpartien entfernt und die Fissuren mit Kunststoff ausgefüllt werden, kann mehr Zahnsubstanz gespart werden als bei einer herkömmlichen occlusalen Füllung (Abb. 1.1). Wie dauerhaft diese optisch ansprechenderen und zahnschonenderen Behandlungsmethoden bezüglich Retention, Randschluß, Abrasion etc. sind, inwieweit auch mittlere oder auch größere Kavitäten damit versorgt bzw. Amalgamfüllungen durch – laufend verbesserte – Kompositmaterialien (gefüllte Kunststoffe) ersetzt werden können, war und ist auch weiterhin von Interesse und Thema experimenteller und auch klinischer Untersuchungen.

Versiegelung, Fissurenfüllung

Retention:
Nach 6 Monaten und einem Jahr sind die Versiegler meist noch in einem hohen Prozentsatz erhalten. Nach 2 Jahren und darüber werden sehr unterschiedliche Retentionsraten berichtet. Von 43 von Lutz [27] zusammengefaßten Arbeiten wurde bei etwa der Hälfte eine Rententionsrate zwischen 51 – 90 % gefunden und bei den restlichen zu etwa gleichen Teilen eine Retentionsrate über 90 % und unter 50 %.

In den letzten Jahren wurden folgende Erfahrungen mit Versiegelung und Fissurenfüllung gemacht (Abb. 2):
Bei 210 versiegelten Stellen bei 121 Kindern betrug die Retentionsrate nach 23 Monaten 62,9 %, die Effektivität 24,2 % und der Nettogewinn 7,1 % [42].

Nach 3 Jahren waren von 605 mit einem verdünnten Bis-GMA-Komposit versiegelten Zähnen bei 7- bis 11jährigen Kindern (n = 148) 94,4 % vollständig intakt [51].

Nach 4 Jahren waren von 185 mit Kerr Pit und Fissure Sealant an 5- bis 8jährigen durchgeführte Versiegelungen 52,4 % erhalten, in 2,8 % wurden Verfärbungen und in 26,4 % Randverfärbungen festgestellt. Die Effektivität betrug 53,8 %. Als Ursache für Versieglerverlust wurde vermutet, daß durch die Abrasion die äußersten Enden der z.T. mit Debris gefüllten Fissurentäler freigelegt werden und damit ein Tunnel für eindringende Mikroorganismen unter dem Versiegler entsteht [9].

Von 205 Restaurationen einer amerikanisch-israelischen Studie, von den 62 % nach 4 Jahren nachkontrolliert werden konnten, waren nach 4 Jahren 76 % dieser Restaurationen komplett retiniert, 19 % teilweise und der Rest ganz verloren gegangen. 6 % der behandelten Zähne waren

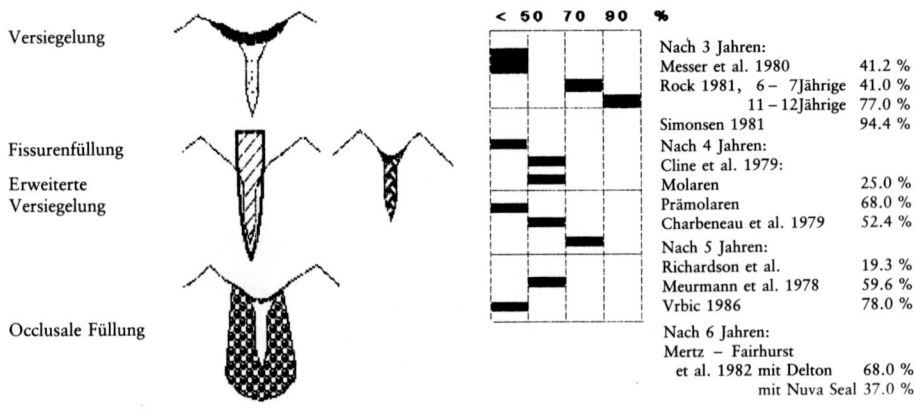

Versiegelung

Fissurenfüllung

Erweiterte
Versiegelung

Occlusale Füllung

	< 50	70	90	%
Nach 3 Jahren:				
Messer et al. 1980				41.2 %
Rock 1981, 6 – 7jährige				41.0 %
11 – 12jährige				77.0 %
Simonsen 1981				94.4 %
Nach 4 Jahren:				
Cline et al. 1979:				
Molaren				25.0 %
Prämolaren				68.0 %
Charbeneau et al. 1979				52.4 %
Nach 5 Jahren:				
Richardson et al.				19.3 %
Meurmann et al. 1978				59.6 %
Vrbic 1986				78.0 %
Nach 6 Jahren:				
Mertz – Fairhurst				
et al. 1982 mit Delton				68.0 %
mit Nuva Seal				37.0 %

Abb. 1.1

Abb. 2: Versieglerretention

kariös geworden und in 7 % wurde eine geringfügige Abrasion beobachtet. Im Gegensatz zur üblichen Vorgangsweise wurde bei diesen Restaurationen zuerst das Füllmaterial (Miradapt, ein Autopolymerisat) auspolymerisiert und erst nach dem Ausarbeiten der Füllung angeätzt und mit Delton versiegelt, um durch das Finieren nicht angeätzte Stellen wieder freizulegen [13].

Nach 5 Jahren blieben von 156 Versiegelungen mit Nuva Seal zu 59,6 % in gutem Zustand, in Relation zu den Kontrollzähnen betrug der Nettogewinn 55 gesunde Zähne und die prozentuale Effektivität 59,8 %. Die versiegelten Zähne wurden signifikant weniger (p < 0,01) kariös. Es wurde vermutet, daß die Entwicklung von Approximalkaries und die deshalb gelegten Füllungen die Ergebnisse negativ beeinflußten [38].

Bei 293 bleibenden Molaren und 60 Milchmolaren waren nach 5 Jahren 76 % der Versiegelungen an den bleibenden Molaren und 50 % an den Milchmolaren erhalten [62].

Bei retardierten Kindern blieben nach 5 Jahren von 409 Versieglern nur 13,9 % erhalten, die Kariesrate war aber trotzdem in den versiegelten gegenüber den nicht versiegelten Zähnen geringer [43].

Korrektur bzw. neuerliche Versiegelung:
Ist ein Versiegler bei der Kontrolle teilweise oder ganz abgelöst, wäre eine neuerliche Versiegelung angezeigt. Von 100 Versiegelungen an kontralateralen Zähnen z.B. mußten 8 % bei der Basisuntersuchung innerhalb von 2 Wochen ergänzt oder erneuert werden, nach 6 Monaten 11,3 % und innerhalb von 3 Jahren 31 % [54].

Kariesreduktion (Abb. 3):
Durch die Versiegelung werden kariöse Läsionen hintangehalten [38, 43].

Von 453 versiegelten Zähnen z.B. wiesen nach 2 Jahren 3,9 % der versiegelten, aber 49,7 % der Kontrollzähne eine Erhöhung des Kariesgrades oder eine Füllung auf [17].

In einer anderen Untersuchung betrug die Kariesreduktion gegenüber nicht versiegelten Zähnen ohne Rücksicht auf den Versieglerzustand nach 1 Jahr 72 % bei den Molaren und 83 % bei den Prämolaren und nach 3 Jahren 23 % bzw. 64 % [37].

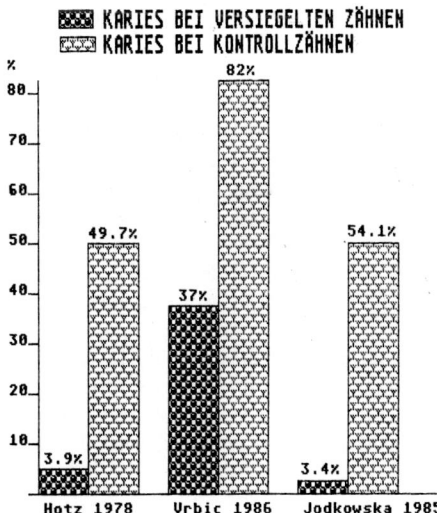

Abb. 3: Karies bei versiegelten Zähnen: Bei versiegelten Zähnen bildet sich deutlich weniger Karies als bei unversiegelten Zähnen.

85

Bei 293 Paaren von bleibenden Molaren und 60 Paaren von Milchmolaren, von denen jeweils einer versiegelt und einer als Kontrolle unbehandelt blieb, waren nach 5 Jahren 37 % der versiegelten und 82 % der Kontrollzähne kariös. Die Kariesreduktion betrug 55 %.

Von jeweils 560 versiegelten Zähnen und Kontrollzähnen einer Warschauer Studie wurden innerhalb von 2 Jahren nur 19 versiegelte Zähne, aber 303 Kontrollzähne kariös. Das entspricht einer Kariesreduktion von 90 %. Bemerkenswert war dabei, daß immerhin bei 11 von 19 im Versuchszeitraum trotz Versiegelung kariös gewordener Zähne der unbehandelte homologe Vergleichszahn kariesfrei geblieben war [19].

Faktoren, die die Retention beeinflussen können

Einfluß des Behandlers:
Nach 3 Jahren blieben von 4047 von relativ unerfahrenen Behandlern (250 med. dent. Studenten) mit Nuva Seal durchgeführte Versiegelungen an den Milchmolaren nur 14 %, an den bleibenden ersten Molaren 25 % und an den Prämolaren 68 % erhalten [7].

Nach 2 Jahren betrug die Retentionsrate bei den von Assistenten durchgeführten (n = 142) Versiegelungen ca. 85 – 90 % und bei den (n = 150) von Studenten versiegelten Zähnen ca. 65 – 70 % [55].

Zwischen 2 Behandlern können die Retentionsraten erheblich differieren: Nach 3 Jahren betrug z.B. die Retentionsrate von Delton bei 2 Untersuchern 28 % bzw. 63 % bei 6- bis 7jährigen und 67 % bzw. 91 % bei 11- bis 12jährigen Kindern (bei Zähnen, die mit Delton versiegelt wurden [45].

Alter der Probanden (Abb. 4):
Bei jüngeren Kindern ist die Retentionsrate – bedingt durch geringere Kooperationsbereitschaft, Mundöffnung und Probleme beim Trockenhalten des Operationsfeldes – geringer als bei älteren: Versiegelungen mit Nuva Seal an den bleibenden Molaren z.B. waren nach 3 Jahren bei Kindern der ersten Schulstufe nur zu 11,6 % intakt, bei Kindern der 6. Schulstufe dagegen zu 28,5 % [4].

Von 307 mit Delton bei 6- bis 7jährigen durchgeführten Versiegelungen waren nach 3 Jahren 40,7 % erhalten, von 116 bei 11- bis 12jährigen durchgeführten Versiegelungen dagegen 76,7 % [45].

Ort der Versiegelung:
Bei den Seitenzähnen wird das Trockenhalten des Operationsfeldes nach distal zu immer schwieriger, dementsprechend ist die Retentionsrate bei den Molaren geringer als bei den den Prämolaren: Nach 3 Jahren waren Versiegelungen mit Nuva Seal an den Prämolaren zu 46,7 % erhalten, an den ersten Molaren von Kindern der sechsten Schulstufe zu 28,5 % und an den 2. Molaren nur zu 6,2 % [4].

Die Versieglerretention war bei 142 von Assistenten und 150 von Studenten durchgeführten Versiegelungen nach 2 Jahren im Oberkiefer besser als im Unterkiefer, bei Molaren höher als bei Prämolaren [55].

In den Randbereichen der Fissuren kommt es bedingt durch die thermozyklische Belastung und Abscherungskräfte deutlich rascher zum Materialverlust als in den zentralen Gruben [52].

Werden noch nicht vollständig durchgebrochene Zähne mit einer Versiegelung oder Fissurenfüllung versorgt, müssen die palatinalen Fissurenbereiche nach vollendetem Durchbruch nachversiegelt werden.

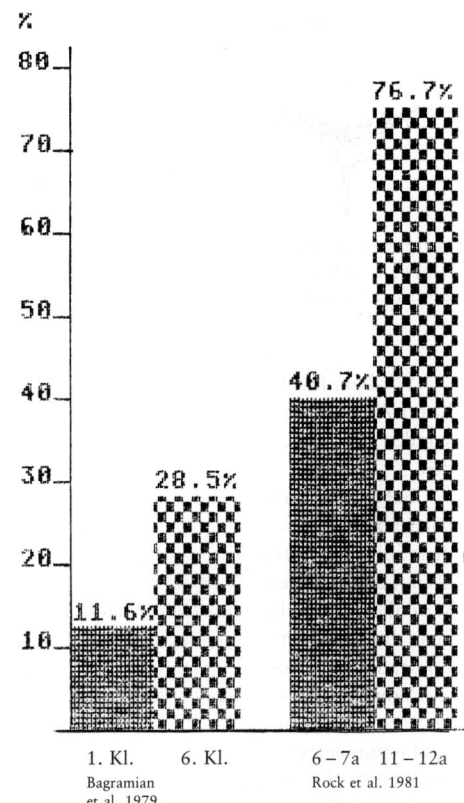

Abb. 4: Retention: Alter: Bei jüngeren Kindern wird die Versiegelung weniger lang retiniert als bei älteren Kindern.

1. Kl.   6. Kl.   6 – 7a 11 – 12a
Bagramian   Rock et al. 1981
et al. 1979

Approximalkaries:
Kommt es zur Entwicklung einer Approximalkaries, ist die Versieglung hinfällig, aber nicht sinnlos gewesen, da bei versiegelten Zähnen auch eine approximale Kavität substanzsparender präpariert werden kann [28]. Vor der Versiegelung bzw. Fissurenfüllung ist aber eine approximale Läsion sorgfältig auszuschließen, damit nicht u.U. innerhalb relativ kurzer Zeit nach der Versieglerapplikation eine Approximalfüllung gelegt werden muß.

Es stellt sich die Frage, ob Details bei der Durchführung der Versiegelung oder der Fissurenfüllung (erweiterten Versiegelung) eine Rolle spielen:

Reinigung:
Bei Reinigung der Fissurenbereiche mit Polierpaste allein oder zusätzlich mit Ultraschall oder durch Ausschleifen der Fissuren wurden nach einem Jahr (an insgesamt 402 Kontrollstellen) ähnliche Retentionsraten von 78 %, 79 % und 78 % gefunden [52].

Präparation:
Bei der einfachen Versiegelung bleiben auch nach sorgfältiger Reinigung in der Tiefe der Fissur noch Plaquereste erhalten. In diesen Bereichen ist die Fissur nicht voll mit dem Komposit oder dem Versiegler ausgefüllt. Werden die Versiegler im Laufe der Zeit vom Rand her abradiert, können diese Bereiche zum Tunnel für einwandernde Mikroorganismen werden (Abb. 5).

Abrasion am Rand –
Tunnel

Verfärbte Stellen
ausschleifen

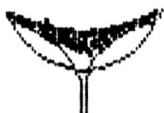 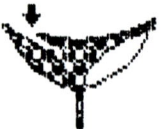

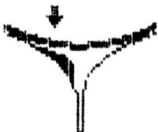

Abb. 5: Wird der Kunststoff in den Randpartien abradiert, können u.U. Mikroorganismen in nicht vollständig versiegelte und noch Plaque enthaltende Fissurenanteile einwandern. Abb. 6

Sonst Kontrolle
erschwert!

Wird ein farbloser Lack über bereits initial kariöse Fissurenbereiche appliziert, kann bei der Kontrolle nicht beurteilt werden, ob dieser Zustand neu ist, oder schon vor der Versiegelung bestanden hat (Abb. 6). Durch die Fissurenfüllung können hier klare Verhältnisse geschaffen werden.

Bei der Fissurenfüllung wird die Plaque in der Fissur und allenfalls bereits erweichte Schmelzpartien mit spitzen, grazilen Instrumenten behutsam entfernt (Abb. 7a – b). Der dadurch entstandene Substanzdefekt wird besser mit Bonding und Komposit in der Säureadhäsivtechnik ausgefüllt als mit einem reinen Versiegler (Abb. 7c – d), da dieser im Laufe der Zeit zu stark abradiert wird. Wird die Versiegelung nur bei makellosen Fissurensystemen durchgeführt und bei initialen Läsionen die Fissurenfüllung, können für beide Applikationsformen ähnlich günstige Retentionsraten erwartet werden:

Von 127 Versiegelungen und 79 Fissurenfüllungen z.B. waren nach 2 Jahren 90,6 % bzw. 96,2 % vollständig intakt [53] (Abb. 8). Bei 88 Zähnen, die nicht oder nur geringfügig mit grazilen Instrumenten vor der Versiegelung präpariert wurden, betrug die Retentionsrate nach 3 Jahren 93,9 %, bei (n = 71) ausgeschliffenen Fissuren 97,3 % und bei kleinen occlusalen Füllungen mit Unterfüllung und Komposit (SAT) 100 % [50].

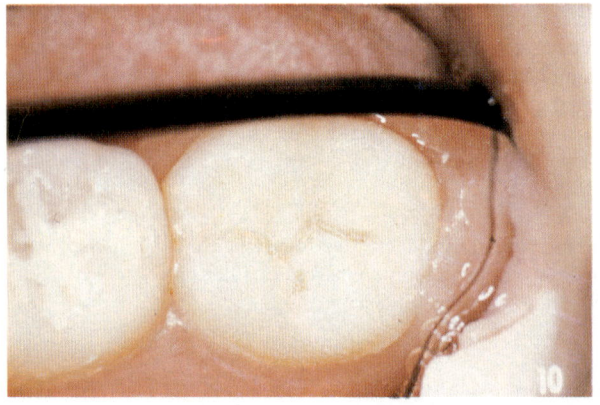

Abb. 7a: Initial kariöse Bereiche werden mit grazilen Instrumenten – substanzsparender als bei einer herkömmlichen Füllung – entfernt und (b) der Defekt mit der Adhäsivtechnik ausgefüllt. Diese Defekte werden besser mit Komposit ausgefüllt, da Versiegler z.T. zu Bildung von Luftblasen neigen (c: White Sealant nach 2 Jahren) oder zu stark abradieren (d: Delton nach 3 Jahren)

7 a

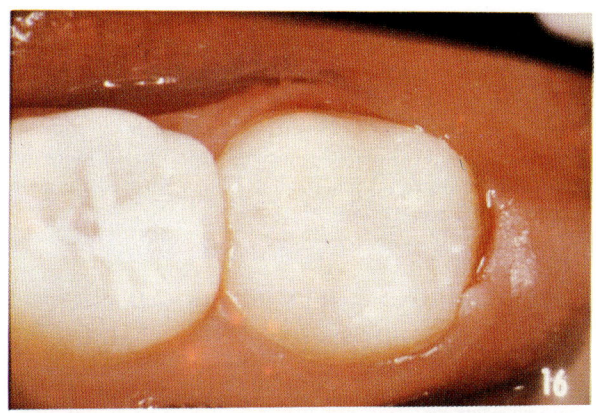

7 b

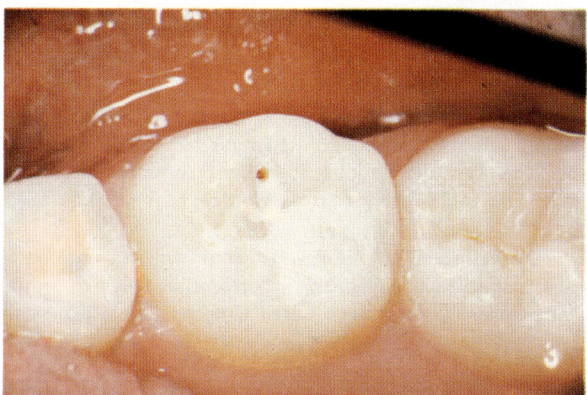

7 c

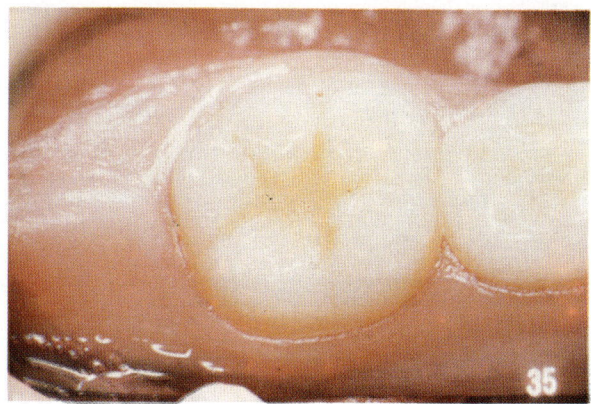

7 d

Isolation des Operationsfeldes:
Das sorgfältige Trockenhalten des Operationsfeldes ist äußerst wichtig; bei entsprechender Sorgfalt des Behandlers kann dies mit Watterollen gleich gut wie mit Cofferdam erfolgen: An 402 Kontrollstellen an 160 Zähnen z.B. waren nach 1 Jahr die mit Watterollen trockengelegten Versiegelungen zu 78 % retiniert, bei Cofferdamanwendung zu 79 % [52]. Von 50 Zahnpaaren erster und zweiter Molaren einer anderen Untersuchung mußten die mit Rubberdam isolierten Zähne innerhalb von 3 Jahren zu 1,3 % ergänzt oder erneuert werden, aber keiner bei Verwendung von Watterollen [54].

Material:
Auch zwischen verschiedenen Materialien wurden Unterschiede bezüglich der Retention gefunden:

Von 450 Zahnpaaren, von denen jeweils ein Zahn mit Delton oder Nuva Seal behandelt wurde, waren nach 2 Jahren von Delton 92 % und von Nuva Seal 78 % erhalten: Der Unterschied zwischen den Materialien war nur bei den oberen und unteren ersten Molaren signifikant [26]; (Abb. 9).

Nach 6 Jahren waren z.B. Versiegelungen mit Delton zu 68 % vollständig intakt, Versiegelungen mit Nuva Seal dagegen nur zu 37 %. Die prozentuale Effektivität nach 6 Jahren betrug für Delton 55 % und für Nuva Seal 8 % [36]; (Abb. 9).

Bei 160 mit verschiedenen Materialien versiegelten Zähnen wurden nach einem Jahr ebenfalls deutliche Unterschiede in der Retention der verschiedenen Materialien gefunden: In den zentralen Bereichen bzw. den Randbereichen der Fissurensysteme haftete Delton zu 98 % bzw. 97 %, White Sealant zu 96 % bzw. 70 %, Contact Seal zu 93 % bzw. 82 % und Durafill bond zu 62 % bzw. 59 % [52]; (Abb. 9).

Die geringere Retention von Lichtpolymerisaten könnte möglicherweise durch Fehler beim Ansetzen des Lichtleiters bzw. unzureichende Polymerisation der Randbereiche bei dünnen Lichtleitern oder eventuell auch durch Unterschiede in der Sichtbarkeit der Materialien mitbedingt sein.

Polymerisation:
Bei der Lichtpolymerisation ist es – vor allem bei schmalen Lichtaustrittsfenstern – empfehlenswert, mehrmals überlappend den Lichtleiter anzusetzen, damit auch die Randbereiche der Fissuren ausreichend mit Lichtenergie versorgt werden (Abb. 10).

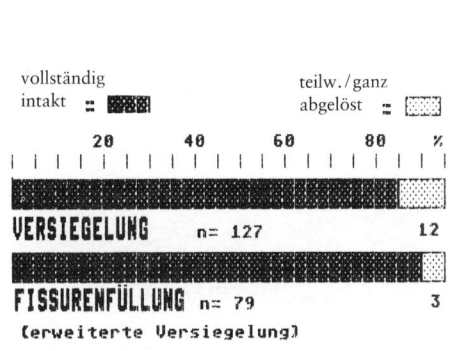

Abb. 8: Retention von Versiegelung und Fissurenfüllung nach 2 Jahren.

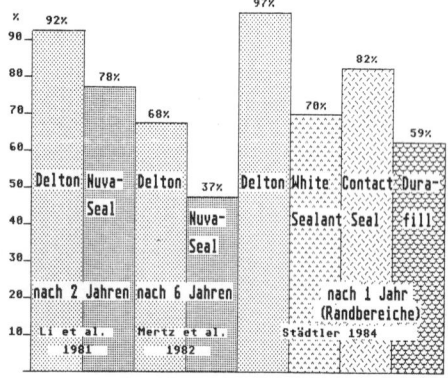

Abb. 9: Einfluß des Materials auf die Retention.

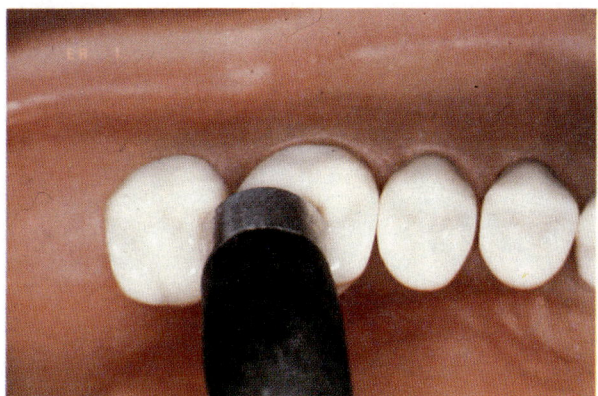

Abb. 10: Damit auch die Randbereiche ausreichend polymerisiert werden, wird der Lichtleiter mehrmals überlappend angesetzt.

Überschüsse:

Nach der Versiegelung oder der Fissurenfüllung ist selbstverständlich auch die Occlusion sorgfältig zu kontrollieren. Überschüsse auf ungeätzten Arealen müssen exakt entfernt werden, da sie bei Abbrechen auch Versiegelungsmaterial aus den zu schützenden Fissuren mitreißen können. Diese Überschüsse brechen u.U. erst nach Monaten ab. Eine neuerliche Politur des Füllungsrandes ist dann erforderlich (Abb. 11a – b).

Milchzähne:

Hier besteht das Problem, daß zu dem frühen Zeitpunkt, an dem ein Milchzahn versiegelt werden sollte, die Mitarbeit der Kinder sehr zu wünschen übrig läßt und das Trockenhalten des Operationsfeldes schwierig ist. Unter den entsprechenden Umständen ist die Retention des Versieglers jedoch nicht schlechter als an den bleibenden ersten Molaren [8].

Von 336 versiegelten Milchzähnen waren nach 36 Monaten noch 94,6 % vollständig erhalten [51].

Die Versiegelung kann außerdem durch eine auftretende Approximalkaries hinfällig werden: z.B. wurden in einer Studie 74 % der versiegelten Milchmolaren innerhalb von 2 Jahren approximal kariös [3].

Abrasion:

Am meisten Abrasion erfolgt im ersten Monat gemäß einer primären Anpassung an die Situation im Mund: Bei 381 Zähnen von 53 Kindern wurden z.B. 4 Versiegler (Delton, Kerr, Nuva Cote, Nuva Seal) appliziert und zwar im Durchschnitt etwa 15 mm^3 an den Molaren und 8,0 mm^3 an den Prämolaren. Volumetrisch gemessen gingen davon im ersten Monat 50 % und in 2 Jahren insgesamt etwa 75 % verloren. Zwischen den verschiedenen Materialien konnte diesbezüglich kein statistischer Unterschied gefunden werden [18].

Anwendung in der Praxis (Abb. 12):

In den U.S. Praxen setzen sich Versiegelungen zunehmend durch. 1974 und 1982 wurden in 38 % bzw. 58 % von 4000 untersuchten Praxen (vorwiegend Pädodonten) Versiegelungen durchgeführt. Als Gründe für die Ablehnung von Versieglungsmaßnahmen wurden angeführt, daß sie nicht lange retiniert (78 %), möglicherweise kariöse Bezirke versiegelt (73 %), die Füllungstherapie bevorzugt würden (67 %) oder die Patienten nicht bereit wären, die Versiegelung zu bezahlen (59 %); [12].

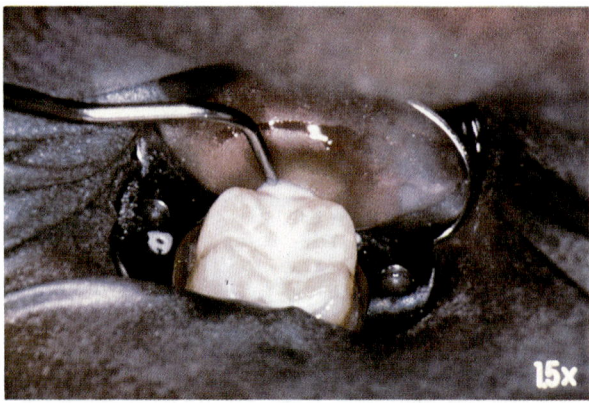

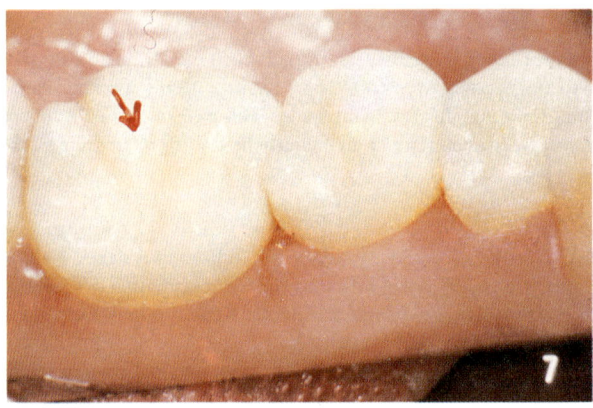

Abb. 11a – b: Überschüsse werden sorgfältig entfernt, manchmal werden sie erst nach längerer Zeit sichtbar (b) und erfordern eine neuerliche Politur.

In einer Umfrage in Minnesota bei 221 privaten Allgemeinzahnärzten gaben im Juni bzw. Dezember 1980 nur 5,2 % bzw. 2,3 % der Befragten an, Versiegelungen durchzuführen, 1984 dagegen 23,1 % bzw. 20,9 % [32].

1974 38%

1982 58%

Gründe für die Ablehnung:	
Werden nicht lange retiniert	78 %
Karöse L. wird ev. versiegelt:	73 %
Ziehe Füllungstherapie vor:	67 %
Wird vom Pat. nicht bezahlt:	59 %

Abb. 12: Verwendung von Versieglern in U.S-Praxen: nach Gift et al. 1986

Füllungen

Seitenzahnbereich

Werden Komposits als Füllungsmaterial – für eher kleine Füllungen bei Kindern und Jugendlichen – verwendet, können sie nicht so einfach wie etwa Amalgam verarbeitet werden, sondern benötigen einen höheren Aufwand an Sorgfalt und Zeit. Die Präparation wird dabei konservativ durchgeführt und das Operationsgebiet unbedingt mit Cofferdam trockengehalten [10].

Die Pulpa wird mit einer Unterfüllung (z.B. Glasionomerzement etc.) gefüllt und lichtpolymerisierende Kompositfüllungsmaterialien schichtweise von den Rändern her aufgetragen und polymerisiert, um eine Polymerisationsschrumpfung des Materials von der freien Oberfläche her und nicht von den Rändern der Füllung weg zu erzielen (Abb. 13). Durch reflektierende Lichtkeile (Luciwedge) und durchsichtige Matrizen wird die Aushärtung des Komposits im Approximalbereich signifikant verbessert [30]. Bei der Polymerisation mit Licht empfiehlt es sich, die Augen zu schützen, da über lange Zeit sonst ein irreversibler Retinaschaden möglich wäre [1]. Die Politur erfolgt am besten an konvexen Oberflächen mit aluminiumoxidbeschichteten Discs [61]. An anderen, schwieriger erreichbaren Stellen sind Diamanten mit 40 μm und 15 μm Beschichtung ideal [29].

Mit Kompositfüllungen im Seitenzahnbereich wurden folgende klinische Erfahrungen in den letzten Jahren gemacht:

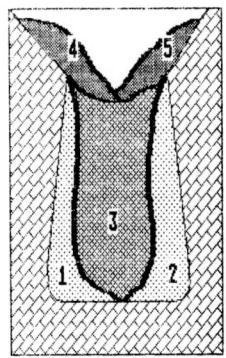

Abb. 13: Das Komposit wird in Schichten aufgetragen, damit die Polymerisationsschrumpfung möglichst nicht von den Rändern her, sondern von der freien Oberfläche weg erfolgt.

Milchzähne

In Anbetracht der relativ kurzen Lebenszeit der Milchzähne ist die Verwendung von Kompositfüllungen im Seitenzahnbereich gerechtfertigt: Von 76 Seitenzahnfüllungen bei Milchzähnen mit Ful-Fil wiesen nach 2 Jahren bezüglich Farbe, Randverfärbung, axialer Kontur und approximalem Kontakt einen optimalen Zustand zu 99 %, 87 %, 94 % und 95 %. Im Vergleich dazu war bei 70 Amalgamfüllungen (einer früheren Untersuchung) die anatomische Form, die Randadaptation nur zu 86 % bzw. 76 % optimal, Sekundärkaries war bei 9 % vorhanden [56].

Nach 2 Jahren wurde in einer anderen Studie kein signifikanter Unterschied zwischen Komposit und Amalgam gefunden: Von 37 untersuchten Füllungen mit dem Komposit Profile und von 30 Füllungen mit Amalgam (Ease) hatten optimale (A) Werte

- 92 % der Komposits bzgl. Farbe,
- 81 % bzgl. Randverfärbungen,
- 83 % bzw. 87 % der Komposits bzw. Amalgame bzgl. anatomischer Form,
- 92 % bzw. 83 % im Randschluß [44].

Bleibende Zähne

Für die Verwendung im Seitenzahnbereich sollte ein Material möglichst abrasionsbeständig sein, um dem Kaudruck zu widerstehen. Um immer eine gute Randständigkeit zu gewährleisten, muß es aber auch elastisch genug sein. Da bei in vitro Untersuchungen immer nur ein Aspekt dargestellt werden kann, in vivo aber sich alle Belastungen zugleich einwirken, können durch klinische Untersuchungen weitere nützliche Informationen gewonnen werden.

Abrasion: (Abb. 14)

In welchem Maß Seitenzahnkompsits im Munde durch Attrition und Abrasion beeinflußt werden, ist nicht leicht zu eruieren, da dies von der Untersuchungsmethode und ihrem Meßfehler, vom Material, seiner Liegedauer abhängt und schließlich auch von der Abrasionsbeständigkeit der Füllungen der Nachbarzähne.

Aus SEM-Aufnahmen geht hervor, daß zuerst die weichere Kunststoffmatrix abradiert wird, bis schließlich auch die Füllpartikel verloren gehen [14].

Nach 1 Jahr Tragezeit wurde mit der Moire-Topographie an Gipsreplikas eine Abrasion gemessen von

- 99 – 147 μm bei 5 Füllungen mit Estic-Microfill und
- 35 – 111 μm bei 5 Isomolarfüllungen.

Zwischen beiden Materialien wurde mit dem Test nach Wilkoxon, Mann und Whitney mit 95 %iger Sicherheit ein Unterschied gefunden [34].

Nach 2 Jahren wurden bei je 31 Füllungen mit einer Dreikoordinatenmeßmaschine mittlere Abrasionswerte von

- 38 μm für Epoxydent,
- 152 μm bei Adaptic,
- 197 μm bei Concise und -1 ± 95 μm für Amalgam ermittelt. 32 % der Epoydentfüllungen mußten ersetzt werden [46].

Im Vergleich zu Amalgam (Dispersalloy) waren experimentelle Hybridmaterialien nach 6 Monaten im Kontakt mit dem Antagonisten signifikant stärker abradiert. Im kontaktfreien Bereich war der Unterschied zwischen Amalgam und den Kompositfüllungsmaterialien nicht signifikant [15].

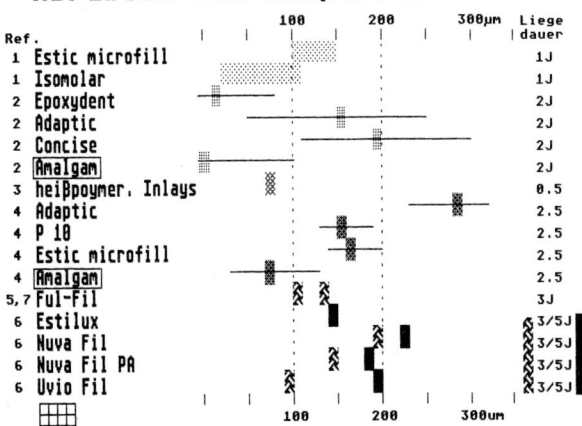

Abrasion von Komposits:

Ref.		Liegedauer
1	Estic microfill	1J
1	Isomolar	1J
2	Epoxydent	2J
2	Adaptic	2J
2	Concise	2J
2	Amalgam	2J
3	heißpoymer. Inlays	0.5
4	Adaptic	2.5
4	P 10	2.5
4	Estic microfill	2.5
4	Amalgam	2.5
5, 7	Ful-Fil	3J
6	Estilux	3/5J
6	Nuva Fil	3/5J
6	Nuva Fil PA	3/5J
6	Uvio Fil	3/5J

Abb. 14: ● Die Abrasion wird mit sehr unterschiedlichen Methoden gemessen (verschiedene Füllmuster): Moire Topographie, Dreikoordinatenmeßmaschine, profilometrisch (nur die Werte im Okklusionsbereich dargestellt), Vergleich mit Referenzmodellen.

● Die Abrasionsbeständigkeit von Amalgam wird von Komposits derzeit noch nicht erreicht.
Block: Mittelwerte, Linien: Streuung, soweit sie angegeben wurde. Darstellung nur grob schematisch; die genauen Daten sind bei den angegebenen Autoren nachzulesen.

Bei experimentellen heißpolymerisierten Inlays im Molarenbereich zwei homogenen Mikrofüllerkomposits, einem inhomogenen Mikrofüllerkomposit mit Splittervorpolymerisat wurden nach sechsmonatiger Tragezeit mit der Züricher Methode mittlere Abrasionswerte von
– 70 – 81 μm im okklusionstragenden Kontaktpunktbereich (OCA) gemessen und
– 22 – 33 μm im kontaktpunktfreien okklusalen Bereich (CFA). Bei einer reinen Vernetzermatrix wurden signifikant höhere Abrasionswerte von 169 μm bzw. 56 μm in den OCA bzw. CFA gefunden [31].
Bei konventionellen Füllungen an Unterkiefermolaren wurde nach 2,5 Jahren eine Abrasion im okklusalen *Kontaktpunkt- bzw. kontaktpunktfreien* Bereich von
– >250 μm bzw. <250 μm bei 5 Füllungen mit Adaptic ermittelt,
– >150 μm bzw. 50 – 100 μm bei 8 Füllungen mit P10,
– >150 μm bzw. 50 – 100 μm bei 6 Füllungen mit Estic-microfill und
– 50 – 100 μm bzw. <50 μm bei 5 Amalgamfüllungen mit Dispersalloy.
P10 war also im okklusionstragenden Bereich nur halb so verschleißfest wie Amalgam [48].

LEINFELDER [25] untersuchten die Abrasion verschiedener Komposits (Ful-Fil, X-55, P-10, A, B, C) in halbjährlichen Abständen bis zu drei Jahren durch direkte Inspektion und mit einer indirekten Methode, bei der Modelle der Füllungen visuell mit kalibrierten Modellen verglichen wurden: Mit beiden Methoden konnten nach 3 Jahren optimale Bewertungen (Alpha) bei 75 % der Füllungen vergeben werden. Wurde mit der direkten Methode beurteilt, wurde im ersten Jahr kaum eine Veränderung festgestellt, aber danach nahm der Prozentsatz an B (Bravo) – Bewertungen laufend zu. Mit dem indirekten visuellen Vergleich mit Referenzmodellen wurden Abrasionswerte zwischen 91 μm und 149 μm gefunden (Ful-Fil, X-55, P10: 101 μm bzw. 122 μm bzw. 149 μm). Im Gegensatz zur Beurteilung mit der direkten Methode ging am meisten Material in den ersten 6 Monaten verloren, 47 – 63 % der gesamten Abrasion in den 3 Jahren der Studie. Unter der Annahme, daß etwa die Hälfte der gesamten Abrasion in 3 Jahren in den ersten 6 Monaten erfolgt, konnte die gesamte Abrasion der 3 Jahre recht gut (mit Differenzen zwischen – 3 und + 10 μm) vorhergesehen werden.

Auch bei 79 Kl. I- und Kl. II-Füllungen mit Ful-Fil an Molaren und Prämolaren wurde bei der indirekten Evaluation im ersten Jahr eine größere Abrasion gefunden als in den 2 übrigen Jahren (57, 47, 31 μm). Beim indirekten Vergleich mit Referenzmodellen wurde eine mittlere Abrasion von 135 μm in den 3 Jahren gefunden [5].

Nach 5 Jahren wurde mit der Methode der Einordnung zu bestimmten Abrasionskategorien eine Abrasion von
- 145 μm bei Estilux,
- 182 μm bei Nuva Fil P.A.,
- 194 μm bei Uvio Fil und
- 228 μm bei Nuva Fil gemessen

Statistisch konnte auf dem 5 % Niveau nur ein Unterschied zwischen Estilux und Nuva Fil gefunden werden, auf dem 1 %-Niveau bestand kein Unterschied zwischen den Materialien.

Farbveränderung (Tab. 1):
Nach 1jähriger Tragezeit zeigten von je 25 Kl. I/II-Füllungen 6 Estic-Microfill- und 5 Isomolarfüllungen punktförmige farbige Einlagerungen [35].

Tab. 1: Prozentsatz der A-Bewertungen nach 3 Jahren von anatomischer Form (A), Randanschluß (R) und Farbtreue (F). Schematische Darstellung.

```
KOMPOSITS NACH 3 JAHREN


A:ANATOM.FORM   F:FARBE   R:RANDSCHLUB
A-Werte:            100%  90%  80%   60%
                     :    :    :    :      :
Uvio Fil  <1>        :  R :AF  :    :      :
Nuva Fil  <1>        :  R : F  :    :A     :
Nuva Fil PA  <1>     :  R :AF  :    :      :
Estilux <1>          :AFR :    :    :      :
P-10  <2>            :  R :    :AF  :      :
Ful-Fil  <3>        :A R :    : F  :      :
Occlusin  <4>       :AF  : R  :    :      :
```

1) Wilder et al. 1983, 2) Brunson et al. 1985, 3) Boksman et al. 1986
4) Wilson et al. 1986

Nach 2 Jahren war bei 77,9 % von 59 Zweiflächenfüllungen mit Concise die Farbe nicht verändert [39]; Sichtbare Verfärbungen wurden dagegen bei 85 %, 100 % und 32 % von 26 – 31 Epoxydent, Concise und Adapticfüllungen nach 2 Jahren festgestellt [46].

Unverändert war die Farbe nach 3 Jahren von 44 Füllungen mit Adaptic nur bei 29,5 % [40].

Nach 3 Jahren wurde eine dem Zahn sehr ähnliche Farbe bzw. A-Bewertungen (von insgesamt 119 Restaurationen) bei
- 84 % Füllungen mit Uvio Fil festgestellt, bei
- 90 % mit Nuva Fil und Nuva Fil P.A., bei
- 93 % mit Estilux [63], bei
- 77 % von 90 Füllungen mit P10 [6],
- 76 % von 79 Ful-Fil Füllungen [5], bei
- 92 % von 90 mit Occlusin [65].

Nach 5 Jahren war die Farbe der Komposits unverändert bei
- 91 % Estilux- und Nuva Fil P.A.-;

- 69 % Nuva Fil- und
- 74 % Uvio Fil-Füllungen von etwa je 32 [64].

Die Farbveränderung der Oberfläche von Komposits hängt auch von der Mundhygiene ab, da die Komposits durch die organischen Säuren der Plaque erweicht werden [2].

Anatomische Form (Tab. 2)

Nach 1jähriger Tragezeit zeigten von je 25 Kl. I/II-Füllungen 4 Estic-Microfill- und 7 Isomolarfüllungen einen Substanzverlust im occlusalen Bereich. Bei 1 bzw. 3 Füllungen war der occlusale Kontakt verloren gegangen. 2 Füllungen mit Estic-Microfill wiesen Füllungsfrakturen auf [35].

Tab. 2: Prozentsatz der A-Bewertungen nach 5 Jahren von anatomischen Form (A), Randanschluß (R) und Farbtreue (F).
Schematische Darstellung.

KOMPOSITS NACH 5 JAHREN

A:ANATOM.FORM	F:FARBE		R:RANDSCHLUß		
A-Werte:	100%	90%	80%	60%	
Uvio Fil ⟨1⟩	R		F	A	
Nuva Fil ⟨1⟩	R		F	A	
Nuva Fil PA ⟨1⟩	FR			A	
Estilux ⟨1⟩	FR			A	
Adaptic ⟨2⟩	R			AF	
Blendant ⟨2⟩	R		F	AF	
Concise ⟨2⟩	R			AF	

1) Wilder et al. 1984
2) Leinfelder et al 1980

Von 59 paarigen Füllungen wurden nach 2 Jahren bei nur 59,3 % der Concisefüllungen, aber allen Amalgamen eine unveränderte anatomische Form gefunden [39].

130 Füllungen mit Profile (mit Makrofüllern), Durafill (mit Mikrofüllern), Miradapt (Hybridkomposit) und Amalgam, wurden nach 2 Jahren anhand von Modellen bezüglich abnehmender Abrasion in der Rangordnung Profile, Miradapt, Durafil und Amalgam gereiht [33].

Nach 3 Jahren hatten A-Werte von je 44 Füllungen nur
- 13,6 % der Kompositfüllungen mit Adaptic, aber
- 90,9 % der Amalgamfüllungen mit Velvalloy [40].

Keine direkt sichtbare Abrasion zeigten nach 3 Jahren von insgesamt 119 nachkontrollierten Füllungen
- 47 % mit Nuva Fil,
- 90 % mit Nuva Fil P.A. und
- 87 % mit Uvio Fil versorgten Zähnen [63].

Nach 5 Jahren wurde bei der direkten Inspektion keine Abrasion gefunden bei
- 17 % Nuva Fil-,
- 37 % Uvio Fil-,
- 38 % Estilux-,
- 40 % Nuva Fil P.A.-Füllungen [64].

Randadaptation (Tab. 1 u. 2)

Nach 1-jähriger Tragezeit zeigten von je 25 Kl. I/II-Füllungen 1 Estic-Microfill- und keine Isomolarfüllungen einen Randspalt [35].

Nach 2 Jahren wurden von 59 paarigen Zweiflächenfüllungen eine gute Randadaptation gefunden bei
- 89,8 % Concise bzw.
- 79,6 % Amalgamfüllungen mit Velvalloy [39]. Ein tastbarer Randspalt wurde dagegen bei 81 % Epoxydent-, 33 % Concise-, 16 % Adaptic-, und 17 % Amalgamfüllungen nach 2 Jahren beobachtet [46].

Bei Füllungen, die ohne Bonding mit dem Kompositfüllungsmaterial P10 gelegt worden waren, zeigten nach 2 Jahren von 164 beurteilten Rändern 71,3 % keine Veränderung und 12,8 % eine durch einen Überschuß bedingte positive Stufe in Richtung Material. Bei 11,6 % war eine Stufe in Richtung Zahn vorhanden, d.h. Schmelz der Kavitätenwand lag frei, bei 1,2 % eine Stufe gegen Zahn und Material und bei den restlichen wurden andere Befunde erhoben [22]. Bei 130 Füllungen mit Profile (einem herkömmlichen Komposit mit rel. groben Füllkörpern), Durafil (mit Mikrofüllern), Miradapt (Hybridkomposit) und Amalgam, die nach 2 Jahren in einer Rangordnung gereiht wurden, nahm die Randdichtigkeit von Profile und Miradapt zu Durafill und Amalgam ab [33].

Nach 3 Jahren wurden bei 119 Füllungen mit Nuva Fil, Nuva Fil P.A. Uvio Fil oder Estilux keine Randpalten gefunden [63].

Optimale Werte in der Randadaptation gefunden wurden nach 3 Jahren bei ca.
- 68,2 % Adaptic-, aber nur
- 47,7 % Amalgamfüllungen mit Velvalloy von je 44 Füllungen [40], bei
- 96 % von 79 Ful-Fil Füllungen;

bei den restlichen Füllungen waren meist kleine Kanten am Rande der Füllung vorhanden, die durch abbrechende Füllungsüberschüsse entstanden waren [5], bei
- 97 % von 90 Füllungen mit P10 [6].

Nach 3 Jahren zeigte sich des weiteren eine gute Randadaptation okklusal bei
- 84,4 % von 90 und approximal bei
- 85,2 % von 61 Occlusinfüllungen [65].

Nach 5 Jahren war von insges. 147 Füllungen mit Adaptic, Blendant, Concise, DFR, Sevriton und einem Amalgam (Velvalloy) bei über 90 % der Amalgamfüllungen, aber < 1 % der Kompositfüllungen ein Spalt zwischen Füllung und Zahn vorhanden [24].

Keinerlei Randspalten zeigten sich innerhalb von 5 Jahren bei etwa je 32 Füllungen mit Estilux, Nuva Fil, Nuva fil PA und Uvio Fil [64].

Randverfärbung:

Von 59 Zweiflächenfüllungen mit Concise wurde nach 2 Jahren bei
- 69,5 % keine Randverfärbung gefunden (39). Sichtbare Randverfärbungen wurden dagegen bei
- 92 %, 59 % und 45 % von 26 – 31 Epoxydent, Concise und Adapticfüllungen nach 2 Jahren festgestellt [46].

Nach 3 Jahren wurden von 44 Kompositfüllungen mit Adaptic nur bei
- 31,8 % Adapticfüllungen keine Randverfärbungen gesehen [40]. Nach 3 Jahren wurden bei
- 100 % von 119 Füllungen mit Nuva Fil, Nuva Fil P.A., Uvio Fil oder Estilux keinerlei Randverfärbungen gefunden [63], aber bei
- 4 % von 79 Ful-Fil Restaurationen [5], bei 41,1 % von 90 Occlusinfüllungen [65]. Ausgedehnte Füllungen neigen eher zu Randverfärbungen als Füllungen mittlerer Größe [66].

Nach 5 Jahren war von insges. 147 Füllungen mit Adaptic, Blendant, Concise, DFR, Sevriton und Amalgam der Rand der Komposits bei 81 – 90 % nicht verfärbt [24].

Keinerlei Randverfärbungen zeigten sich innerhalb von 5 Jahren bei etwa je 32 Füllungen mit Estilux, Nuva Fil, Nuva Fil PA und Uvio Fil [64].

Oberfläche:
Kaum verändert nach 3 Jahren war die Oberflächenrauhigkeit okklusal bei 97 % von 90 Füllungen mit P10. Nur 4 % mußten wegen zu starker Abrasion oder Fraktur erneuert werden [6]. A-Werte hatten nach 3 Jahren des weiteren
- 90 % okklusal von 90 und
- 96,7 % approximal von 61 Füllungen mit Occlusin [65].

Axiale Kontur:
Optimal nach 3 Jahren war die axiale Kontur bei
- 47 % Nuva Fil-,
- 90 % Nuva Fil P.A.-,
- 87 % Uvio Fil- und
- 93 % Estiluxfüllungen (von insges. 119).
Alle Restaurationen waren klinisch akzeptabel, auch bei den Modellen wurde kein approximaler Konturverlust festgestellt [63]. Optimal nach 3 Jahren war die axiale Kontur auch zu
- 63 % von 90 Füllungen mit P10 [6], zu
- 96 % bei Füllungen mit Ful-Fil [5]; bei
- 92,2 % von 90 Occlusinfüllungen okklusal und approximal bei
- 88,5 % von 61 [65].
Von insges. 147 Füllungen mit Adaptic, Blendant, Concise, DFR, Sevriton und dem Amalgam Velvalloy zeigten nur 13 – 27 % der Komposits, aber 86 % der Amalgame nach 5 Jahren keinen Substanzverlust [24].

Kontaktpunkt:
Relativ häufig bei Kompositfüllungen im Seitenzahnbereich kommt es zu Problemen mit dem approximalen Kontaktpunkt:

Einen guten Kontaktpunkt nach 2 Jahren wiesen z.B. 77 % Füllungen mit P10 nach 2 Jahren auf, 12 % hatten einen schwachen und 11 % gar keinen Kontaktpunkt mit den Nachbarzähnen. Bei 22 % wurden außerdem approximale Füllungsüberhänge festgestellt [22].

Nach 3 Jahren wurden bei 119 Füllungen mit Nuva Fil, Nuva Fil P.A., Uvio Fil oder Estilux anhand der Modelle bei 100 % kein Kontaktverlust gefunden [63]. Von 79 mit Ful-Fil gelegten Füllungen wiesen nach 3 Jahren bei der direkten Beurteilung 79 % einen straffen und jeweils 10 % einen schwachen oder fehlenden Kontaktpunkt zu den Nachbarzähnen auf [5].

Sekundärkaries:
Sekundärkaries wurde bei Kompositfüllungen innerhalb der mehrjährigen Beobachtungszeit nicht oder nur äußerst selten gefunden [24, 63, 64, 6, 5].

Postoperative Beschwerden:
Ein adäquater Pulpenschutz mit säurefesten Unterlagematerialien ist für Komposite mindestens ebenso wichtig wie für Amalgamfüllungen. Kalziumhydroxidhaltige Unterlagen werden durch die Phosphorsäure beim Anätzen z.T. ausgewaschen. Postoperative Beschwerden traten z.B. bei 26 % von 79 Füllungen mit Ful-Fil in der ersten postoperativen Zeit auf, meist durch Tempera-

tureinflüsse bedingt und selten auch beim Kauen oder Zahnseidefädeln auftretend. Endodontische Eingriffe mußten nur in 2 Fällen innerhalb eines Jahres erfolgen [5].

Verwendung von Komposits bei Kl. I und Kl. II-Füllungen:
Über die Verwendung von Komposits im Seitenzahnbereich liegen noch kaum Daten vor. Bei einem Bremer Kollektiv waren bei 500 Personen mit einem durchschnittlichen Alter von 22,4 Jahren 92,4 % mit Amalgam, 7,2 % mit Komposits und 0,4 % mit Goldgußfüllungen versorgt. Prämolaren wurden häufiger (40,3 %) mit Komposits versorgt als mit Amalgam (29,3 %), [16].

Frontzahnfüllungen (Kl. III, IV), Zahnhalsfüllungen (Kl. V)

In einer Berner Untersuchung zeigte sich eine gute Qualität von insgesamt 189 nach 2 Jahren kontrollierten Kl. III-Füllungen zu
- 79 % bei Concise,
- 69,1 % bei Silar und nur zu
- 10,2 % bei Isopast.

Bei Concise war die Oberflächenrauhigkeit in REM-Bildern erhöht, die Oberfläche war bei Isopast gegenüber Concise glatter. Die Ränder waren bei den meisten Concisefüllungen, bei allen Isopastfüllungen intakt, bei Silar waren sie unterschiedlich [47].

Lichtpolymerisate sind chemisch härtenden Kunststoffen überlegen: 3 – 4 Jahre alte Füllungen (Kl. III – V, n = 278) mit 2 chemisch polymerisierten Mikrofüllern (Silar, Isopast) zeigten zu 66 % bzw. 88 % in SEM-Replikas marginale Defekte; 44 % dagegen ein mikrogefülltes Lichtpolymerisat (Durafill). Die Oberfläche der Komposits mit Mikrofüllern (Silar, Isopast und Durafill) war weniger rauh als die von konventionellen (Adaptic, Profile) oder Hybridkomposits wie Miradapt oder DRS [60].

Bei einem chemisch härtenden Komposit (Isopast) wurden nach 15 Monaten bei insgesamt 61 Füllungen, die von Studenten gelegt wurden, signifikant häufiger (bei 25 % gegenüber 0 %) Randverfärbungen gefunden als bei einem lichthärtendem Komposit [59].

Im *Farbverhalten* erwies sich ein Hybridkomposit (Brilliant/Brilliant Bond) einem mikrogefüllten Komposit (Estic-Microfill/Estic Bond) signifikant überlegen, nicht aber bezüglich anatomischer Form, Randverfärbung und Randschluß. Das zeigte sich an 150 paarigen Frontzahn-(Klasse III, IV) und Zahnhalsfüllungen (KL. V). Bei beiden verschlechterte sich der Randschluß im Laufe eines Jahres signifikant [20].

Beim Vergleich zwischen einem konventionellen, einem chemischen und einem lichtpolymerisierenden Komposit wurde beim konventionellen eine signifikant rauhere Oberfläche nach 3 Jahren gefunden als bei den beiden anderen. Bei allen war die Farbe nach 3jähriger Liegezeit verändert [11].

Es wurden auch Überlegungen angestellt, die Randdichtigkeit von Füllungen durch eine entsprechende Vorbehandlung zu verbessern: Durch *Dentinhaftmittel*, wie z.B. Gluma oder Super Bond etc., soll die Bildung von Randspalten verhindert werden: Bei Frontzahnkavitäten (Kl. III) ohne Randabschrägung z.B., die mit dem oberflächenaktiven Komonomer NGP-GMA vorbehandelt wurden, zeigten sich nach 2 Jahren signifikant weniger Randverfärbungen als bei abgeschrägten Kavitätenrändern bei insgesamt 65 Restaurationen [41].

Am Zahnhals wirkt sich die Polymerisationsschrumpfung besonders in dem Bereich der Füllung aus, der nicht durch die Säureadhäsivtechnik an den Schmelz gebunden werden kann. In vitro und in vivo bei zur Extraktion bestimmten Zähnen konnte die Randspaltbildung gut hintangehalten werden, indem die Ränder nach dem Legen der Füllung mit niedrigviskösem Kunststoff imprägniert wurden [58].

Von 158 paarigen Zahnhalsfüllungen, die entweder mit dem Dentinhaft-Kunststoff-Scotchbond-Silux oder dem Glasionomer-Material Fuji II F versorgt wurden, gingen keine bzw. 5 Füllungen verloren. Bei Fuji II F verschlechterte sich die anatomische Form mehr, es kam zu mehr Randverfärbungen als bei Scotchbond-Silux [21].

Von 43 mit Orthomite-Super-bond gelegten Zahnhalsfüllungen wiesen initial im REM nur 33 % einen perfekten Rand im Dentin auf und 67 % einen Randspalt kombiniert mit Über- oder Unterschüssen. Nach 2 Jahren waren noch 97,7 % der Füllungen in situ, aber weniger als 5 % der Füllungen, die untersucht werden konnten, hatten einen perfekten Rand. Teilweise waren die Randspalten durch verkalkte und unverkalkte Zahnbeläge verkittet [49].

Reaktion der Zahnpulpa auf Komposits

Ob es durch das Präparationstrauma, durch vorhandene Bakterien oder durch das Füllungsmaterial selbst zu einer möglichen Irritation der Pulpa kommt, ist schwer differenzierbar und wird daher unterschiedlich diskutiert:

Bei je 31 Zähnen, die aus orthodontischen Gründen zur Extraktion bestimmt waren, wurden Füllungen mit Clearfill Bond und Komposit gelegt, wobei der Boden der Kavität zur Entfernung der bakteriellen Schmierschicht, nicht aber die Schmelzränder mit Phosphorsäure vorbehandelt wurden. Bei den Kontrollzähnen wurde danach das Komposit wieder durch IRM-Zement ersetzt, um eine bakterielle Invasion zu verhindern. Im histologischen Bild wurden nach 1 – 11 Wochen bei den *Test*zähnen eine Entzündung der Pulpa in Anwesenheit von Bakterien bei 24 von 31 Zähnen gefunden, ohne Bakterien bei einem Präparat und bei den *Kontroll*zähnen bei 9 bzw. 5 Zähnen.

Daraus wurde gefolgert, daß eher durch einen ungenügenden Randschluß des Füllungsmaterials und anschließende Bakterieninvasion als durch das Material selbst oder das Anätzen es zu einer Reaktion der Pulpa kommt [57].

Für mögliche entzündliche Reaktionen der Pulpa auf Kompositfüllungen spielen auch die in der Kavität vorhandenen, nach der Präparation und Reinigung eingeschleppte oder durch undichte Füllungsränder eingewanderte Bakterien eine wichtige Rolle, sie sind aber nicht der alleinige Grund dafür. Kaum zur Irritation der Pulpa kam es bei Zahnhalskavitäten von aus orthodontischen Gründen zur Extraktion bestimmten Zähnen, bei denen erst nach dem Ätzen eine die Pulpa schützende Kalziumhydroxidunterlage gelegt wurde. Die Säureapplikation vor dem Legen der Unterfüllung führte zu keiner nennenswerten Reaktion der Pulpa. Durch die Versiegelung der Oberfläche nach dem Legen der Füllung wurde das pulpenirritierende Potential der Restaurationen nicht vermindert. Durch Spülen der Kavität mit der antibakteriellen Lösung Tubulicid wurde nicht mehr erreicht als mit H_2O_2. Wurde das Komposit ohne Säureätztechnik gelegt, wurde in der überwiegenden Zahl der histologischen Präparate eine unerwünschte Reaktion der Pulpa gefunden [23].

Werden Komposits als Füllungsmaterial für eher kleine Füllungen bei Kindern und Jugendlichen verwendet, können sie nicht so einfach wie etwa Amalgam verarbeitet werden, sondern benötigen einen höheren Aufwand an Sorgfalt und Zeit. Komposits im Seitenzahnbereich sind ästhetischer als Amalgam, sie haben aber auch gegenüber Amalgam den Nachteil der derzeit noch größeren Abrasion; die Gestaltung des Kontaktpunkts ist außerdem schwieriger [10]. Als Amalgamersatz für jede Füllungsgröße sind sie daher zur Zeit noch problematisch.

Zusammenfassung

Die Versiegelung und die Fissurenfüllung (erweiterte Versiegelung) sind sehr substanzsparende, zahnerhaltende Maßnahmen, vorausgesetzt, sie werden sorgfältig verarbeitet, regelmäßig nachkontrolliert und gegebenenfalls ergänzt oder erneuert. Dazu ist seitens des Patienten ein gewisses Maß an Bereitschaft zur Zahngesundheitsvorsorge notwendig.

Literatur

[1] ANTONSON D.E., BENEDETTO, M.D.: Ophtalmic concerns when using visible light curing units. Quintessence International 17, 679 – 682 (1986)

[2] ASMUSSEN E., HANSEN, E.K.: Surface discoloration of restorative resins in relation to surface softening and oral hygiene. Scand J. Dent. Res.94, 174 – 177 (1986)

[3] BAGRAMIAN, R., GRAVES, R., SRIVASTAVA, S.: Sealant effectiveness for children receiving a combination of preventive methods in a fluoridated community: two-year results. J. Dent. Res. 56, 1511 (1977)

[4] BAGRAMIAN, R., SRIVASTAVA, S., GRAVES, R.C.: Pattern of sealant retention in children receiving a combination of caries preventive methods: three-year results. J. Amer. Dent. Assoc. 98, 46 – 50 (1979)

[5] BOKSMAN, L., JORDAN, R.E., SUZUKI, M., CHARLES, D.H.: A visible light cured posterior composite resin: result of a 3-year clinical evaluation. J. Amer. Dent. Assoc. 112, 627 – 631 (1986)

[6] BRUNSON, W.D., ROBERTSON, T.M., WILDER, A.D., LEINFELDER, K.F.: Three-year clinical evaluation of composite resin in posterior teeth IADR / AADR Abstracts 1985 No. 1605

[7] CLINE, J.T., MESSER, L.: Long term retention of sealants applied by inexperienced operators in Minneapolis. Community Dent. Oral Epidemiol. 7, 206 – 212 (1979)

[8] CHARBENEAU, G., DENNISON, B., RYGE, G.: A filled pit and fissure sealant: 18-month results. J. Amer. Dent. Assoc 95, 299 (1977)

[9] CHARBENEAU, G.T., DENNISON, J.B.: Clinical success and potential failure after single application of a pit and fissure sealant: a four-year report. J. Amer. Dent Assoc. 559 – 564 (1979)

[10] COUNCIL ON DENTAL MATERIALS, INSTRUMENTS AND EQUIPMENT (AMERICAN DENTAL ASSOCIATION, ADA): Posterior composite resins. J. Amer. Dent. Assoc. 112, 707 – 709 (1986)

[11] DAVIS, R.D., MAYHEW, R.B.: A clinical comparison of three anterior restorative resins at 3 years. J. Amer. Dent. Assoc. 112, 659 – 663 (1986)

[12] GIFT, C.H., FREW, A.: Sealants, changing patterns. J. Amer. Dental Assoc. 112, 391 – 2 (1986)

[13] HAUPT, M., EIDELMANN, E., SHEY, Z., FUKS, A., CHOSACK, A., SHAPIRA, J.: Occlusal composite restorations: 4-year results. J. Amer. Dent. Assoc. 110, 351 – 353 (1985)

[14] HENGCHANG, X., TONG, W., SHQUING, S.: Wear patterns of composite restorative resins in vivo; observations by scanning electron microscopy. J. Oral. Rehabilitation 12, 389 – 400, (1985)

[15] HIRT, TH., LUTZ, F., ROULET, J.F.: In vivo evaluation of occlusal wear of two experimental composites versus amalgam. J. Oral Rehabilitation 11, 511 – 520 (1984)

[16] HOLLAND-MORITZ, R.: Komposite im Seitenzahnbereich. Dtsch. Zahnärztl. Z. 39, 117 – 122 (1984)

[17] HOTZ, P., HOFSTETTER, H.W., ROHRBACH, U.J.: Fissurenversiegelung in Kombination mit Schmelzfluoridierung. Schweiz. Mschr. Zahnheilk. 88, 313 – 323 (1978)

[18] JENSEN, Ö.E., HANDELMAN, ST.L., PEREZ-DIEZ, F.: Occlusal wear of four pit and fissure sealants over two years. Pediatric Dent. 7, 23 – 29 (1985)

[19] JODKOWSKA, E.: Wirksamkeit von Versiegelungsmaßnahmen der Kaufläche bleibender Zähne in klinischer Beurteilung II: Kariesreduktion. Stomatol. DDR 275 – 278 (1985)

[20] KULLMANN, W.: Hybrid- und Mikropartikel-Komposit im klinischen Vergleich. Dtsch. Zahnärztl. Z. 40, 910 – 914 (1985)

[21] KULLMANN, W.: Dentinhaft-Komposit und Glasionomer-Zement zur Restauration zervikaler Läsionen. Dtsch. Zahnärztl. Z. 40, 922 – 926 (1985)

[22] LEIDAL, T.L.: A clinical and scanning electron microscopic study of a new restorative material for use in posterior teeth. Acta Odontol. Scand. 43, 1 – 8 (1985)

[23] LEIDAL, T.I., ERIKSEN, H.M.: Human pulpal response to composite resin restorations. Endod. Dent. Traumatol. 1, 66 – 68 (1985)

[24] LEINFELDER, K.F., SLUDER,T.B., SANTOS, J.F., WALL, J.T.: Five-year clinical evaluation of anterior and posterior restorations of composite resin (Operative Dent. 5, 57 – 65 (1980)

[25] LEINFELDER, K.F., WILDER, A.D., TEIXEIRA, L.C.: Wear rates of posterior composite resins. J. Amer. Dent. Assoc. 112, 829 – 834 (1986)

[26] LI SH., SWANGO P.A., GLADSON, A.N., HEIFETZ, S.B.: Evaluation of the retention of two types of pit and fissure sealants. Community Dent. Oral Epidemiol. 9, 151 – 158 (1981)

[27] LUTZ, F., SCHNEIDER, PH.: Prophylaktische und therapeutische Versiegelungen. In: Peters, S. Prophylaxe. Verlag Die Quintessenz, Berlin 1978

[28] LUTZ, F., IMFELD, T., SCHNEIDER, PH.: Die erweiterte Fissurenversiegelung – eine Übersicht für den Praktiker. Schweizer. Mschr. Zahnheilk. 89, 40 – 49 (1979)

[29] LUTZ, F., SETCOS, J.C., PHILLIPS, R.W.: New finishing instruments for composite resins. J. Amer. Dent. Assoc. 107, 575 – 580 (1983)

[30] LUTZ, F., KREJCI, I., LUESCHER, B., OLDENBURG, TH.R.: Improved proximal margin adaptation of class II composite resin restorations by use of light-reflecting wedges. Quintessence International 17, 659 – 664 (1986)

[31] MAROLF, R., ROULET, J.F., MÖRMANN, W.H., LUTZ, F.: Kompositinlays- Randqualität und Verschleiß nach 6 Monaten Schweiz. Mschr. Zahnmed. 94, 1215 – 1224 (1984)

[32] MARTENS, L.V., GLASRUD, P.H., GAMBUCCI, J.R.: Changes in sealant use by general practitioners in private practice. Quintessence International 18, 53 – 57 (1987)

[33] McCOMB, D., BROWN, J.: Two year clinical evaluation of three composite resins as posterior materials. IADR/AADR Abstracts 1985

[34] MEINT, R., REIN, H., RIETHE, P.: Verschleißfestigkeitsmessungen mittels Moire-Topographie an occlusionstragenden Kompositfüllungen der Klasse I/II Dtsch. Zahnärztl. Z. 110 – 113 (1984)

[35] MEINT, R., REIN, H., RIETHE, P.: Klinische Erfahrungen mit den Mikrofüller-Kompositen Estic-Microfill und Isomolar im Seitenzahnbereich. Dtsch. Zahnärztl. Z. 39, 114 – 116 (1984)

[36] MERTZ-FAIRHURST, E.J., FAIRHURST, C.W., WILLIAMS, J.E., DELLA-GIUSTINA, V.E., BROOKS, J.D.: A comparative clinical study of two pit and fissure sealants: six-year results in Augusta Ga. J. Amer. Dent. Assoc. 105, 237 – 240 (1982)

[37] MESSER, L.B., CLINE, J.T.: Relative caries experience of sealed versus unsealed permanent posterior teeth: a three-year study. J Dent. Child. May-June 1980, 175 – 182

[38] MEURMAN, J.H., HELMINEN, K.J., LUOMA, H.: Caries reduction over 5 years from a single application of a fissure sealant. Scand. J. Dent. Res.: 86, 153 – 156 (1978)

[39] OSBORNE, J.W., GALE, E.N., FERGUSON, G.W.: One-year and two-year clinical evaluation of a composite resin vs. amalgam. J. Prosthet. Dent. 30, 795 – 800 (1973)

[40] PHILLIPS, R.W., AVERY, D.R., MEHRA, R., SWARTZ, M.L., McCUNE, R.J.: Observations on a composite resin for class II restorations: Three-year report. J. Prosthet. Dent. 30, 891 – 897 (1973)

[41] QVIST, V., STRÖM, C., THYLSTRUP, A.: Two-year assessment of anterior resin restorations inserted with two acid-etch restorative procedures. Scand J. Dent. Res. 93, 343 – 50 (1985)

[42] RAADAL, M., LAEGREID, O., LAEGREID, V., HVEEM, H., KORSGAARD, E.K., WANGEN, K.: Fissure sealing of permanent first molars in children receiving a high standard of prophylactic care. Community Dent. Oral Epidemiol. 12, 65 – 68, 1984

[43] RICHARDSON, B.A., SMITH, D., HARGRAVES, J.A.: A 5 – year clinical evaluation of the effectiveness of a fissure sealant in mentally retarded Canadian children. Community Dent. Oral Epidemiol. 9, 170 – 174 (1981)

[44] ROBERTS, M.W., BRORING, CH.L.: Two-year clinical evaluation of a proprietary composite resin for the restoration of primary posterior teeth. Pediatric Dentistry 7, 14 – 18 (1985)

[45] ROCK, W.P., BRADNOCK, G.: Effect of operator variability and patient age on the retention of fissure sealant resin: 3-year results. Community Dent. Oral Epidemiol. 9, 207 – 209 (1981)

[46] ROULET, J.F., METTLER, P., FRIEDRICH, U.: Ein klinischer Versuch dreier Komposits mit Amalgam für Klasse-II-Füllungen unter besonderer Berücksichtigung der Abrasion. Resultate nach 2 Jahren. Schweiz. Mschr. Zahnheilk. 90, 18 – 30 (1980)

[47] SCHLAPBACH, T., HOTZ, P., ROULET, J.F.: Ein klinischer Vergleich konventionell und mikrogefüllter Komposite für Klasse-III-Füllungen – Resultate nach zwei Jahren. Schweiz. Mschr. Zahnheilk. 92, 667 – 680 (1982)

[48] SCHMID, H., LUTZ, F.: P-10, ein brauchbares Seitenzahnkomposit? Schweiz. Mschr. Zahnmed. 95, 482 – 492 (1985)

[49] SCHMID, H., LUTZ, F., HIRSBRUNNER, E.: Klasse-V-Füllungen mit Super-Bond, 2 Jahres Resultate (Schweiz. Mschr. Zahnmed. 96, (5), 679 – 687 (1986)

[50] SIMONSEN, R.J.: Preventive resin restoration: three-year results. J. Amer. Dent. Assoc. 535 – 540 (1980)

[51] SIMONSEN, R.J.: The clinical effectiveness of a colored pit and fissure sealant at 36 month. J. Amer. Dent assoc. 102, 323 – 328 (1981)

[52] STÄDTLER, P.: Effekt verschiedener Versiegelungen nach einem Jahr. Dtsch. Zahnärztl. Z. 39, 43 – 45 (1984)

[53] STÄDTLER, P.: Fissurenversiegelung und Fissurenfüllung (erweiterte Versiegelung). Ergebnisse nach 2 Jahren. DGZ-Tagung Aachen 1986

[54] STRAFFON, L.H., DENNISON, J.B., MORE, F.G.: Three-year evaluation of sealant: effect of isolation on efficiacy. J. Amer. Dent. Assoc. 110, 714–717 (1985)

[55] TOBIEN, P.: Eine vergleichende Untersuchung der Retention von Versiegelungen im Studentenkurs. Inaugural-Dissertation der Med. Fakultät der Eberhard-Karls-Universität, Tübingen 1983

[56] TONN, E.M., RYGE, G.: Two-year clinical evaluation of light cured composite resin restorations in primary molars. J. Amer. Dent. Assoc. 111, 44–48 (1985)

[57] TORSTENSON, B., NORDENVALL, K.J., BRÄNNSTRÖM, M.: Pulpal reaction and microorganisms under Clearfill composite resin in deep cavities with acid etched dentin. Swed. Dent. J. 6, 167–176 (1982)

[58] TORSTENSON, B., BRÄNNSTRÖM, M., MATTSON, B.: A new method for sealing composite resin contraction gaps in lined cavities. J. Dent. Res. 64, 450–453 (1985)

[59] VAN DEN BUSCH, J., HELLWIG, E., KLIMEK, J.: Vergleich chemisch und lichthärtender Komposite in vivo. Dtsch. Zahnärztl. Z. 41, 1088–1092 (1986)

[60] VAN DIJKEN, J.W.V., HÖRSTEDT, P., MEURMAN, J.H.: SEM study of surface characteristics and marginal adaption of anterior resin restorations after 3–4 years. Scand. J. Dent. Res. 93, 453–62 (1985)

[61] VENZ, S.: Optische und profilometrische Untersuchung zur Politur und Oberflächenglätte von Komposits. ZWR 92, 31–37 (1983)

[62] VRBIC, V.: Five-year experience with fissure sealing. Quintessence International 17, 371–372 (1986)

[63] WILDER, A.D., MAY, K.N., LEINFELDER, K.E.: Three-year clinical study of UV-cured composite resins in posterior teeth. J Prosth. Dent. 50, 26–30 (1983)

[64] WILDER, A.D., MAY, K.N., LEINFELDER, K.F.: Five-year clinical study of UV-polymerized composites in posterior teeth IADR Abstract No. 1497 (1984)

[65] WILSON, N.F., ROBINSON, A.A.: Klinisches Prüfprogramm und vorläufige 3-Jahresergebnisse einer Multi-Center-Studie mit einem tageslichthärtenden Komposit für Restaurationen im Seitenzahnbereich. Phillip Journal 1986, 19–24

[66] WILSON, N.H.F., SMITH, G.A., WILSON, A.: A clinical trial of a visible light cured posterior composite resin restorative material: three-year results. Quintessence International 17, 643–652 (1986)

Amalgam

Einleitung

Neben den *konventionellen* Amalgamen, die aus einer Feilung, d.h. Splittern und Spänen, mit 65 – 70 % Silber, 25 – 30 % Zinn und 2 – 5 % Kupfer bestehen und die besonders korrosionsanfällige Gamma 2-Phase enthalten, stehen folgende Legierungen zur Verfügung: *Hochsilberamalgame* vom sog. Dispersionstyp bestehen aus herkömmlichem Legierungspulver und Kugeln einer etwa eutektischen Silber-Kupfer-Legierung mit 65 – 70 % Silber, 12 %Kupfer und 18 % Zinn. Typische Vertreter sind Amalcap-NG-2, Dispersalloy, Goodfill NG2 und Starcap.

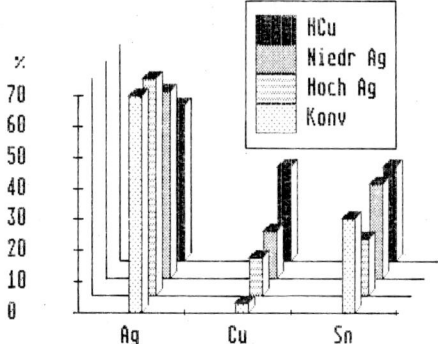

Abb. 1: Zusammensetzung von Amalgamen. Konv: Konventionelles Amalgam. Hoch Ag: Hochsilberamalgam. Niedr. Ag: Niedrigsilberamalgam, HCu: Kupferreiches Amalgam. Anteil in Prozent: Ag: Silber, Cu: Kupfer, Sn: Zinn.

Non Gamma 2-Amalgame können Kupfer in unterschiedlichem Maß enthalten: *Niedrigsilberamalgame* mit einer einheitlichen, ternären Legierung mit 55 – 60 % Silber, 12 – 15 % Kupfer und 25 – 30 % Zinn aus kugelförmigen oder kugelähnlichen Partikeln sind z.B. Oralloy und Tytin. *Kupferreiche* Amalgame bestehen aus einer einheitlichen Legierung mit nur 40 – 50 % Silber, aber 20 – 30 % Kupfer und 20 – 30 % Zinn. Die Partikel sind dabei *kugelförmig* oder kugelartig, z.B. in Sybraloy oder Valiant, *splitterförmig* in ANA 2000, *splitter- und kugelförmig* in Contour und Cupralloy, *splitter- und kugelartig* in Vivalloy HR. Duralloy enthält gespantes Alloy und hochkupferhaltige Kugeln (DELLA VOLPE 1985, [8]).

Dispersionslegierungen lassen sich durch die irreguläre Partikelform besser stopfen als kugelförmige Legierungen, die aber dafür eine glattere Oberfläche haben. Legierungen mit 50 – 70 % kugelförmigen Partikeln und 30 – 50 % Splitterpartikeln, wie z.B. Contour, wurden eingeführt, um eine gute Kondensierbarkeit aber auch eine zu einer glatten Oberfläche führenden Schnitzbarkeit zu erreichen (JORDAN et al. 1985, [25]).

Herkömmliche Amalgame haben den Nachteil, daß sie die sog. *Gamma 2-Phase* bilden, die sehr leicht korrodiert. Es kommt dabei an den Füllungsrändern zur merkurroskopischen Expansion (DREYER-JØRGENSEN 1977, [12]), es bilden sich Korrosionsspalten. Die Kanten brechen um so leichter ab, je spitzer die Kante, je größer der Gehalt an den metallurgischen Phasen Gamma 1 und Gamma 2, je größer die Porosität ist und je mehr das Amalgam zur Verformung bei konstanter Belastung, zum *Creep* neigt. Der Zusammenhang zwischen Kantenstabilität und Creep resultiert aus dem Widerstand, den das Amalgam der durch die Expansion bedingten Deformation entgegensetzt (PFAFFENBARGER et al. 1979, [51]).

Die Gamma 2-Phase kann reduziert oder ausgeschaltet werden, indem entweder Pulver mit Kugeln einer eutektischen Silber-Kupfer-Legierung in Anteilen von 9 – 33 % einem herkömmlichen Feilungspulver beigemengt wird *(Zweikomponentenlegierung, Dispersionstyp),* oder das Pulver aus einer einheitlichen Legierung aus Silber, Kupfer und Zinn hergestellt wird *(Einkomponentenlegierung).*

Daraus ergeben sich die bereits angeführten Amalgamtypen. Durch den erhöhten Kupfergehalt in der Legierung wird während der Abbindung, beim Erhärten, das restliche Zinn gebunden, so daß keine Reaktion mehr mit dem Quecksilber stattfinden kann. An Stelle von Gamma 2 entstehen eine Epsilon- und eine Eta-Phase, die mechanisch widerstandsfähiger und korrosionsbeständiger sind. Je rascher sich die Phasen bilden, um so besser wird die Gamma 2-Phase bei den Zweikomponentenlegierungen reduziert, bei den Einkomponentenlegierungen wird sie vollständig unterdrückt. Legierungen mit 13,6 – 25 % Kupfer enthielten auch nach vier Wochen gewisse Mengen an Gamma 2, bei einem Cu-Gehalt von 25 % wurde dagegen keine Gamma 2-Phase mehr gefunden (ESPEVIC 1980, [16]).

Wie dauerhaft eine Amalgamfüllung ist, hängt vom Material, vom Patienten (SMALES et al 1986, [55]), aber auch von der Verarbeitung durch den Behandler ab (LETZEL et al. 1984, [30]).

Physikalische Eigenschaften

Non Gamma 2-Legierungen erwiesen sich *härter* und fester als herkömmliche Legierungen. Ihre *Creepwerte* waren deutlich niedriger (WIRZ et al. 1978, [63]; BRYANT 1980, [4]). Nach einer Woche betrugen die Creepwerte bei herkömmlichen Legierungen 1,7 – 4,7 %, bei Dispersionslegierungen 0,21 – 0,1 % und bei Cu-reichen, einheitlichen Legierungen 0,05 % – 0,11 % (BRYANT 1980, [4]).

Von den Cu-reichen Legierungen hatten die einheitlichen Legierungen in Kugelform die größte Anfangshärte, die größte Mikrohärte und die geringsten Creepwerte.

Bei einheitlich kugelförmigen Legierungen wurden niedrige Creepwerte bei einem Cu-Gehalt von 10,2 % bis 28,5 % gefunden. Die Splitter-Kugel-Mischsysteme zeigten dagegen am meisten Creep. Das bedeutet, daß die Creepwerte weniger vom Cu-Gehalt abhängen, sondern vielmehr von der Art, wie sie in die Legierung eingebracht werden (DUKE et al. 1982, [13]).

Die *Bruchfestigkeit* von Non Gamma 2-Legierungen nahm mit steigendem Kupfergehalt ab und war bei Dispersionslegierungen größer als bei Einkomponentenlegierungen (LOYD et al. 1985, [32]; CRUICKSHANKS-BOYD et al. 1983, [6]).

Korrosion

Die Korrosionsanfälligkeit zu ermitteln ist schwierig, da keine einheitlichen Normen für Meß-methoden existieren. Zur Korrosion kann es auch bei Non Gamma 2-Amalgamen kommen (REISBICK 1977, [53]; ESPEVIC 1977, [15]). Aus Amalgamen vom Dispersionstyp ging z.B. nach einmonatiger Lagerung im künstlichen Speichel mehr Kupfer in Lösung als aus Einkomponenten-legierungen.

Die Ursache dafür dürfte darin liegen, daß eine Phase in den eutektischen Silber-Kupfer-Partikeln, die 92 % Kupfer enthält, leicht löslich ist. Bei Amalgam vom Dispersionstyp korrodier-ten sowohl die Reaktionszone um die Silber-Kupfer-Partikel als auch die Partikel und die Gamma-Phase. Die interne Korrosion reichte bis zu 60 μ unter die Oberfläche. An der Oberfläche wurde eine zusammenhängende Lage von Korrosionsprodukten gefunden (ESPEVIC 1977, [15]).

Dispersionslegierungen zeigten eine geringere Korrosionsrate als ein konventionelles Amal-gam mit gefrästen Partikeln, aber eine höhere als Legierungen mit kugeligen Partikeln (STAHELI et al. 1977, [57]).

Bei kupferreichen Einkomponentenlegierungen korrodierten die Eta-Phase und das ursprüng-liche Legierungspulver innerhalb des Amalgams. Die Oberfläche war frei von Korrosionsproduk-ten (ESPEVIC 1977, [15]).

Die Korrosion, gemessen als anodischer Polarisationsstrom, war unabhängig von den Creep-werten (MAHLER et al. 1982, [33]).

Je höher der Kupfergehalt einer Legierung ist, um so weniger benetzbar sind die Partikel, um so weniger können sie mit Hg reagieren. Dadurch entstehen Spalten, Porositäten, die zur Korro-sion führen. Spezielle Verfahren sind notwendig, um bei erhöhtem Kupfergehalt eine ausreichende Benetzbarkeit zu garantieren. Werden sie angewendet, kann sich die Eta-Phase spaltfrei ausbil-den; dadurch wird die Korrosion hintangehalten.

In Dauertauschversuchen in 0,1 M Milchsäure/Natriumchlorid-Lösung zeigte es sich, daß Non Gamma 2-Amalgame ebenso korrodieren wie konventionelle Amalgame. ANA 2000 z.B. gab Kupfer bis zu 500 $\mu g/cm^2$, 40 $\mu g/cm^2$ Silber und 20 $\mu g/cm^2$ Hg täglich ab (GEIS-GERSDORFER et al. 1986, [18]).

Auch bei Versuchen in Ringerlösung und künstlichem Speichel war bei hohen Sauerstoffkon-zentrationen die Korrosionsrate von kupferreichen Amalgamen gleich wie bei herkömmlichen Amalgamen (GREENER et al. 1985, [22]).

Bei Amalgamen, die 1 Monat in 0,9 % NaCl-Lösung gelagert wurden, war die Freigabe von Kupfer und Zink negativ korreliert, vom kupferreichen Amalgam Neo Silbrin wurden nach GJERDET auch hohe Mengen an Cadmium abgegeben. (GJERDET et al. 1983, [20]).

Bei Non Gamma 2-Amalgamen, die 1 Jahr in einer Testlösung aufbewahrt wurden, kam es zur Korrosion bis 100 – 500 μm in die Tiefe. Die Non Gamma 2-Amalgame korrodierten mehr als die konventionellen. Die Kupferabgabe war unabhängig von der Cu-Konzentration in der Le-gierung. Kupfer wurde nach 6 Monaten nur mehr in geringem Maß abgegeben, die Hg-Abgabe war anscheinend auch nach einem Jahr nicht beendet (DERAND 1986, [9]).

Bei 6monatiger Lagerung in Ameisensäure und Milchsäure gingen kupferreiche Amalgame mehr in Lösung als konventionelle Amalgame (PALAGHIAS 1986, [49]).

Im Gegensatz zu herkömmlichen Amalgamen kann aus dem Gehalt an Gamma 2 und den Creepwerten nicht auf die Dauerhaftigkeit bzw. Randstabilität des Amalgams geschlossen wer-den. Das ergaben auch statistische Analysen einer klinischen Studie nach 1 und 3 Jahren (GALE et al. 1982, [17]).

Amalgamierung, Trituration

Die Korrosion wird durch Porositäten begünstigt (DREYER-JØRGENSEN 1977, [12]). Dabei spielt die Porosität der Partikel selbst eine Rolle (DAVIES et al. 1984, [7]), es spielt aber auch eine Rolle, ob sich Unterschiede in der Verarbeitung mehr oder weniger stark auf die Amalgamqualität auswirken (KUSY et al. 1981, [28]; HOLLAND et al. 1985, [24]): Ein verminderter Druck beim Kondensieren, *verkürzte Triturationszeit* oder ein *vermindertes Hg/Feilung-Verhältnis* führte zu größerer *Expansion und Porosität* und umgekehrt.

Von den konventionellen Amalgamen ANA 68 und Revalloy, der kupferreichen (25,4 % Cu) Einkomponentenlegierung ANA 2000 und der Dispersionslegierung Dispersalloy reagierte ANA 2000 auf Abweichungen der empfohlenen Verarbeitung am wenigsten, ANA 68 am stärksten (EKSTRAND et al. 1985, [14]).

Auch in einer anderen Untersuchung führten *kurze Amalgamierungszeiten* oder *niedrige Frequenzen* zur *Expansion,* lange Amalgamierungszeiten oder -frequenzen zur Kontraktion. Die Druckfestigkeit nahm mit steigender Amalgamierungszeit oder -frequenz zu. *Längenänderung und Druckfestigkeit* hingen wesentlich stärker von der Amalgamierungs*frequenz* ab als von der Amalgamierungszeit. Die *Creepwerte* stiegen mit der *Amalgamierungszeit oder -frequenz* bei kupferarmen Amalgamen an, bei kupferreichen Amalgamen dagegen nicht (DERMANN 1986, [10]).

Kondensation

Mit maschineller Kondensation und Handkondensation wurden unterschiedliche Erfahrungen gemacht: WIRZ et al. (1984, [64]) fanden, daß im allgemeinen bei mechanischer Kondensation eine Qualitätsverbesserung erreicht wird. Konventionelle Legierungen reagierten auf die Bearbeitung mit Winkelstücken sehr empfindlich in Form einer unerwünschten Kontraktion bis 20 μm. Allerdings kam es auch bei einigen Non Gamma 2-Amalgamen (Amalcap F, Sybraloy, Dispersalloy, Oralloy) zu einer Kontraktion von 5 – 10 μm (WIRZ et al 1984, [64]).

MAYER (1984) fand keinen Unterschied zwischen mechanischer Kondensation und Handkondensation, nur die Kondensation mit Ultraschallinstrumenten führte zu einer signifikant geringeren Druckfestigkeit (MAYER 1984, [37]).

WIEDEMANN et al. 1984 stellten bei handgestopften Proben eine signifikant höhere Bruchfestigkeit, Dichte und im äußeren Probendrittel eine größere Härte fest als bei Kondensation mit dem Amalgamvibrator oder der „Speedomatic" (WIEDEMANN et al. 1984, [62]).

Bezüglich der *Form* der Instrumente wurde in einer Studie mit Tytin, Dispersalloy und New True Dentalloy von verschiedenen Handkondensationsinstrumenten mit einem *runden flachen Kondenser* die beste Adaptation und die geringste Mikroporosität gefunden. Eine Verminderung des Hg/Legierung-Verhältnisses oder verkürzte Triturationszeiten führten bei allen Amalgamen zur größten Mikroporosität. New True Dentalloy zeigte dabei die beste Randadaptation, aber die größte Mikroporosität, Tytin am wenigsten Mikroporosität (CORDAZZI et al. 1983, [5]).

Klinische Untersuchungen

Methoden

GIBSON et al. verwendeten zur klinischen Beurteilung von Amalgam- und Kompositfüllungen folgende Kriterien:

1 Gesund: Die Restauration ist bezüglich Oberfläche, Randschluß, Farbe, anatomischer Form in Ordnung
2 Rauhe Ränder: Geringfügige Randdefekte, mit der Sonde ist von Füllung zum Zahn hin ein kleiner Graben tastbar
3 Randdefekte: deutlich sichtbare und tastbare Randdefekte ohne Karies
4 Karies am Rand oder bis ins Dentin penetrierend
5 Erneuert, die Füllung wurde mittlerweile ausgewechselt
6 Abrasion an der okklusalen Fläche erkennbar
7 Verfärbung der Oberfläche
8 Randverfärbung
9 Defekt der Füllung, so daß die seitliche Wand oder der Boden der Kavität freiliegen oder totaler Verlust der Füllung (GIBSON et al. 1982, [19]). Treten mehrere dieser Kriterien zugleich auf, wird die Befundaufnahme mit den angeführten Codes möglicherweise schwierig.

Weitere, ausführlichere Kriterien zur klinischen Evaluation von Füllungen sind auch im Kapitel Methoden zur Evaluation von Komposits dargestellt.

Für die klinische Evaluation von Kantenfrakturen wurde von MAHLER et al. 1986 ein Modell gefunden, mit dem die Beurteilungsunterschiede innerhalb eines Beobachters und zwischen verschiedenen Beobachtern nach einer Standardisierungsprozedur auf ein vernachlässigbares Maß gebracht werden können. Dabei werden standardisierte Bilder der Füllungen mit einem Referenzset mit zunehmenden Randfrakturen verglichen (MAHLER et al. 1986, [34]).

SMALES et al. (1985) untersuchten die Ergebnisse einer direkten visuellen Beurteilung von Füllungen mit zwei indirekten Methoden, bei denen Dias der Testfüllungen mit einem Standard Set von elf 2 : 1 vergrößerten Dias oder Gipsmodellen der Testfüllungen mit drei Gipsmodell-Referenzsets verglichen wurden. Dabei wurde in jeweils 3 Graden anatomische Form, Überextension oder Unterextension der Ränder, Plaque auf der Restauration, Gingivitis in der Nähe der Restauration, Attrition von Füllung und Zahn, Oberflächenrauhigkeit, Randverfärbung und Randfraktur bewertet. Mit den indirekten Methoden wurden gegenüber der direkten Beurteilung signifikant unterschiedliche Werte gewonnen, die im Mittel höher als bei der direkten Bewertung waren. Bezüglich der Sensitivität waren beide indirekten Methoden der direkten überlegen. Aber auch mit den indirekten Methoden kann auf eine Kalibrierung bzw. auf ein Training der Untersucher nicht verzichtet werden, da jeder der hier kalibrierten Untersucher sein individuelles Beurteilungsniveau entwickelte (SMALES et al. 1985, [54]).

MATSSON et al. (1984) empfehlen für kleinere kurzfristige Studien, im Mikroskop die Gipsmodelle von Amalgamfüllungen mit der Meßskala hinsichtlich des weitesten Randspalts zu begutachten und eine Rangordnung zu erstellen (MATSSON et al. 1984, [36]).

Elektrochemische Korrosion: Die elektrochemische Korrosion kann in vivo mit einer entsprechend adjustierten Platinenelektrode gemessen werden (NILNER et al. 1985a, [41]; BERGMANN et al. 1978, [2]; NILNER et al. 1982, [40]). Alte Füllungen wiesen dabei Werte von durchschnittlich − 226,1 mV auf, neue Füllungen zeigten im Mittel ein Potential von − 339,4 mV. (NILNER et al. 1985a, [41]).

Klinische Ergebnisse

Die Abb. 2 a – c zeigen Beispiele von Amalgamfüllungen vor und nach 4jähriger Liegedauer.

Klinische Amalgamuntersuchungen erfordern eine relativ lange Beobachtungszeit. Von den Non Gamma 2-Amalgamen liegen derzeit zwar eine Reihe von experimentellen Untersuchungen vor, die jeweils einen bestimmten Aspekt beleuchten, aber erst relativ wenige klinische Untersuchungen. Folgende Faktoren beeinflussen die Dauerhaftigkeit von Amalgamfüllungen.

Zahntyp, Behandler, Patient

Einen signifikanten Einfluß auf die Ergebnisse von klinischen Amalgamuntersuchungen haben *Zahntyp, Legierung und Behandler*. Unterschiede in der Randadaptation konnten auch signifikant auf den *Patienten* zurückgeführt werden. Das ergab eine Studie mit 6 Amalgamlegierungen, die von 4 kalibrierten Untersuchern gelegt wurden. Nach 6, 12 und 18 Monaten wurde die Randadaptation der Füllungen von 2 Untersuchern anhand von SW-Bildern mit Standardbildern verglichen (GOLDBERG et al. 1980, [21]).

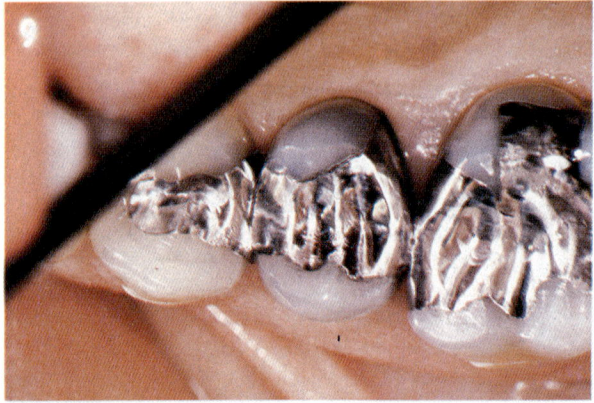

2 a

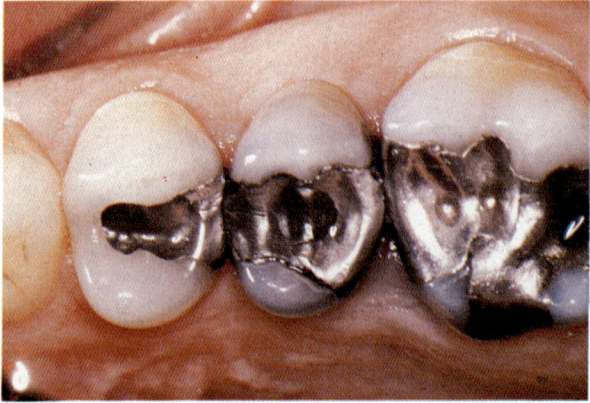

2 b

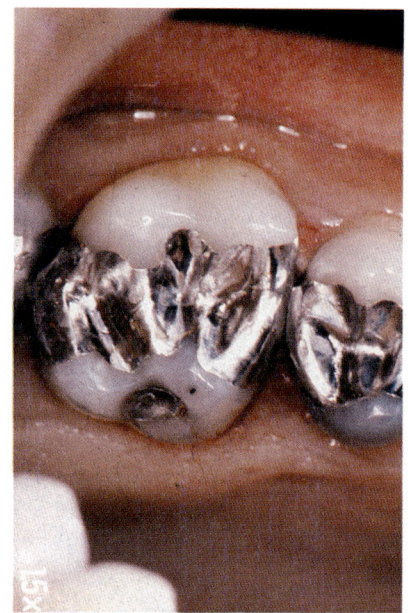

Abb. 2: Non Gamma 2-Amalgame (Sybralloy bei Zahn 25,
Amalcap Non Gamma 2 bei 26)
a) am Beginn, nach der Politur,
b) nach 4 Jahren,
c) nach 4 Jahren, nach neuerlicher Politur. 2 c

Der Behandler, der Patient und mit der Zeit in zunehmendem Maß das Material hatten einen Einfluß auf die Qualität von 180 Amalgamfüllungen bei 57 Patienten. Am wenigsten Kantenfrakturen wiesen nach 5 Jahren Füllungen mit Dispersalloy auf, gefolgt von Agestan 68, New True Dentalloy, Cavex SF, Shofu Spherical und Standalloy F (LETZEL et al. 1984, [30]).

Sybrallyfüllungen, die in einer Landpraxis gelegt wurden, zeigten nach 3 Jahren signifikant mehr Randfrakturen, Randverfärbung und Oberflächenverfärbung — aber nicht mehr Oberflächenrauhigkeit — als Sybraloyfüllungen, die vom gleichen Behandler in einer Stadtpraxis gelegt wurden. Die Patienten der Landpraxis waren bzgl. Rauchen, Kaffee- und Teegenuß nicht unterschiedlich, die in der Landpraxis hatten (n.s.) etwas größere Füllungen und eine etwas schlechtere Mundhygiene (n.s.) (SMALES et al. 1986, [55]).

Amalgamfüllungen sind Kompositfüllungen vor allem in puncto Abrasion überlegen: Von je 66 Dispersalloy- und Adapticfüllungen (Komposit) wiesen nach 2 Jahren zwar 19 Amalgam- und nur 3 Kompositfüllungen geringfügige Randdefekte und 4 bzw. 0 deutliche Randdefekte auf, aber nur eine Amalgamfüllung gegenüber 16 Kompositfüllungen zeigte Zeichen von okklusaler Abrasion (GIBSON et al. 1982, [19]).

Material

Herkömmliche Legierungen mit gefrästen Partikeln zeigten weniger marginale Defekte als herkömmliche Legierungen mit kugeligen Partikeln (LEIDAL et al. 1980, [29]). Untersuchungen an 457 nach 2 Jahren nachkontrollierten Amalgamfüllungen ergaben, daß nach 2 Jahren Non Gamma 2-Amalgame vom Dispersionstyp, z.B. Cupralloy, Dispersalloy, Phasealloy, in geringstem Maß marginale Defekte zeigten, gefolgt von den Einkomponenten-Amalgamen Indiloy und Tytin. Sybraloy hatte die geringste marginale Integrität (OSBORNE 1980a, [45]; 1980b, [46]).

Die Streuung in der Qualität der von einem oder mehreren Behandlern gestopften Amalgamproben war bei schnell abbindenden kugelförmigen Einkomponentenlegierungen deutlich breiter als bei Dispersionslegierungen oder herkömmlichen Legierungen (KUSY et al. 1981, [28]).

Daß die einheitlichen kugelförmigen Non Gamma 2-Legierungen im klinischen Langzeitversuch schlechter abschneiden, liegt möglicherweise daran, daß sie die Anfangshärte sehr rasch erreichen und es dadurch eher zum Bruch von zu hohen Randwülsten oder Kanten kommt, wenn die Okklusion nicht genau beachtet wurde.

Von je 33 nachkontrollierten Füllungen pro Gruppe mit Dispersalloy oder Royal Dental Alloy, einem herkömmlichen Amalgam, wiesen nach 2 Jahren vorkondensierte Dispersalloyfüllungen zu 84,8 % einen unveränderten Randschluß auf, aber nur 45,5 % der vorkondensierten Füllungen mit dem herkömmlichen Amalgam ($p < 0{,}01$; MATSSON et al. 1982, [35]).

Füllungen mit Dispersalloy zeigten nach 6 Jahren in signifikant geringerem Maß ($p < 0.0001$) Randspalten von 53.8 μm auf, gegenüber 90.5 μm bei dem herkömmlichen Amalgam Velvalloy (PAMEIER et al. 1983, [50]). Dabei wurden allerdings die 226 Velvalloyfüllungen bei 27 Patienten von einem Behandler und die 138 Dispersalloy bei 33 Patienten von einem anderen Behandler gelegt, so daß ein Einfluß der Behandler auf die Ergebnisse denkbar wäre.

Von 112 Spheraloy- und 97 Dispersalloyfüllungen wiesen die letzteren nach 10 Jahren einen signifikant ($p < 0.025$) besseren Randschluß auf. Keine Veränderungen der Randqualität zeigten 8 Spheraloy- und 16 Dispersalloyfüllungen, eine fehlerhafte Randadaptation 17 bzw. 3. Von beiden Materialien waren in dieser Zeit etwa gleich viele Füllungen erneuert worden (HAMILTON et al. 1983,[23]).

In einer australischen Studie wurden über 60 Füllungen mit Permite C, einer Dispersionslegierung, nach 3 Jahren durch einen Untersucher direkt beurteilt, während ein zweiter Untersucher die Fotos mit einem 4teiligen Referenzfotoset verglich. 91 % der polierten Füllungen wiesen eine zufriedenstellende Qualität auf, 32,4 % waren optimal. Von den nicht akzeptablen Füllungen waren 2,9 % aus präventiven Gründen und 5,9 % sofort zu erneuern. Von den unpolierten Amalgamen war keine optimal. 13,8 % mußten aus präventiven Gründen und 16,7 % unmittelbar erneuert werden (DEVRIES et al. 1984, [11]).

Von 115 Dispersalloyfüllungen wiesen 80 % nach 5 Jahren keinen Randspalt auf und 34 % keinen Creep, d. h. keine Stufe infolge Verformung. Bei 89 dreijährigen Füllungen war zu 91 % kein Randspalt und zu 57 % kein Creep festzustellen (NOWAK et al. 1984, [44]).

Die Randadaptation und die Korrosion können wesentlich durch den Behandler beeinflußt werden: Die Füllung wird mit einem Überschuß gestopft, damit die quecksilberreichen Oberschichten mit dem Überschuß entfernt werden können. Die Ausarbeitung erfolgt am besten mit scharfen Schnitzinstrumenten, z.B. CDWACD und CD89/92 von Hu Friedy oder OP 37 und SM 17 D von Deppeler. Die Instrumente werden dabei entlang des Randes der Kavität so geführt, daß sie gleichzeitig an Schmelz und Amalgam anliegen und eine Stufenbildung zwischen Zahn und Füllung vermieden wird. Mit dem Schnitzinstrument wird die Füllung soweit fertiggestellt und geglättet, daß keine oder nur minimale Überschüsse verbleiben, die nach dem vollständigen Abbinden des Amalgams mit Karborundsteinchen und Gummispitzen leicht entfernt werden können. Zwischen einer den Mindestanforderungen genügenden und einer optimalen Amalgamfüllung können daher je nach Zeit- und Materialaufwand beträchtliche Unterschiede existieren.

Quecksilberbelastung des Patienten

Bei Personen (n = 47) mit Amalgamfüllungen stieg die *intraorale* Quecksilberkonzentration durch 3 Minuten Kaugummikauen signifikant an, nicht aber bei Personen (n = 13) ohne Amalgamrestaurationen (ABRAHAM et al. 1984, [1]).

Die intraorale Quecksilberkonzentration ist nicht direkt mit der Anzahl der Amalgamfüllungen korreliert, Personen mit Amalgamen haben aber insgesamt eine höhere intraorale Hg-Konzentration als Personen ohne Amalgame:

Die unmittelbar vor dem Einatmen existierende intraorale Quecksilberdampfkonzentration von 35 Personen mit Amalgamrestaurationen war bei Untersuchungen mit einem Jerome-Hg-Detektor unstimuliert mit ca. 5 μg Hg/cm^3 9 × höher als bei Personen ohne Amalgamfüllungen. Durch Kauen eines zuckerfreien Kaugummis über 10 Minuten wurde die Hg-Konzentration im Mund stimuliert und erreichte bei Personen mit Amalgamfüllungen 29.1 μg Hg/cm^3, d.h. die 6fachen Werte gegenüber den unstimulierten Werten. Sie stiegen gegenüber den Kontrollpersonen ohne Amalgamfüllungen auf das 54fache an. Es wurden aber keine signifikanten Korrelationen zwischen der Quecksilberdampfkonzentration im Mund und der Anzahl oder Art der Amalgamfüllungen gefunden (VIMY et al. 1985 a, [58]).

Bei einer 30minütigen Stimulation durch Kauen von zuckerfreiem Kaugummi stieg die intraorale Hg-Konzentration in den ersten 10 Minuten rapide auf 29.1 μg/cm^3 an, erreichte dann ein Plateau von 29.8 μg Hg/cm^3 bis zum Ende des Kauens und fiel dann zuerst abrupt und dann langsamer ab. Nach einer Stunde waren noch immer 13 μg Hg/cm^3 in der intraoralen Luft gegenüber 4.9 μg Hg/cm^3 am Beginn. Bei 10 Personen mit mehr als 12 Amalgamfüllungen stieg die Hg-Konzentration rasch auf 43 μg Hg/cm^3 an, bei neun Probanden mit weniger als 4 Amalgamfüllungen auf nur 12.4 μg Hg/cm^3 nach 10 Minuten.

Folgende tägliche Hg-Aufnahme wurde errechnet − unter der Annahme eines Atemvolumens von 6 l/min, einer 80 %igen Retention des eingeatmeten Quecksilbers und einer oro-nasalen Atmungsrelation von 50 % während des Kaugummikauens und einer von 35 % danach:

− 19.8 μg Hg/cm^3 bei durchschnittlich 8.6 okklusalen Amalgamfüllungen,
− 29.4 μg Hg/cm^3 bei > 12 Amalgamen und
− 8.1 μg Hg/cm^3 bei < 4 Amalgamen (VIMY et al. 1985 b, [59]).

Im Vergleich zu der täglichen Nahrungsaufnahme von 20 μg Quecksilber zeigte es sich, daß von 2 Füllungen mit je 1 cm^2 pro Tag mehr als doppelt soviel Hg abgegeben wird (BRUNE et al. 1984, [3]).

In der *Ausatmungsluft* wurden bei 15 Probanden *ohne* Amalgamfüllungen und 54 Probanden *mit* durchschnittlich 7 Amalgamfüllungen Quecksilberkonzentrationen von 0.01 − 0.15 μg/m^3 bzw. 0.03 − 3.10 μg/m^3 gefunden mit Medianwerten von 0.05 μg/m^3 bzw. 0.29 μg/m^3.

Nach 10 Minuten Kaugummikauen betrugen die Hg-Konzentrationen in der Ausatemluft ohne/mit Amalgamfüllungen 0.02 − 0.08 μg/m^3 bzw. 0.15 − 12.7 μg/m^3 mit Medianwerten von 0.05 μg/m^3 bzw. 1.35 μg/m^3. Durch das Kauen stieg die Hg-Konzentration der Ausatemluft also von 0.29 μg/m^3 auf 1.35 μg/m^3 an. (Abb. 3, OTT et al. 1984, [47]).

Bei 29 erwachsenen Probanden stieg der Medianwert der Hg-Konzentration der Ausatemluft nach 5 Minuten Kauen eines zuckerfreien Kaugummis von 0.29 μg/m^3 auf 1.88 μg/m^3 an, um 45 bzw. 100 Minuten später auf 0.46 bzw. 0.35 μg/m^3 abzusinken.

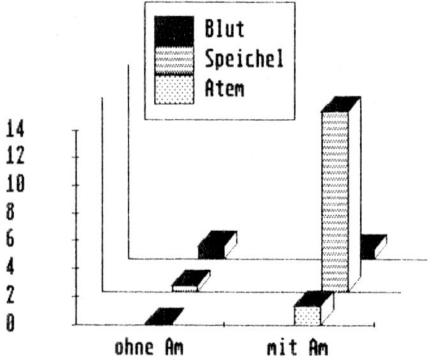

Abb. 3: Medianwerte der Quecksilberkonzentration (μg/L bzw. μg/m^3) in Atemluft, Speichel (nach 10 Minuten Kaugummikauen) und Blut von Probanden ohne/mit Amalgamfüllungen. Schematisch nach Daten aus OTT 1984, [48].

10 Personen mit 10 – 18 Amalgamfüllungen hatten unmittelbar nach dem Kaugummikauen einen Medianwert von 3,35 μg Hg/m^3, 19 Personen mit < 10 Amalgamen dagegen nur 1.58 μg Hg/m^3. Der Unterschied war aber nicht signifikant (OTT et al. 1986, [48]).

Im *Speichel* wurden *ohne/mit* Amalgamen Hg-Werte von 0.10 – 2.70 μg/L bzw. 0.6 – 143.0 μg/L mit Medianwerten von 0.3 μg/L bzw. 4.9 μg/L registriert. Nach 10minütigem Kaugummikauen wurden Hg-Werte von 0.1 – 1.5 μg/L bzw. 0.3 – 193.8 μg/L mit Medianwerten von 0.4 μg/L bzw. 12.95 μg/L registriert (Abb. 3, OTT et al. 1984, [47]).

Bei 29 erwachsenen Probanden stieg der Medianwert der Hg-Konzentration im Speichel nach 5 Minuten Kauen eines zuckerfreien Kaugummis von 6.25 μg/L auf 8.3 μg/L an und ging danach allmählich auf den Ausgangswert zurück (OTT et al. 1986, [48]).

Im *Harn* wurden mittels der flammenlosen Atomabsorptionsspektroskopie bei 58 beruflich nicht Hg und Amalgam exponierten Personen *ohne/mit* Amalgamfüllungen 1.54 bzw. 1.66 μg Hg/L Urin oder 1.17 bzw. 1.04 μg Hg/g Kreatinin gefunden. Bei 44 *beruflich exponierten* Personen *ohne/mit* Amalgamfüllungen betrugen die Werte 2.4 bzw. 3.99 μg Hg/L Urin oder 1.4 bzw. 1.97 μg Hg/g Kreatinin. Zwischen Personen ohne oder mit Amalgamfüllungen bestand kein statistischer Unterschied (KRÖNCKE et al. 1980, [27]).

Zur Abschätzung der aktuellen Exposition und Belastung des Körpers sind vor allem die Hg-Konzentrationen im *Blut* von Interesse. Die Hg-Konzentration im Blut reichten bei Probanden *ohne* Amalgamfüllungen von 0.16 μg/L bis 3.30 μg/L und bei Probanden *mit* Amalgamfüllungen von 0.12 – 1.8 μg/L. Die Hg-Konzentrationen im Blut dieser beiden Gruppen unterschieden sich nicht signifikant voneinander, der Medianwert war bei Probanden mit Amalgamen mit 0.6 μg Hg/L sogar niedriger als bei Probanden ohne Amalgamen mit 0.8 μg Hg/L. Die durch das Kauen vorübergehend freigesetzten Mengen an Quecksilber sind nach diesen Ergebnissen gesundheitlich ohne Belang anzusehen (Abb. 3, OTT et al. 1984, [47]).

In einer anderen Untersuchung korrelierten die Hg-Konzentrationen im Blut bei 47 Personen mit Amalgamfüllungen positiv mit der Zahl und der Oberfläche der Amalgamrestaurationen. Die Quecksilberkonzentration im Blut war bei 13 Personen ohne Amalgamrestaurationen mit 0.3 ± 0.3 ng Hg/ml signifikant niedriger als bei Probanden mit Amalgamen mit 0.7 (± 0.6) ng/ml (ABRAHAM et al. 1984, [1]).

Im *Nervengewebe* der Kopf- und Gesichtsregion und 3 peripheren Nerven bei menschlichen Autopsien und 3 Hunden wurden sehr unterschiedliche Hg-Konzentrationen gefunden ohne Beziehung zu Zahl, Zahntype oder Lokalisation von Amalgamfüllungen (NILNER et al. 1985 b, [42]).

Von 50 Patienten mit vermuteter Amalgamunverträglichkeit, von denen 43 interdisziplinär untersucht wurden, konnten in keinem Fall die angeschuldigten Amalgamfüllungen als ursächlich für die Beschwerden der Patienten erkannt werden. Bei 28 von 29 Patienten führte die Entfernung der Amalgamfüllungen zu keiner Linderung der Beschwerden (MÜLLER-FAHLBUSCH et al. 1983, [38]).

Durch anorganische und organische Quecksilberbestandteile kann es zu *allergischer Kontaktdermatitis* kommen. Auch durch Hg aus Amalgam kann nach dem Entfernen oder Legen einer Füllung eine Amalgamdermatitis mit Hauteruptionen auftreten. Im Hinblick auf die große Zahl an Personen, die Amalgamfüllungen tragen, kommt es durch die Hg-Abgabe aus Füllungen aber selten zu Problemen (WHITE et al. 1984, [60]).

Von 6291 Ekzempatienten reagierten z.B. bei der Epicutantestung mit 0.1 % Sublimat und 1.0 % Hg-Präzipitat 1.89 % gegen beide Verbindungen, 0.2 % nur gegen $HgCl_2$ und 0.08 % allein gegen Hg-Präzipitat (KLASCHKA et al. 1982, [26]).

Der *orale Lichen planus (OLP)* ist charakterisiert durch weiße Streifen der oralen Mucosa, die eine retikuläre, papuläre, atrophische, plaqueähnliche oder bullöse Form haben können. Von 52 Patienten mit oralem Lichen planus in topographischer Beziehung zu Amalgam z.B. wurde bei 18 Probanden das Amalgam durch ein anderes Füllungsmaterial ersetzt. Bei 16 von diesen 18 bildeten sich die Läsionen innerhalb von 1 – 2 Monaten zurück. Zu einer vollständigen Remission kam es aber auch bei 6 von 8 Personen mit einem negativen Patch-Test. Bei diesen könnten die Läsionen entweder durch eine Allergie gegen andere (weder Ag, Sn oder Cu enthaltende) Verbindungen ausgelöst worden sein, oder aber durch die Plaque auf schlecht polierten Füllungen. Aus diesem Grund schlagen LIND et al. für diese Erscheinungen die Bezeichnung „lichenoide Reaktion" anstelle von „Lichen planus" vor (LIND et al. 1986, [31]).

Quecksilberbelastung in der Praxis

In der zahnärztlichen Praxis wird anorganisches Quecksilber hauptsächlich durch Einatmen von Hg-Dämpfen und/oder feinem Staub oder durch direkten Kontakt mit der Haut und dem Verdauungstrakt aufgenommen.

Die berufliche Quecksilber-Langzeitexposition sollte zur Vermeidung von Symptomen seitens des ZNS maximal 25 $\mu g/m^3$ Luft und im Harn 50 $\mu g/g$ Kreatinin betragen. Diese Werte gelten aber nicht für Frauen im gebärfähigen Alter. Zur Vermeidung akuter pulmonaler Störungen sollte die Kurzzeitexposition 500 $\mu g/m^3$ nicht übersteigen (NILSON et al. 1986, [43]; WHO 1980, [61]).

Bei der Messung der Hg-Konzentration der Praxisluft mittels eines Witronic Meßgerätes in 38 schweizerischen Praxen betrug die Hg-Konzentration am Vormittag im Mittel 1.4 ± 1.3 $\mu g/m^3$ und am Nachmittag 1.5 ± 1.9 $\mu g/m^3$. Es bestand kein Grund für das Tragen eines HG-Monitors (Fa. 3 M). Der Faktor Lüftung allerdings spielte eine starke Rolle. Damit das Praxispersonal in möglichst Hg-armer Luft arbeitet, sollte nach Behandlung jedes Patienten

– durch Zugluft und nicht nur durch einen geöffneten Fensterspalt bei geschlossener Tür gelüftet werden,
– vordosiertes Kapselamalgam verwendet,
– auf absolute Sauberkeit bei Dosier-Mischgeräten geachtet,
– Füllungs- und Hg-Reste in verschließbare, wassergefüllte Gefäße gegeben und
– Hg-Vorratsflaschen nicht im Behandlungsraum aufbewahrt werden (WIRZ et al. 1985, [65]).

Messungen der Quecksilberdampfkonzentration in 169 Zahnbehandlungsräumen und 83 Sterilisationsräumen in Schweden ergaben in 7 Behandlungsräumen und 2 Sterilisationsräumen eine Quecksilberdampfkonzentration von über 150 $\mu g/m^3$, wobei die Quecksilberdampfkonzentration in der Atmungszone nie über 25 $\mu g/m^3$ lag. Die größte Quecksilberdampfkonzentration wurde am Boden gefunden (NILSSON et al. 1986, [43]).

Im *Blut* zeigten sich bei beruflich exponierten Personen zwar leicht erhöhte Hg-Konzentrationen, sie unterschieden sich aber nicht signifikant von beruflich nicht exponierten Personen: Im Blut wurden mittels der flammenlosen Atomabsorptionsspektroskopie bei 58 beruflich nicht Hg- und Amalgam-exponierten Personen *ohne/mit* Amalgamfüllungen im Mittel 0.19 bzw. 0.18 μg Hg/100 ml Blut gefunden und bei 44 beruflich exponierten Personen *ohne/mit* Amalgamfüllungen 0.24 bzw. 0.21 μg Hg/100 ml Blut. Die Unterschiede waren statistisch nicht signifikant (KRÖNCKE et al. 1980, [27]).

In Österreich wurden bei insgesamt 75 Probanden aus dem zahnärztlichen Tätigkeitsbereich im Blut

0.34 $\pm$ 0.19 μg % Hg bei Zahnärzten in Ordination gemessen,
0.32 $\pm$ 0.12 μg % Hg bei Zahnärzten in Ausbildung und
0.33 $\pm$ 0.17 μg % Hg insgesamt.

Die Werte von Probanden ohne oder mit Amalgamfüllungen unterschieden sich nicht wesentlich: Bei Probanden ohne Amalgame wurden 0.33 $\pm$ 0.21 μg % Hg festgestellt, bei Probanden mit 1 – 10 Amalgamfüllungen 0.32 $\pm$ 0.16 μg % Hg und bei Personen mit > 10 Amalgamfüllungen 0.36 $\pm$ 0.12 μg % Hg (Abb. 4, SMETANA et al. 1986, [56]).

Im *Harn* wurde bei 44 beruflich exponierten Personen *ohne/mit* Amalgamfüllungen Quecksilberkonzentrationen von 2.4 bzw. 3.99 μg Hg/L Urin oder 1.4 bzw. 1.97 μg Hg/g Kreatinin gemessen. Zwischen Personen ohne oder mit Amalgamfüllungen bestand kein statistischer Unterschied (KRÖNCKE et al. 1980, [27]).

Mit den Jahren der Berufsausübung und der Art der Exposition nimmt die Hg-Belastung zu: Von 1975 bis 1983 wurden 4272 *Harnproben* aus Zahnarztpraxen untersucht. Der Hg-Gehalt betrug 14.2 $\pm$ 25.2 $\mu g/L$ Harn, bei 4.2 % der Probanden wurden mehr als 50.0 μg Hg/L Harn gefunden und bei 1.3 % mehr als 100 μg Hg/L Harn. Dabei zeigten sich signifikante regionale Unterschiede und eine signifikante Korrelation zwischen dem Hg-Gehalt des Urins und der Dauer der Beschäftigung in der Praxis oder der zahnmedizinischen Disziplin. Bei zahnärztlichen Allgemeinpraktikern wurden die höchsten Werte gefunden, bei Orthodonten die niedrigsten. Probanden, die weniger als 20 Stunden in der Praxis verbrachten, wiesen 6.3 μg Hg/L Harn auf, diejenigen, welche über 40 Stunden in der Praxis arbeiteten, 18.9 μg Hg/L Harn.

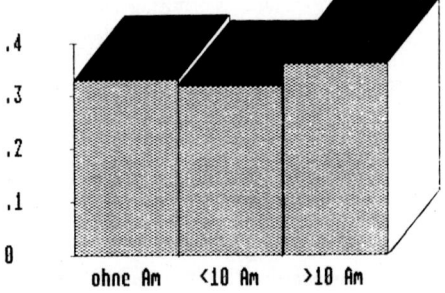

Abb. 4: Quecksilberkonzentration im Blut von Probanden ohne Amalgamfüllungen (ohne Am), mit 1 – 10 Amalgamfüllungen (< 10 Am) oder mehr als 10 Amalgamfüllungen (> 10 Am). Schematisch nach Daten aus SMETANA et al. 1986 [56].

Wurden in der Praxis vordosierte Amalgamkapseln verwendet, wurden signifikant niedrigere Hg-Werte gefunden als bei allen anderen Kapseltypen. Eine deutliche Rolle spielte dabei das Heizungs- und Belüftungssystem, nicht aber die Art des Fußbodens (NALEWAY et al. 1985, [39]).

Die *Abwässer* werden durch Quecksilber aus zahnärztlichen Praxen nur minimal belastet. Wiederholte Messungen der Abwässer der Berliner Zahnkliniken ließen auf einen Hg-Gehalt von höchstens 80 μg/l schließen (PRIEFER 1984, [52]).

Literatur

[1] ABRAHAM, J.E., SVARE, C.W., FRANK, C.W.: The effect of dental amalgam restorations on blood mercury levels. J. Dent. Res. 63, (1) 71–73 (1984)

[2] BERGMANN, M., GINSTRUP, O., NILNER, K.: Potential and polarization measurements in vivo of oral glavanism. Scand. J. Dent. Res. 86, 135–145 (1978)

[3] BRUNE, D., EVJE, D.M.: Initial corrosion of amalgams in vitro. Scand. J. Dent. Res. 92, 165–171 (1984)

[4] BRYANT, R.W.: The static creep of amalgams from fifteen alloys. Austral. Dent. I 25, 7–10 (1980)

[5] CORDAZZI, J.L., HADAVI, F., ASGAR, K.: Effect of condensers on adaptability and microporosity of amalgam restorations. J. Pedodont. 8, 57–70 (1983)

[6] CRUICKSHANKS-BOYD, D.W., LOCK, W.R.: Fracture toughness of dental amalgams. Biomaterials 4, 234–242 (1983)

[7] DAVIES, E.H., KUHN, A.T.: The morphological characterisation of dental amalgam alloy powders. Biomaterials 5, 314–318 (1984)

[8] DELLA VOLPE, M.: Amalgame – heute. Dental Revue 9/85, 5–7.

[9] DERAND, T.: Test of long term corrosion of dental amalgams. Scand. J. Dent. Res. 94, 253–258 (1986)

[10] DERMANN, K.: Einfluß von Amalgamierungszeit und -frequenz auf die Eigenschaften der Amalgame. Dtsch. Zahnärztl. Z. 41, 1261–1265 (1986)

[11] deVRIES, J., deWET, F.A., HARDWICK, F.K.: Clinical evaluation of a new low Gamma-2-amalgam. J. Dent. Assoc. South Africa August 1984, 565–567

[12] DREYER-JØRGENSEN, K.: Amalgame in der Zahnheilkunde. Carl Hanser Verlag. München 1977

[13] DUKE E.St., COCHRAN, M.A., MOORE, B.K., CLARC, H.E.: Laboratory profiles of 30 high copper amalgam alloys. J. Amer. Dent. Assoc. 105, 636–640 (1982)

[14] EKSTRAND, J., JØRGENSEN, R.B., HOLLAND, R.I.: Influence of variations in preparation of dental amalgam on dimensional stability and porosities. J. Prosth. Dent. 54, 349–355 (1985)

[15] ESPEVIC, S.: In vitro corrosion of dental amalgams with different Cu-content. Scand. J. Dent. Res. 85, 631–636 (1977)

[16] ESPEVIC, S.: Properties of amalgams made from lathe cut, high Cu-amalgam alloys. Acta Odontol. Scand. 38, 145–150 (1980)

[17] GALE, E.N., OSBORNE, J.W., WINCHELL, P.G.: Fracture at the margins of amalgam as predicted by creep, zinc content and Gamma 2 content. J. Dent. Res. 61, 678–680 (1982)

[18] GEIS-GERSDORFER, J., SAUER, K.H.: Vergleichende in-vitro-Untersuchungen zu Verfärbungen und zum Massenverlust korrodierter Amalgame. Dtsch. Zahnärztl. Z. 41, 1266–1271 (1986)

[19] GIBSON, G.B., RICHARDSON, A.S., PATTON, R.E., WALDMANN, R.: A clinical evaluation of occlusal composite and amalgam restorations. One- and two-year results. J. Amer. Dent. Assoc. 104, 335–338 (1982)

[20] GJERDET, N.R., BERGE, M.: Liberation of copper, zinc and cadmium from different amalgams. Acta Odontol. Scand. 41, 217–220 (1983)

[21] GOLDBERG, J., MUNSTER, E., RYDINGE, E., SANCHEZ, L., LAMBERT, K.: Experimental design in the clinical evaluation of amalgam restorations. J. Biomed. Mat. Res. 14, 777–788 (1980)

[22] GREENER, E.H., MATSUDA, K.: Effect of oxygen on the corrosion of dental enamel. J. Oral Rehabilitation 12, 123–133 (1985)

[23] HAMILTON, J.C., MOFFA, J.P., ELLISON, J.A., JENKINS, W.A.: Marginal fracture not a predictor of longevity for two dental amalgam alloys: A ten-year study. J. Prosth. Dent. 50, 200–202 (1983)

[24] HOLLAND, R.I., JØRGENSEN, R.B.: EKSTRAND, J.: Strength and creep of dental amalgams: The effect of deviation from recommended preparation procedure. J. Prosth. Dent. 54, 189–194 (1985)

[25] JORDAN, R.E., SUZUKI, M., BOKSMAN, L.: The new generation amalgam alloys. Dental Clinics of North America 29, 341–358 (1985)

[26] KLASCHKA, F., MATZICK, R.: Allergologische Probleme bei mit Amalgamfüllungen versorgten Patienten. Forschungsinstitut für die zahnärztliche Versorgung Köln 1982

[27] KRÖNCKE, A., OTT, K., PETSCHELT, A., SCHALLER, K.H., SZÉCSI, M., VALENTIN, H.: Über die Quecksilberkonzentration in Blut und Urin von Personen mit und ohne Amalgamfüllungen. Dtsch. Zahnärztl. Z. 35, 803 – 808 (1980)

[28] KUSY, R.P., GREENBERG, A.R.: Dynamic mechanical properties of amalgams. J. Biomed. Mat. Res. 15, 47 – 59 (1981)

[29] LEIDAL, T.I., DAHL, J.E.: Marginal integrity of amalgam restorations. Acta Odontol. Scand. 38, 81 – 88 (1980)

[30] LETZEL, H., VRIJHOEFF, M.M.A.: Long-term influences on marginal fracture of amalgam restorations. J. Oral Rehabilitation 11. 95 – 101 (1984)

[31] LIND, P.O., HURLEN, B., LYBERG, T., AAS, E.: Amalgam-related oral lichenoid reaction. Scand. J. Dent. Res. 94, 448 – 451 (1986)

[32] LLOYD, C.H., ADAMSON, M.: The fracture toughness (K_{IC}) of amalgam. J. Oral Rehabilitation 12, 59 – 68 (1985)

[33] MAHLER, D.B., ADEY, J.D., MAREK, M.M.: Creep and corrosion of amalgam. J. Dent. Res. 61, 33 – 35 (1982)

[34] MAHLER, D.B., ENGLE, J.H., BRYANT, R.W.: Standardizing evaluations of the clinical marginal fracture of amalgam. J. Dent. Res. 65, 1108 – 1111 (1986)

[35] MATSSON, L., RYGE, G. WEIDEMANIS, C., GRANATH, L.: Margin adaptation of dispersion and traditional amalgams with reference to plasticity: A clinical comparison. J. Dent. Res. 61, 1172 – 1175 (1982)

[36] MATSSON, L., GRANATH, L., RYGE, G.: Early prediction of long-term margin adaptation of dental amalgam restorations. Scand. J. Dent. Res. 92, 172 – 176 (1984)

[37] MAYER, R.: Amalgam-Kondensation – maschinell oder manuell? Dtsch. Zahnärztl. Z. 39, 736 – 740 (1984)

[38] MÜLLER-FAHLBUSCH, H., WÖHNIG, Th.: Psychosomatische Untersuchung der mit Amalgamfüllungen in Verbindung gebrachten Beschwerden. Dtsch. Zahnärztl. Z. 38, 665 – 669 (1983)

[39] NALEWAY, C., SAKAGUCHI, R., MITCHELL, E., MULLER, T., AYER, W.A., HEFFERREN, J.J.: Urinary mercury levels in US dentists, 1975 – 1983: review of Health Assessment Program. J. Amer. Dent. Assoc. 111, 37 – 42 (1985)

[40] NILNER, K., GLANTZ, P.O., ZÖGER, B.: On intraoral potential and polarization measurements of metallic restorations. A methodological and time dependent clinical study. Acta Odontol. Scand. 40, 275 – 281 (1982)

[41] NILNER, K., HOLLAND, R.I.: Electrochemical potentials of amlagam restorations in vivo. Scand. J. Dent. Res. 93, 357 – 359 (1985)

[42] NILNER, K., ÅKERMAN, S., KLINGE, B.: Effect of dental amalgam restorations on the mercury content of nerve tissues. Acta Odontol. Scand. 43, 303 – 307 (1985)

[43] NILSSON, B., NILSSON, Brita: Mercury in dental practice, Swed. Dent. J. 10, 1 – 14 (1986)

[44] NOWAK, M., KETTERL, W., GEURTSEN, W.: Eine klinische Untersuchung an Amalgamfüllungen unterschiedlicher Liegedauer. Dtsch. Zahnärztl. Z. 39, 732 – 735 (1984)

[45] OSBORNE, J.W., GALE, E.N.: Clinical performance of certain commercial high copper content amalgams. J. Amer. Dent. Assoc. 100, 867 – 870 (1980)

[46] OSBORNE, J.W., LEINFELDER, K.F., GALE, E.N., SLUDER, T.B.: Two independent evaluations of ten amalgam alloys. J. Prosthet. Dent. 43, 622 – 626 (1980)

[47] OTT, K.H.R., LOH, F., KRÖNCKE, A., SCHALLER, K.H., VALENTIN, H., WELTLE , D.: Zur Quecksilberbelastung durch Amalgamfüllungen. Dtsch. Zahnärztl. Z. 39, 199 – 205 (1984)

[48] OTT, K.H.R., KRAFFT, T., KRÖNCKE, A. SCHALLER, K.H., VALENTIN, H., WELTLE, D.: Untersuchungen zum zeitlichen Verlauf der Quecksilberfreisetzung aus Amalgamfüllungen nach dem Kauen. Dtsch. Zahnärztl. Z. 41, 968 – 972 (1986)

[49] PALAGHIAS, G.: Corrosion of dental amalgams in solution of organic acids. Scand. J. Dent. Res. 94, 267 – 273 (1986)

[50] PAMEIER, C.H., BENHAMEURLAINE, M.: A long term clinical comparison between a lathe cut alloy and dispersalloy. Quintessence International 1983: 564 – 571 Report 2207

[51] PFAFFENBARGER, G.C., RUPP, N.W., PATEL, P.R.: Dimensional change of dental amalgam and a suggested correlation between marginal integrity and creep. J. Amer. Dent. Assoc. 99, 31 – 37 (1979)

[52] PRIEFER, H.: Abwässerbelastung durch Quecksilber aus zahnärztlichen Amalgamen. Dtsch. zahnärztl. Z. 39, 328 – 329 (1984)

[53] REISBICK, M.H.: Second generation dispersant type amalgam. Oral Health 67, 18 – 20 (1977)

[54] SMALES, R.J., CREAVEN, P.: Evaluation of three clinical methods for assessing amalgam and resin restorations. J. Prosthet. Dent. 54, 340 – 346 (1985)

[55] SMALES, R.J., GERKE, D.C.: A high copper amalgam evaluated after three years in city and country practices. J. Dent. Res. 65, 1353 – 1355 (1986)

[56] SMETANA, R., SPERR, W., MEISINGER, V.: Zahnärztliche Verwendung von Amalgam und Blut-Quecksilber-belastung, Z. Stomatol. 83, 585 – 589 (1986)

[57] STAHELI, P.J., von FRAUNHOFER, J.A.: The in vitro measurement of amalgam corrosion rates by the polarization resistance technique. J. Oral Rehabil. 4, 261 – 267 (1977)

[58] VIMY, M.J., LORSCHEIDER, F.L.: Intraoral air mercury released from dental amalgam. J. Dent. Res. 64, 1069 – 1071 (1985)

[59] VIMY, M.J., LORSCHEIDER, F.L.: Serial measurements of intraoral air mercury: Estimation of daily dose from dental amalgam. J. Dent. Res. 64, 1072 – 1075 (1985)

[60] WHITE, J.R., SMITH, B.G.N.: Dental amalgam dermatitis. Br. Dent. J. 156, 259 – 260 (1984)

[61] WHO: Report of a WHO study group 1980: Recommended health-based limits in occupational exposure of heavy metals. Technical report series No. 647. WHO Geneva 1980

[62] WIEDEMANN, W., KLINGER, H.G., SEITZ, W.: Vergleichende experimentelle Untersuchungen über die Amalgamkondensation. Dtsch. Zahnärztl. Z. 39, 132 – 135 (1984)

[63] WIRZ, J. MATZENAUER, R., CASTAGNOLA, L.: Gamma-2-freie Amalgame: Einfluß der Verarbeitungstechnik (Trituration) auf die physikalischen Testwerte. Schweiz. Mschr. Zahnheilk. 88, 403 – 404 (1978)

[64] WIRZ, J., SCHMIDLI, F.: Mechanische Kondensatoren – ihr Einfluß auf die Qualität verschiedener Amalgamtypen. Schweiz. Mschr. Zahnmed. 94, 1132 – 1149 (1984)

[65] WIRZ, J., VALENT, I: Quecksilberdämpfe in der Zahnpraxis. Schweiz. Mschr. Zahnmed. 95, 261 – 280 (1985)

Methoden zur Evaluation von Präparaten zur Prävention und Therapie von Parodontopathien

Einleitung

Ausgangspunkt für Karies und Gingivitis ist die Zahnplaque. Die Bildung der Plaque vollzieht sich in *4 Phasen*:

Zuerst lagert sich aus der Mundflüssigkeit innerhalb von Minuten bis Stunden eine Mucoproteinschicht ab, das sogenannte Zahnoberhäutchen (die Pellicle).

In der 2., bis zu 2 Tagen dauernden Phase des Plaquewachstums treten vorwiegend grampositive Kokken auf, die klebrige extrazelluläre Polysaccharidschichten bilden können, wie Streptokokkus mutans, S. sanguis, S. mitior. Actinomyces viscosus, A. israeli, Peptostreptococcus species und Veillonella alcalescens werden ebenfalls in der frühen Plaque gefunden.

In der 3. Phase, nach 3–7 Tagen, wird die Plaque mit gramnegativen Kokken, grampositiven Kokken und Stäbchen, Filamenten und Fusobakterien besiedelt [48]. Es werden weitere klebrige Glucane gebildet, auch z.B. von den vor allem bei Rachenentzündungen vorkommenden Neisserien. Mit zunehmender Zahl von Anaerobiern nehmen die Aerobier wie Neisseria und Rothia ab.

In der 4. Phase, nach etwa 7 Tagen ungestörten Wachstums, treten schließlich Spirillen und Spirochaeten auf [71].

Besonders häufig *in die Entwicklung kariöser Läsionen involviert* sind S. mutans, bestimmte Stämme von S. sanguis und die Laktobazillen [57, 71]. Die mit gingivaler Gesundheit einhergehende Plaque besteht vorwiegend aus grampositiven fakultativen Stäbchen und Kokken. Mit der Entstehung einer *Gingivitis* nehmen die gramnegativen Anaerobier immer mehr zu und bilden bei der *fortgeschrittenen Parodontitis* 70–80 % der subgingivalen Flora. Hauptvertreter dieser Anaerobier sind verschiedene Bacteroides [19] sowie die Spirochaeten. Pathogene Keime sind bereits bei Gesundheit vorhanden; tritt ein für diese Mikroorganismen günstiges Milieu auf, vermehren sie sich und es kommt zur »opportunistischen Infektion« [36].

In subgingivalen Plaqueproben wurden bei Probanden, bei denen an maximal 33 % der Meßpunkte ein Attachmentverlust vorhanden war, erhöhte Zahlen von Bacteroides intermedius, Streptococcus uberis und Actinobacillus actinomycetem-comitans gefunden. Bei ausgedehnter Parodontitis wurden vermehrt Fusobacterium nucleatum, Streptococcus intermedius und Eikenella corrodens gefunden [23].

In Plaqueproben von 50 Stellen mit aktiver destruktiver Parodontalerkrankung im Vergleich zu 69 inaktiven Stellen mit vergleichbarer Taschentiefe und Attachmentverlust wurde eine größere Proportion gramnegativer Stäbchen, Stämme von Bacteroides intermedius, »fusiforme« Bacteroides, Actinobacillus actinomycetem-comitans und Wollinella recta gefunden [11]. Bei der juvenilen Periodontitis spielen vor allem gramnegative anaerobe Stäbchen [47] und Actinobacillus actinomycetem-comitans eine Rolle [85].

Die subgingivale Plaque zeigt an erkrankten Stellen im Mikroskop vermehrt bewegliche Stäbchen und Spirochäten. Auf Selektivmedien herrschen verschiedene gramnegative Stäbchen vor, auf nichtselektiven Medien konnten dagegen über 200 kultiviert werden. Diese subgingivale Flora wird durch Plaqueakkumulation, Gingivitis und Gingivaexsudat ökologisch verändert, und schließlich resultiert daraus die destruktive Periodontitis. Die subgingivalen Mikroorganismen haben bezüglich Kolonisation, Hemmung der Abwehr des Wirts und Auslösung der Entzündung eine unterschiedliche Virulenz: Es ist aber wahrscheinlich, daß eher die Kombination verschiedener Mikroorganismen als eine einzelne Spezies für das Fortschreiten einer Gingivitis zur progressiven Parodontitis verantwortlich sind [129].

Enzyme und zytotoxische Metaboliten aus der mikrobiellen Plaque lockern das Gefüge des Gewebes, des inneren Saumepithels auf, dadurch wird das Eindringen hochmolekularer antigener Produkte in die Gingiva ermöglicht. Die Gewebsantwort erfolgt mit einer Anzahl von Mechanismen, die, obwohl sie in erster Linie eine Abwehr gegen gewebezerstörende Stoffe darstellen, selbst zur Destruktion der Gingiva führen können. Die initiale Läsion ist durch ein hauptsächlich von *T-Lymphozyten* dominiertes Lymphozyteninfiltrat charakterisiert. Die Frühläsion kann z.B. induziert werden, indem gereinigte Kontaktantigene auf die Gingiva von früher sensibilisierten Tieren appliziert wird. Verschlechtert sich die klinische Situation, entsteht eine ausgeprägte Läsion, die von Plasmazellen und *B-Lymphozyten* dominiert ist. Bei Kindern tritt Gingivitis nicht in dem Maß auf, wie Plaque akkumuliert, und die entzündlichen Infiltrate enthalten hauptsächlich T-Lymphozyten, es kommt zu keiner von B-Zellen dominierten Läsion [52].

Die Periodontitis ist ein chronisch infektiöser Prozeß mit sporadischen akuten Exacerbationen [52]. Verschiedene Stellen können mit einer unterschiedlichen Zahl unterschiedlicher Mikroorganismen infiziert sein. Diese mikrobiologischen Unterschiede zusammen mit der lokalen Antwort des Wirts führen zu einer unterschiedlichen Aktivität der Erkrankung an verschiedenen Stellen [23].

Eine Episode einer akuten Entzündung kann zu einer Zerstörung des Parodonts führen. Ein Verlust an angewachsener Gingiva, der einem Knochenschwund vorausgeht, kann auch ohne vorausgehende Manifestation einer Gingivitis erfolgen [52]. Häufige Phasen von Knochenresorption führen schließlich zum Zahnverlust.

Definitionen

Zahnbeläge: Das exogene Zahnoberhäutchen besteht aus Mucoproteinen der Mundflüssigkeit, ist 0,1–1,0 μm dick, farb- und strukturlos. Es kann mineralisiert und verfärbt werden.

Zahnplaque: Besteht aus Mikroorganismen und Glucanschichten. Sie haftet fest auf der Zahnoberfläche und kann mit dem Spray nicht entfernt werden.

Zahnstein: Entsteht durch Verkalkung der Plaque. Am raschesten wird die Plaque im Bereich der Ausführungsgänge von Speicheldrüsen mineralisiert. Zahnstein besteht hauptsächlich aus Kalziumphosphaten, Brushit, Oktakalziumphosphat, Hydroxylapatit, Whitlockit [66].

Davon unterschieden werden müssen folgende (ältere) Begriffe:

Debris: Von Mikroorganismen durchsetzte Speisereste.

Materia alba: Desquamierte Epithelzellen, Leukozyten, Muzin. Beide können mit dem Spray leicht entfernt werden.

Bei den marginalen *Parodontopathien* wird unterschieden zwischen

1. Gingivitis
2. Gingivoparodontale Manifestationen systemischer Erkrankungen
3. Hyperplastische Erkrankungsformen wie idiopathische oder medikamentös bedingte fibröse Gingivahyperplasie
4. Traumatogene Parodontopathien
5. Involutive Formen wie parodontale Rezessionen und Alveolaratrophie.

Die *akute Gingivitis* ist durch Rötung, Schwellung und Exsudation der Gingiva gekennzeichnet, die *akute nekrotisierende ulzeröse Gingivitis (ANUG)* beginnt schlagartig, schmerzhaft, ist mit Mundgruch, Lymphknotenbeteiligung und erhöhter Körpertemperatur verbunden, die *chronische Gingivitis* zeigt variable Entzündungszeichen und hyperplastische Wucherungen, löst aber keinen Knochenabbau aus.

Bei der *Parodontitis marginalis* kommen zusätzlich zu den Symptomen der Gingivitis Zahnfleischtaschen mit Attachmentverlust, Knochenabbau, später erhöhte Zahnbeweglichkeit, Zahnwanderung und Abszesse. Parodontitis marginalis superficialis: Attachmentverlust bis zu etwa ⅓ der Wurzellänge, darüber: P. marginalis profunda. Beide können in folgenden Verlaufsformen auftreten:

Die *präpubertäre* Parodontitis kann lokalisiert (meist bei Milchmolaren) oder generalisiert auftreten.

Die *juvenile* Parodontitis beginnt während der Pubertät und befällt nur die Schneidezähne und ersten Molaren oft bilateral symmetrisch.

Die *rasch fortschreitende* Parodontitis befällt viele Zähne gleichzeitig, ist durch zyklisch aufeinander folgende hochakute Phasen charakterisiert, die zu sehr raschem Knochenabbau führen.

Die *Erwachsenenparodontitis* befällt anfänglich verschiedene Einzelzähne, schubweise entstehen parodontale Taschen [107, 123].

Meßmethoden

Entsprechend den bei einer Gingivitis auftretenden Symptomen der Rötung, Schwellung, Blutung auf einen Reiz hin, der Sekretion von Sulcus Fluid und in der weiteren Folge der Gingiva- und Knochenretraktion, wurden zur Erfassung bestimmter Mikroorganismen oder ihrer Stoffwechselprodukte eine Reihe klinischer Untersuchungsmethoden entwickelt:

Plaque-Indices

Zur Messung der Plaque kann die Plaque angefärbt werden oder auch nicht:

Als Plaquefärbemittel (Relevatoren, Disclosing solutions) werden hauptsächlich Erythrosin, Na-Fluorescein, tartrazinhaltige Tabletten oder Lösungen verwendet. Dis-Plaque enthält verschiedene, von der F. D. C. approbierte Farbstoffe, die das exogene Zahnoberhäutchen, die junge dünne Plaque rötlich, die alte dicke Plaque blau färben [48].

Der Zweifarb-Indikator führt allerdings zu einer diagnostischen Unsicherheit; die gefundenen Werte sind weniger zuverlässig, weniger reproduzierbar. Die Streuung der Werte liegt bei Verwendung des Zweifarb-Indikators nahezu doppelt so hoch wie bei Verwendung von Erythrosin [15]. Der derzeit ideale Farbstoff ist Na-Fluorescein: Es färbt nur die Plaque an und nicht zugleich auch das Zahnoberhäutchen, die Schleimhaut wie auch die Haut, Kleidung etc. Es leuchtet nur bei UV-Licht gelblich auf und ist bei Tageslicht unsichtbar.

Oral-Hygiene-Index (OHI)

Es wird dabei nicht angefärbt, sondern es werden weiche und harte Beläge an den lingualen und bukkalen Flächen der Zähne 16, 21, 27, 35, 41, 47 gemessen.

Anschließend wird in gleicher Weise unter Zuhilfenahme der Sonde die Zahnsteinkomponente bestimmt, wobei bei einzelnen, nicht zusammenhängenden subgingivalen Konkrementen der Grad 2 gegeben wird, auch wenn kein supragingivaler Zahnstein vorhanden ist. Der Belagsindex wie auch der Zahnsteinindex wird pro Zahn berechnet (Summe der Einzelwerte/Anzahl der beurteilten Flächen). Der OHI stellt die Summe von Belags- und Zahnsteinindex dar.

Beim OHI-S (simplified) werden nur die bukkalen Flächen der Zähne 16, 21, 26 und die Lingualflächen der Zähne 36, 31, 46 beurteilt. Da bei dem OHI-S nur die Frontzähne und Molaren bewertet werden und die Molaren meist weitgehend, die Frontzähne meist gering mit Plaque bedeckt sind, sind wenig Differenzierungsmöglichkeiten gegeben (Abb. 1).

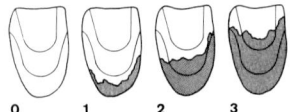

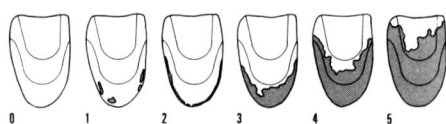

Abb. 1: Oral-Hygiene-Index (OHI)
Grad 0: kein weicher Belag
Grad 1: Belag oder Verfärbung bedeckt weniger als ⅓ der Zahnflächen
Grad 2: Belag bedeckt weniger als ⅔ der Zahnfläche
Grad 3: Belag bedeckt mehr als ⅔ der Zahnfläche

Abb. 2: Plaque-Index nach Quigley-Hein (QHI)
Grad 0: absolut keine Plaque
Grad 1: vereinzelte Plaqueinseln am Zahnfleischrand
Grad 2: deutliche Plaque-Linie entlang größerer Strecken des Zahnfleischrandes
Grad 3: Plaque im cervikalen Kronendrittel
Grad 4: Plaque bis ins zweite Kronendrittel
Grad 5: Plaque bis ins dritte Drittel

Plaque-Index nach Quigley-Hein, QHI (Abb. 2)

Die Beläge werden angefärbt und die lingualen und bukkalen Flächen der Zähne 14, 11, 27, 34, 31 und 47 beurteilt:

Die Grade 2–5 werden zugeteilt, auch wenn sich die Plaque nur auf einen mesialen oder distalen Abschnitt der Facial- oder Oralfläche ausdehnt. Der Indexwert stellt die Summe der Bewertungsgrade/Anzahl der bewerteten Flächen dar.

Plaque-Index nach Silness-Löe (PlI, Abb. 3)

Die Plaque wird nicht angefärbt. Bewertet werden die Zähne 16, 21, 24, 36, 41, 44 facial, oral, mesial und distal:

Der Indexwert wird wieder aus der Summe der Bewertungsziffern/Anzahl der bewerteten Flächen errechnet. Dieser Index versucht auch die Dicke der Plaque einigermaßen zu berücksichtigen [48].

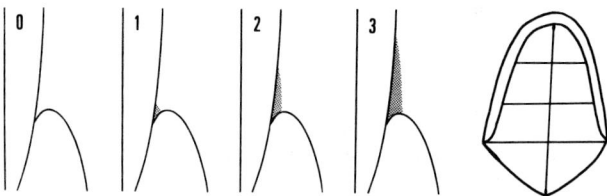

Abb. 3: Plaque-Index nach Silness-Löe
Grad 0: Keine Beläge
Grad 1: Dünner, mit bloßem Auge schwer erkennbarer, durch Schaben mit einer Seite im Gingivalsaumbereich nachweisbarer Film
Grad 2: Gut sichtbarer Belag im unmittelbaren Kontakt zur Gingiva, Interdentalraum nicht ganz ausgefüllt
Grad 3: Deutliche, dicke Beläge am Gingivalrand, oft weit auf die Krone übergreifend und den Interdentalraum ausfüllend

Abb. 4: Plaque-Index nach Schneider

Approximalraum-Plaque-Index (API)

Die Plaque wird angefärbt und die Interdentalräume im ersten und dritten Quadranten von bukkal und im zweiten und vierten Quadranten von lingual begutachtet. Es wird lediglich beurteilt, ob Plaque vorhanden ist oder nicht. Der Indexwert wird als der Prozentsatz der positiven Bewertungen an der Gesamtzahl der bewerteten Stellen angegeben [37].

Plaque-Index nach Schneider [65] (Abb. 4)

Die Plaque wird angefärbt. Jede Zahnfläche wird in eine gingivanahe Randzone und eine Zentralzone eingeteilt. Die Randzone wird in ein mesiales, bukkales und distales Drittel, die Zentralzone in eine mesiale und distale Hälfte und diese wieder in ein gingivales, mittleres und inzisales Drittel geteilt, so daß neun Sektoren pro Zahnfläche entstehen, die mit einem JA/NEIN-Entscheid befundet werden. Beurteilt wird die bukkale und linguale Fläche von 6 Zähnen. Damit kann ein maximaler Indexwert von 108 Punkten erreicht werden. Durch diese Einteilung einer Zahnfläche in 9 Zonen ist eine optimale und relativ einfache Differenzierung der Plaqueausdehnung möglich, vorausgesetzt, es werden damit Fotos oder Dias von Belägen mittels darübergelegter Schablonen beurteilt. Bei der rein klinischen Beurteilung besteht die Gefahr, daß inkonsistent beurteilt wird, da die Ausdehnung der Zonen geschätzt wird und – wie auch bei den bisherigen Indices – durch keine morphologische Struktur scharf begrenzt ist.

Planimetrische Plaque-Messung

Vom angefärbten Zahnbelag werden Diapositive hergestellt, von Vergrößerungen die Umrisse der Zähne und der Plaque auf feines, technisches Zeichenpapier übertragen und mit einem Planimeter quantifiziert [82].

Planigravimetrische Plaque-Bestimmung

Nach Färbung der Plaque werden die Umrisse der Plaque auf schematische Abbildungen der zu untersuchenden Zahnflächen übertragen, die Befunde fotografiert und aus diesen Fotos die Zähne und die mit Plaque bedeckten Oberflächen herausgeschnitten, das Gewicht auf der Präzisionswaage bestimmt und als Endresultat das prozentuale Verhältnis des Papiergewichtes der plaquebedeckten Oberfläche zur gesamten untersuchten Zahnoberfläche bestimmt [1].

Beide, die planimetrische und die planigravimetrische Methode sind gleich präzise, jedoch sehr arbeitsintensiv und daher nur an einer kleinen Probandenzahl anwendbar [55].

Plaquemessung nach Stean [77]

Die Umrisse der angefärbten Plaque werden auf Bilder der zu untersuchenden Zahnflächen eingetragen und die Größe der eingetragenen Flächen auf elektronischem Weg ermittelt. Mit dieser Methode kann die Plaque sensitiver als mit den verschiedenen mehrstufigen Indices erfaßt werden.

Auswahl der Meßpunkte für Plaque-Indices

Gegenüber der Untersuchung aller Zahnflächen bei der Plaqueerfassung ist eine Teilbefunderhebung zeitsparend. Um zu eruieren, wieviel dabei an Information gegenüber einem Totalbefund verloren geht, wurden an 120 Probanden ein Plaque- und Gingival-Index an allen Zähnen, nur an den sogenannten Ramfjord-Zähnen 16, 21, 24, 36, 41, 44 oder nur an den Frontzähnen gemessen. Die Teilbefunderhebung an den Ramfjord-Zähnen erbrachte eine exzellente Übereinstimmung gegenüber dem Vollbefund. Die Befunderhebung an den Frontzähnen allein führte dagegen zu einer systematischen, wesentlichen Unterbewertung des Plaquebefalls [21]. Diese mögliche Unterbewertung der gesamten Plaque-Ausdehnung bei der Bewertung der Frontzähne allein ist bei epidemiologischen Untersuchungen zu beachten. In klinischen Untersuchungen kann mittels Fotodokumentation des Plaque-Befalls der Frontzähne und anschließender planimetrischer Auswertung eine größere Genauigkeit erzielt werden als mit subjektiven Indices. Allerdings muß ein Mittel A z.B., das im Frontzahnbereich deutlich wirksamer als das Mittel B ist, nicht unbedingt auch an anderen Stellen im Mund wirksamer sein, wenn es dort aufgrund von Applikationsproblemen genausowenig den gewünschten Wirkungsort erreicht wie das Mittel B.

PIZ: Plaque-Index für Zahnbürststudien

Dabei werden die Zahnflächen eingefärbt. Der Plaquebefall wird mit Ausnahme der Weisheitszähne an allen, d.h. 56 vestibulären und oralen Zahnflächen nach folgenden Graden bewertet:

Grad 1: Feiner marginaler Plaquesaum entweder mesial, apikal oder distal.

Grad 2: Feiner marginaler Plaquesaum apikal und mesial, apikal und distal oder mesial und distal.

Grad 3: Marginaler Plaquesaum von < 1 mm, durchgehend von der mesialen zur distalen Papille und vereinzelt kleine Plaqueinseln.

Grad 4: Entweder durchgehender Plaquesaum von < 1 mm Breite und größere Plaqueinseln, die mehr als ⅓ der Zahnfläche bedecken oder durchgehender Plaquesaum von > 1 mm.

In einer Plaquewachstumsstudie wurden die Indexstufen mit den entsprechenden planimetrisch ermittelten Plaqueflächen verglichen. Der Grad der Übereinstimmung zweier unabhängiger Examinatoren wie auch bei Doppelbestimmungen durch einen Beobachter war hoch (Kappa > 0.8) [101].

Gingivitis- und Periodontitis-Indices

Sulcus-Blutungs-Index nach Mühlemann und Son (SBI)

Dabei wird die Gingiva visuell beurteilt und der gingivale Sulcus mit einer Parodontalsonde schonungsvoll sondiert:

Grad 0: gesundaussehende Gingiva, keine Blutung auf Sondierung

Grad 1: Auftreten kleiner Blutpunkte bei klinisch unveränderter Gingiva

Grad 2: Blutung nach Sondierung, entzündliche Farbveränderung

Grad 3: Blutung, Farbveränderung und leichte ödematöse Schwellung

Grad 4: Blutung, Farbveränderung und offensichtliche Schwellung

Grad 5: Blutung, Farbveränderung, starke Schwellung mit oder ohne Ulceration.

Die Auswahl der Meßstellen erfolgt je nach Untersuchungsziel verschieden [48].

Papillen-Blutungs-Index nach Mühlemann (Abb. 5)

Eine Parodontalsonde wird an der Basis der Zahnfleischpapille in den Sulcus eingeschoben, bis sie auf leichten Widerstand stößt. Dann wird sie gegen die Papillenspitze hin in Richtung Interdentalraum gezogen. Als Untersuchungseinheit gilt die zwischen zwei Zähnen liegende Zahnfleischpapille; sie wird von distal und von mesial sondiert:

Abb. 5: Papillen-Blutungs-Index (PBI)

0 = kein Blut

1 = Auftreten eines Blutpunktes

2 = Auftreten verschiedener isolierter Blutpunkte oder eines einzelnen kleinen Blutflecks

3 = das interdentale Dreieck füllt sich kurz nach der Sondierung mit Blut

4 = profuse Blutung beim Sondieren; Blut fließt sofort in den marginalen Sulcus [62]

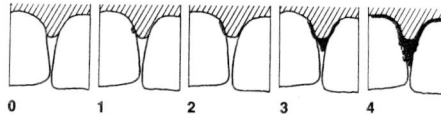

Gingival-Index [42]

Grad 0:   Gesunde Gingiva
Grad 1:   Leichte Entzündung, geringe Rötung
Grad 3:   Mäßige Entzündung, mäßige Rötung, Schwellung, Reizbluten
Grad 4:   Starke Entzündung, deutliche Rötung und Schwellung, Tendenz zu spontanem Bluten, Ulceration [56].

Für die Erhebung von SBI oder PBI optimal ist eine Sondierungsdruck von 0,75 N bei Sondendurchmesser von 0,63 mm [39]. Von verschiedenen Untersuchern wird allerdings ein sehr unterschiedlicher Sondierungsdruck ausgeübt [17]. Um eine größere Zuverlässigkeit der Ergebnisse zu erzielen, ist die Verwendung von Parodontalsonden empfehlenswert, die eine Überschreitung des optimalen Sondierungsdrucks anzeigen,, wie z.B. die WHO-Sonde mit aufsetzbaren elastischen Stahlfedern oder das Brodontic-Parodontometer (Abb. 6).

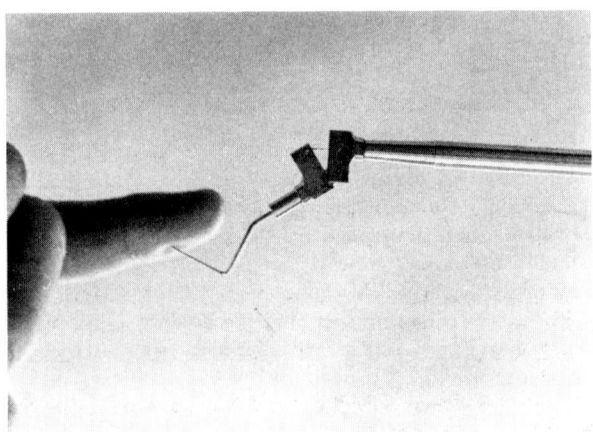

Abb. 6: Brodontic Parodontometer

Periodontal-Disease-Index (PDI) nach Ramfjord:

Grad 0:   völlige Entzündungsfreiheit
Grad 1:   leichte Entzündung an Teilen der den Zahn umgebenden Gingiva
Grad 2:   leichte bis mäßige Gingivitis
Grad 3:   schwere Gingivitis mit starker Rötung, Blutungsneigung und Ulceration
Grad 4:   Retraktion der Gingiva bis zu 3 mm von der Schmelzgrenze an eine der 4 Seiten des Zahnes
Grad 5:   Retraktion der Gingiva zwischen 3 und 6 mm
Grad 6:   Gingivale Retraktion über 6 mm [35].

Blutung/Plaque Relation

Die Blutung/Plaque Relation Rate ist auch als prognostischer Indikator für die Destruktion des Parodonts geeignet. Dies zeigte sich in einer Studie mit Entwicklung einer experimentellen Gingivitis in 4 Probandengruppen:

Eine Gruppe *älterer* (52–72 a) Patienten ohne Destruktion des Parodonts trotz großer Anhäufungen von Plaque (*wenig anfällige* Gruppe) entwickelt in der Versuchsperiode kaum Reizbluten.

Bei 2 *Gruppen jüngerer* Patienten entwickelte sich innerhalb der Testperiode Plaque in etwa gleichem Maß.

Eine Gruppe jüngerer Patienten (n = 8, 18–25 a) mit einer niedrigen Blutungs/Plaque Rate (< 0,2, *hypothetisch wenig anfällige* Gruppe) entwickelte Reizbluten in geringem Ausmaß, während bei einer zweiten Gruppe jüngerer Patienten (n = 7) mit einer hohen Blutungs/Plaque Rate (> 0,5 *hypothetisch, anfällige Gruppe*) wesentlich mehr Reizbluten (p = 0.0093) auftrat, ähnlich wie bei einer Gruppe älterer, parodontal erkrankter Patienten (*anfällige Gruppe*) [130].

Community Periodontal Index of Treatment Needs, CPITN

Der Community Periodontal Index of Treatment Needs, CPITN [89], dient zur epidemiologischen Erfassung [118] der Gesundheit des Parodonts. Das Gebiß wird in Sextanten (Zähne 17–14, 13–23, 24–27, 37–34, 44–47) unterteilt. Für jedes dieser Segmente wird nur ein Befund erhoben.

Bei epidemiologischen Studien können die Befunde auf die Untersuchung der beiden Molaren eines jeden Seitenzahnbereiches und je eines mittleren Schneidezahns beschränkt werden (Zähne 17, 16, 11, 26, 27/47, 46, 31, 36, 37).

Zur Sichtung einzelner Patienten ist das Alternativverfahren geeignet, bei dem in jedem Sextanten nur der höchste anzutreffende Wert registriert wird. Die Untersuchung aller Zähne ist bei Erwachsenen in Industrieländern empfehlenswert, bei denen oft lediglich bei einem oder wenigen Zähnen eine Destruktion des Parodonts zu finden ist.

Bei Kindern und Jugendlichen, bei denen ein Attachmentverlust kaum bei anderen Zähnen als den 1. Molaren und/oder mittleren Schneidezähnen vorkommt, kann die Untersuchung auf die Zähne 16, 11, 24/36, 31, 46 beschränkt werden.

Als *Beurteilungskriterien* gelten:

0   Gesund
1   Reizbluten beim Sondieren mit einer speziellen Parodontalsonde, Konsequenz I: Hygieneinstruktion
2   Zahnstein
3   4–5 mm tiefe Taschen, Konsequenz II: zusätzlich Zahnsteinentfernung/Scaling
4   > 6 mm tiefe Taschen, Konsequenz III: komplexe Therapie zusätzlich zu I und II
X   Sextant mit weniger als 2 Zähnen

Die CPITN-Sonde hat ein kugelförmiges Ende und eine Farbkodierung zwischen Millimeter 3 und 5 (ohne Kugel) und weitere Markierungen bei 8 und 11 mm (Fa. Hu Friedy Chicago, LM Dental Turku, Morita Osaka [134]).

Die Untersuchungswerte des PTNS (Periodontal Treatment Need System) können gut *repro-duziert* werden:
Bei Doppeluntersuchung zwischen einem Zahnarzt und einer zahnärztlichen Helferin mit erwei-terter Ausbildung konnten mit den Cohen's Kappa- und gewichteten Kappa-Werten für die PTNS-Reproduzierbarkeit der Untersucher selbst gewichtete Kappa-Werte von 0.67 ± 0.05 und zwischen den Untersuchern am selben Tag Werte von 0.77 ± 0.05 und bei einem Intervall von 2–6 Monaten zwischen den Untersuchungen Kappa-Werte von 0.53 ± 0.05 ermittelt werden [111].

Mit dem CPITN wurden im Vergleich zum Periodontal Index (PI) bei 692 Probanden ein höherer Anteil an Personen und Zähnen mit gesundem Parodont identifiziert, während Proban-den mit starker Gingivitis besser mit dem PI erfaßt wurden. Der CPITN stellte die gingivale Gesundheit und die Behandlungsnotwendigkeit *sensitiver* dar als der PI [96].

Die Aussagekraft des CPITN erwies sich in einer Untersuchung an 75 Probanden, bei denen die Werte der Parodontalindices CPITN, PI, PDI mit dem Gingivalindex, der Taschentiefe und dem Attachmentverlust mittels Spearmantest korreliert wurden, vergleichbar mit Parodontalin-dices wie PI oder PDI. Er ist diesen gegenüber jedoch leichter handzuhaben, und der Behand-lungsbedarf kann ermittelt werden. Nach erfolgreicher Behandlung wird jedoch der Zustand des Parodonts möglicherweise zu geringgradig bewertet, da der *Attachment-Verlust* vor und während der Therapie *nicht berücksichtigt* wird [120].

Bei 75 Personen z.B., von denen 33 innerhalb eines Jahres 2 mm oder mehr an Attachment verloren hatten, wurden nur 16 mit dem CPITN als Probanden mit tiefen Taschen erfaßt. Das zeigt, daß mit der Messung der Taschentiefe allein der Anteil der Personen mit einer hohen gegenwärtigen oder vergangenen Parodontitisanfälligkeit stark unterschätzt werden kann [90].

Zahnstein-Indices

OHI-Index: siehe Plaque-Indices

Calculus-Surface-Index (CSI)

An allen 4 Flächen der unteren vier Schneidezähne wird lediglich beurteilt, ob supra- oder subgingivaler Zahnstein vorhanden ist. Damit kann ein Maximum an 16 Indexpunkten erreicht werden.

Volpe-Manhold-Index (VM-Index)

Mit einer Parodontalsonde wird die maximale Ausbreitung des Zahnsteins im rechten Winkel zum Zahnfleischrand im distalen, mittleren und mesialen Bereich der Lingualflächen der sechs unteren Frontzähne gemessen und der Indexwert aus der Summe der Einzelwerte/Anzahl der untersuchten Stellen berechnet [48].

Messung der Sulcus-Fluid-Fließ-Rate (SFFR)

Bei klinisch gesunder Gingiva ist keine Flüssigkeit aus dem Sulcus gingivae zu gewinnen. Mit steigendem Entzündungsgrad tritt vermehrt ein entzündliches, zellhaltiges Exsudat, das sogenannte Sulcus-Fluid, auf. Die Menge des in einer bestimmten Zeiteinheit sezernierten Sulcus-Fluid wird gemessen, indem genormte Filterpapierstreifen (8,3 x 1,25 mm) an den Eingang des gingivalen Sulcus (extrakreviculäre Methode) oder in den Sulcus bis zum Auftreten eines leichten Widerstandes gelegt werden (intrakreviculäre Methode). Der Streifen bleibt 3 Minuten in situ. Danach wird der benetzte Streifenanteil zur quantitativen Auswertung mit Ninhydrin-Lösung gefärbt. Die durch die Reaktion blau gefärbten, aminosäurehaltigen Abschnitte können planimetrisch oder longitudinal ausgemessen werden [48].

Die Gewinnung von Sulcus Fluid kann auch mit einem Stück Polyäthylen-Schlauch mit einem inneren Durchmesser von 2 mm erfolgen, der über einem Bunsenbrenner zu einer dünnen Spitze ausgezogen wird und mit dem anderen Ende auf eine 5 µl Labpipette (Labsystem Oy, Finnland) aufgesetzt wird. Falls innerhalb von 5 Minuten nach Trockenlegen keine Absonderung von Sulcus Fluid beobachtet werden kann, wird die entsprechende Sulcus-Region mit 5 µl physiologischer NaCl-Lösung oder einem flüssigen Nährmedium gespült und die Flüssigkeit wieder aufgesaugt. In der weiteren Folge können nun eine Leukozytenzählung oder immunologische Verfahren wie Immunfluoreszenz oder Immunperoxidase-Technik durchgeführt werden [83].

Mit dem *Periotron* (Fa. Harco-Electronics, Fa. Siemens) kann die Sulcus-Fluid-Fließ-Rate relativ einfach gemessen werden, indem nach sorgfältiger Trocknung der Gingiva ein Filterpapierstreifen für 10 Sekunden in den Sulcus gingivae und anschließend ins Gerät eingeführt wird, das die vom Streifen aufgenommene Feuchtigkeit nach 20 Sekunden mit einer Digitalanzeige angibt (Abb. 7).

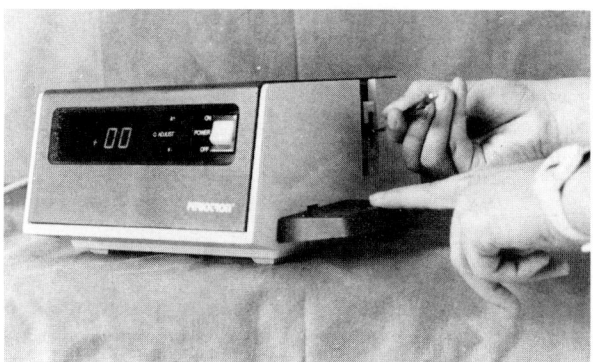

Abb. 7: Periotron

Von 2 Untersuchern durchgeführte Doppelmessungen an 30 Probanden ergaben eine gute Reproduzierbarkeit und Übereinstimmung zwischen den Untersuchern [122].

Wurden 25 Filterpapierstreifen mit Sulcus-Fluid mehrmals in das Periotron 600 eingeführt, zeigte sich ein Meßfehler von ± 2 Anzeigeeinheiten. Wurde an 36 Zähnen mehrmals hintereinander mit einem Filterpapierstreifen Sulcus-Fluid gewonnen und seine Menge mit dem Periotron bestimmt, betrug der Meßfehler ± 5 Anzeigeeinheiten. An jedem zu beurteilenden Zahn sollten daher mindestens 2 Messungen durchgeführt werden. Sie können als reproduzierbare Werte angesehen werden, wenn sie sich nicht um mehr als 10 Anzeigeeinheiten unterscheiden. Der Vorteil des Periotrons liegt darin, daß trotz der vorhandenen Meßfehler die Meßfehler eliminiert werden können, die dadurch entstehen, daß ein Untersucher, dem bekannt ist, ob es sich um eine Anfangs- oder Enduntersuchung handelt, möglicherweise zu verschiedenen Zeitpunkten unterschiedlich bewertet. Aufwendige, wiederholte Standardisierungen von primär meist unterschiedlich bewertenden Beobachtern sind damit nicht erforderlich [75].

Die Messungen der Sulcus-Fluid-Fließ-Rate mit dem Periotron wie auch mit der Ninhydrin-Methode zeigen deutlich eine Abhängigkeit der SFFR von der sich entwickelnden marginalen Gingivaentzündung und einen klaren Zusammenhang zwischen SFFR und SBI [38].

Zwischen dem Sauerstoff-Partialdruck aus dem Kapillargebiet gingivaler Papillen und der SFFR besteht mit einer Irrtumswahrscheinlichkeit von 1 % eine deutliche Korrelation
($r = -0,425$) [68].
Mit dem *Periotron 6000* wird eine größere Meßgenauigkeit erreicht als mit dem Periotron 600. Mit dem Periotron 600 müßten 2.25 bis 6.25 mal mehr Stellen untersucht werden, um die gleiche Präzision der Messungen zu erreichen wie mit dem Periotron 6000. Das ergaben Untersuchungen mit menschlichem Serum, das mit Hamilton Mikroliterspritzen auf Filterpapierstreifen aufgebracht wurde [103]. Qualitative Unterschiede verschiedener Flüssigkeiten beeinflussen nur die Meßwerte des Periotron 600, aber nicht mehr die Messungen des Periotron 6000 [102].

Zusammenhänge zwischen verschiedenen Untersuchungsparametern (SFFR, SBI, QHI, PBI)

Folgende Zusammenhänge zwischen verschiedenen Untersuchungsparametern wurden in einer eigenen Untersuchung, im Rahmen eines 1 Monat dauernden Mundhygieneprogramms mit 70 Personen gefunden (Tab. 1, Abb. 8–13).

Tab. 1: Zusammenhänge zwischen verschiedenen Untersuchungsparametern:

	SFFR	GI	QHI
GI	r = 0.285 p < 0,05		
QHI	r = −0.001 N.S	r = 0.287 p < 0.05	
PBI	r = 0.492 p < 0.001	r = 0.448 p < 0.001	r = 0.111 N.S.

Die Indices wurden jeweils paarweise korreliert und die Pearson'schen Korrelationskoeffizienten berechnet.

Zwischen der SFFR (Sulcus-Fluid-Fließ-Rate) und dem SBI (Sulcus-Blutungs-Index, der hier nur visuell, ähnlich dem GI, bewertet wurde) besteht ein signifikanter (Pearson's r = 0,285, p <

0,05) Zusammenhang. Der Plaque-Index nach Quigley-Hein (QHI) steht in keinem signifikanten Zusammenhang mit der SFFR (Pearson's r = −0,001). Je höher die SFFR ist, umso höher ist auch der Papillen-Blutungs-Index (PBI). Der Zusammenhang ist signifikant (Pearson's r = 0,492, p < 0,001).

Zwischen SBI und QHI (r = 0,287, p < 0,05) sowie zwischen SBI und PBI (r = 0,448, p < 0,001) besteht ein signifikanter Zusammenhang.

Zwischen QHI und PBI besteht kein signifikanter Zusammenhang (Pearson's r = 0,111).

Signifikante Zusammenhänge auf dem 0,1 %-Niveau konnten also zwischen SFFR und PBI sowie zwischen SBI und PBI beobachtet werden. Die Zusammenhänge zwischen SBI und SFFR sowie zwischen SBI und QHI sind auf dem niedrigeren 5 %-Niveau signifikant. Auf die Erhebung eines Parameters, bei dem ein signifikanter Zusammenhang zu einem anderen Parameter besteht, könnte man verzichten.

Zuverlässigkeit von Plaque- und Gingivitis-Messungen

Überprüfung der Zuverlässigkeit von Plaque- und Gingivitis-Messungen durch den Vergleich der an der rechten und linken Mundhälfte erhobenen Daten von 61 Probanden ergaben keinen signifikanten Unterschied bzw. keinen hohen Korrelationsgrad (Pearson's r) zwischen beiden Seiten. Der höchste Zuverlässigkeitskoeffizient wurde mit dem Spearman-Brown-Test für die Messung der Taschentiefe (0,97) eruiert, gefolgt von der Plaque-Messung (0,95) und dem Gingival-Index (0,90; [59]). In einer eigenen Untersuchung wurden von einem Examinator bei 20 Patienten SFFR, SBI (nach MÜHLEMANN und Son), Plaque-Index nach Quigley-Hein (QHI) und Papillen-Blutungs-Index (PBI) zweimal hintereinander bestimmt. Zwischen der ersten und zweiten Messung wurde ein zeitlicher Abstand von mindestens 10 Minuten eingelegt, der mit der Messung eines anderen Index und anderen Tätigkeiten ausgefüllt wurde, um die bei der ersten Messung erhobenen Werte in Vergessenheit geraten zu lassen. Zur statistischen Überprüfung der Reproduzierbarkeit wurden die Werte der zweiten Messung mit denen der ersten Messung korreliert und der Pearson'sche Korrelationskoeffizient berechnet (die statistischen Untersuchungen wurden in der Gesellschaft für Angewandte Mathematik und Informatik mbH in München durchgeführt): In den Abbildungen wurde zusätzlich die 45°-Linie eingetragen, auf der alle Werte liegen müßten, wenn die erste und zweite Messung identische Werte hervorgebracht hätte: zwischen beiden Messungen bestand bei der SFFR (Abb. 14), dem SBI (Abb. 15) und dem QHI (Abb. 16) ein signifikanter Zusammenhang. Der Pearson'sche Korrelationskoeffizient betrug für SFFR und SBI je 0,892 (p < 0,001), für den QHI 0,975 (p < 0,001). Für den PBI (Abb. 17) wurde ein Korrelationskoeffizient von 0,415 (p < 0,1) ermittelt, hier standen die beiden Messungen nur in einem tendenziellen Zusammenhang. Daß beim PBI der Zusammenhang zwischen beiden Messungen nicht so stark war wie bei der SFFR und den anderen Indices mag daran liegen, daß die zweite Messung an einem symmetrisch gegenüberliegenden Zahn durchgeführt wurde, da eine Wiederholung der Messung an dem zum Bluten gebrachten Zahnfleisch in der relativ kurzen Zeit nicht sinnvoll gewesen wäre.

Im Gegensatz dazu konnten zwei Ärzte, die 45 Kinder innerhalb von 4–6 Stunden zweimal untersuchten, die Plaque-Indices-Werte nach SILNESS-LÖE nicht reproduzieren, wohl aber konnte die gleiche Rangordnung der Personen erreicht werden [69]. Die Erfahrung des Untersuchers spielt für die Reproduzierbarkeit der Untersuchungsbefunde weniger eine Rolle: wurden die gleichen, an Phantomköpfen gezüchteten Plaques an verschiedenen Tagen mit Plaque-Indices beurteilt, bestand kein signifikanter Unterschied zwischen erfahrenen und unerfahrenen Beobachtern, an verschiedenen Tagen wurde jedoch signifikant unterschiedlich bewertet [84].

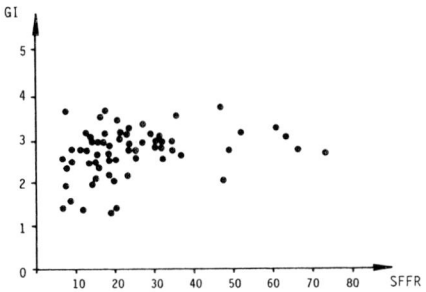

Abb. 8: Zusammenhang zwischen Sulcus-Fluid-Flow-Rate (SFFR) und Sulcus-Blutungs-Index (= GI)

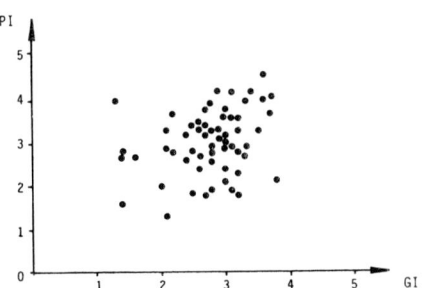

Abb. 11: Zusammenhang zwischen Sulcus-Blutungs-Index (= GI) und Plaque-Index nach Quigley-Hein (PI)

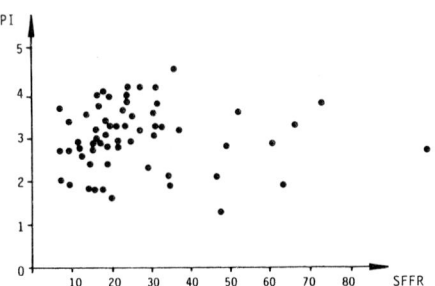

Abb. 9: Zusammenhang zwischen Sulcus-Fluid-Flow-Rate und dem Plaque-Index nach Quigley-Hein (PI)

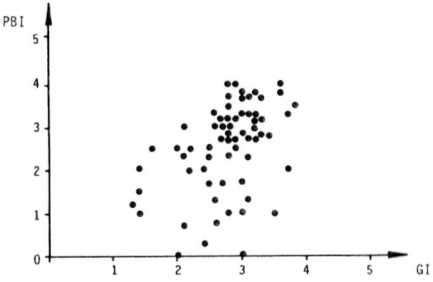

Abb. 12: Zusammenhang zwischen Sulcus-Blutungs-Index (= GI) und Papillen-Blutungs-Index (PBI)

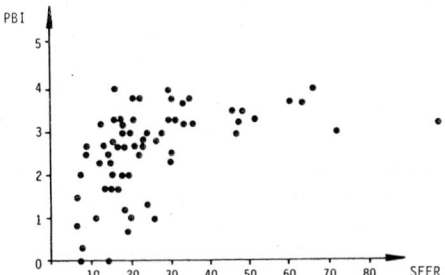

Abb. 10: Zusammenhang zwischen Sulcus-Fluid-Flow-Rate und Papillen-Blutungs-Index (PBI)

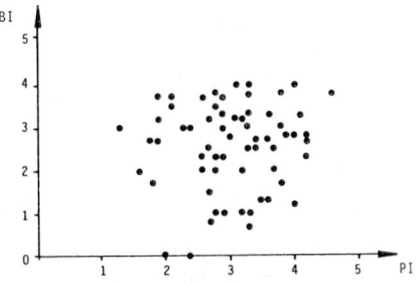

Abb. 13: Zusammenhang zwischen Plaque-Index (PI) und Papillen-Blutungs-Index (PBI)

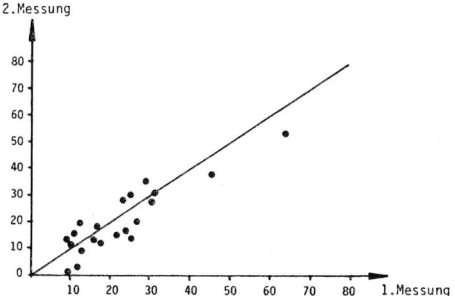

Abb. 14: Reproduzierbarkeit zweier unabhängiger Messungen der Sulcus-Fluid-Flow-Rate

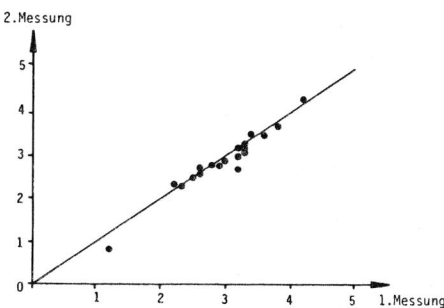

Abb. 16: Reproduzierbarkeit zweier unabhängiger Messungen des Plaque-Index nach Quigley-Hein (QHI)

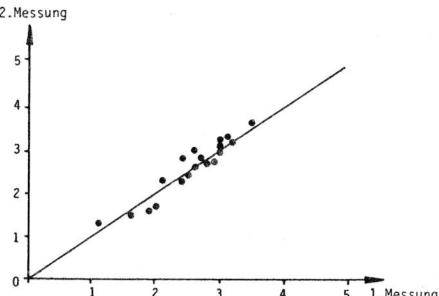

Abb. 15: Reproduzierbarkeit zweier unabhängiger Messungen des Sulcus-Blutungs-Index (= GI)

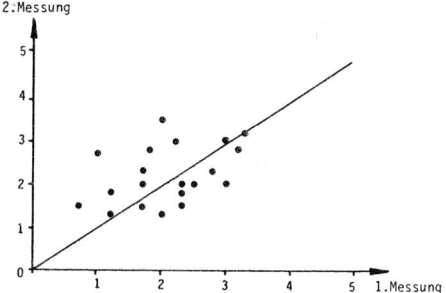

Abb. 17: Reproduzierbarkeit zweier unabhängiger Messungen des Papillen-Blutungs-Index (PBI)

Von anderen Autoren [15] wurde dagegen eine gute Übereinstimmung bei verschiedenen Plaque-Indices zwischen verschiedenen Gruppen von Studenten und Assistenten gefunden, die die Plaque anhand von Diapositiven bewerteten.

Wurden die von jedem einzelnen von 18 Untersuchern an 36 Dias der angefärbten bukkalen Flächen der Ober- und Unterkieferzähne beobachteten Plaquewerte nach QUIGLEY-HEIN mit der Bewertung aller übrigen Beobachter paarweise und für jeden einzelnen Bewertungsgrad getrennt verglichen bzw. damit über 55.000 Einzelvergleiche durchgeführt, waren 64,7 % der Paarvergleiche signifikant unterschiedlich. Von den einzelnen QHI-Werten bestand nur bei den Extremwerten 0 und 5 eine Übereinstimmung von 52,8 % bzw. 54,5 %, die Grade dazwischen wurden subjektiv sehr unterschiedlich vergeben. Bei Vereinfachung der Bewertungsskala auf zwei oder drei Grade entsprechend dem OHI oder API war die Übereinstimmung zwischen den Beobachtern geringer als bei der 6stufigen Skala nach Quigley-Hein [76].

Wurden die an 97 Personen von 9 Untersuchern erhobenen QHI-Werte mit den unabhängig davon erhobenen Werten eines Standardbeobachters verglichen, wurde nur bei 6,2 % der Untersuchungen eine 100 %ige Übereinstimmung zwischen zwei Beobachtungen gefunden und in 21,6 % zumindest der gleiche Mittelwert errechnet. In verschiedenen Skalenbereichen wurde zum Teil strenger, aber auch milder beurteilt, als der Standarduntersucher es tat. Mittels gepaarter Untersuchungen und Durchführung einer Regressionsanalyse können solche Unterschiede dargestellt und zum Teil korrigiert werden (Abb. 18, 19, 20; [73]).

Die *Zahl der Probanden*, die für einen klinischen Versuch notwendig ist, um einen Unterschied zwischen 2 Gruppen statistisch sicher zu erkennen, wurde in einer Studie ausgehend von vorhandenen Daten einer früheren klinischen Untersuchung ermittelt:

Je nach Ausgangswert waren zum Erkennen eines 20%igen Unterschiedes zwischen 2 Gruppen für den QHI 17–64 Probanden notwendig, für den GI 17–100, für den PBI 45–176 und für die SFFR 92–143.

Um einen 10%igen Unterschied zu erkennen, wurden für den QHI 64–252 Probanden benötigt, für den GI 64–394, für den PBI 176–698 und für die SFFR 363–566 [125].

Das Anfärben der Plaque ist zwar instruktiv, für den Patienten aber nicht angenehm. Bei geringen Plaquemengen sind Färbelösungen die empfindlichsten Registrierungsmedien. Bei mäßiger oder reichlicher Plaqueanlagerung kann die Menge der Plaque mit der Sonde, z.B. *der Plaquesonde* der Prisma Instrument Company (Weybridge, U.K.), besser proportional erfaßt werden. Diese Plaquesonde besitzt eine schwarze Spitze mit einer Indexgradierung. Mittels verschiedener Sonden konnten die Plaquemengen mindestens gleich gut wie mit Färbemethoden erfaßt und auch interdentale Regionen erreicht werden [109].

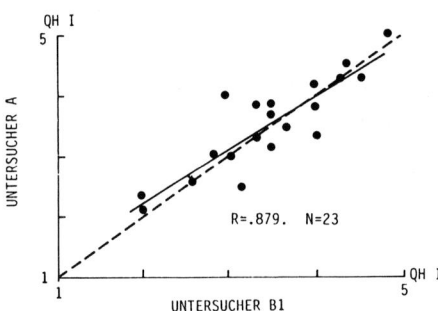

Abb. 18: Gute Übereinstimmung zwischen dem Beobachter Bl und dem Standardbeobachter A (Abb. 18, 19, 20 mit Genehmigung aus 73)

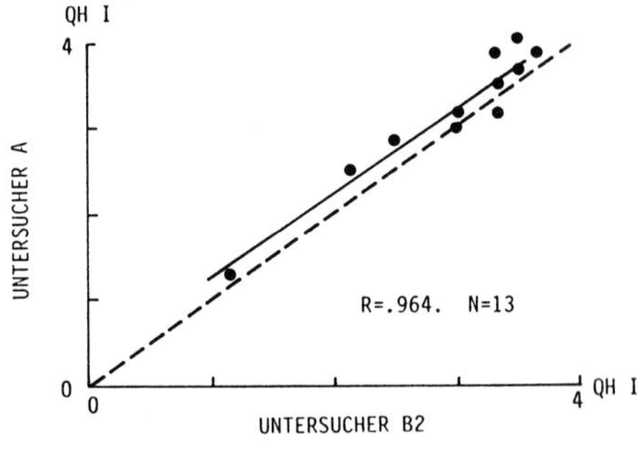

Abb. 19: Der Beobachter B2 verwendet in allen Graden der Beurteilungsskala niedrigere Werte als der Standardbeobachter A

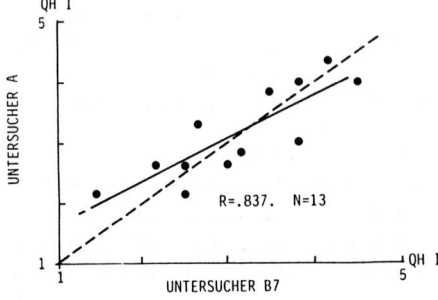

Abb. 20: Der Untersucher B7 beurteilte im unteren Bereich der Bewertungsskala milder und im oberen Bereich strenger als der Standardbeobachter A

Die *Gingivalindexwerte* und die *Gingival Exsudate Flow Rate (GEFR)* korrelieren mit den *histologischen Befunden:*
Das ergab eine histopathologische Untersuchung an 8 Probanden, bei denen eine experimentelle Gingivitis erzeugt wurde und am Beginn, am 4., 7., 14. und 21. Tag der Plaque Index (PlI), Gingivalindex (GI), die Gingival Exsudate Flow Rate (GEFR) und eine Zahnfleischbiopsie durchgeführt und die Befunde schließlich miteinander verglichen wurden [94].

Beim *Reizbluten* ergaben Doppeluntersuchungen bei 13 Patienten nach initialer Behandlung in flachen und tiefen Taschen unterschiedliche Befunde: Bei fehlendem Reizbluten war die *Übereinstimmung* 86 % in < 4 mm tiefen Taschen, sie nahm aber signifikant in > 4 mm tiefen Taschen ab. Reizbluten wurde nur zu 36 % in seichten Taschen übereinstimmend befundet, in tiefen Taschen nahm die Übereinstimmung zu.

Nur bei relativ großen Unterschieden in der Zahl der blutenden Stellen zwischen zwei Untersuchungen kann eine mögliche Veränderung in der parodontalen Situation des einzelnen Patienten angenommen werden, wenn z.B. am Beginn 10 von 12 Stellen bluten und bei der 2. Untersuchung nur mehr 3 oder weniger Stellen. Die Sensivität kann erhöht werden, indem möglichst viele Stellen im Mund untersucht werden [104].

Eine Auswertung der *Blutungstendenz* und des *Attachmentverlustes* von 1054 Taschen bei 55 Probanden eines Betreuungsprogramms nach Parodontaltherapie ergab, daß
- bei einer Taschentiefe > 5 mm Reizbluten signifikant vermehrt vorkommt.
- Bei Patienten, bei denen 16 % oder mehr der Zahnflächen Reizbluten zeigten, lag eine größere Wahrscheinlichkeit weiteren Attachmentverlustes vor.
- Bei Taschen, die bei jeder Nachkontrolle bluteten, ging Attachment mit einer Wahrscheinlichkeit von 30% verloren. Bluten beim Sondieren kann daher nach HANG als ein begrenzter, aber trotzdem anwendbarer prognostischer Indikator für Patienten in der parodontalen Betreuungsphase angesehen werden [106].

Auswertung

Die Gradeinteilung von Plaque-Indices ist mehr oder weniger willkürlich, die einzelnen Grade entsprechen bestimmten Zustandsbildern, die kaum in einem mathematischen, analogen Verhältnis zueinander stehen. Da die Verteilung der einzelnen Grade meist asymmetrisch ist, sollte der Mittelwert nicht für statistische Auswertungen verwendet werden, sondern besser die Häufigkeit, mit der bestimmte Werte, z.B. beim PlI Grad 2 vorkommen, verglichen werden [6].

Da bei den Extremwerten der Indices (z.B. des QHI, siehe oben) eine bessere Übereinstimmung zwischen verschiedenen Untersuchern besteht und bei Verwendung einer mehrstufigen Skala eine bessere Übereinstimmung als bei einer vereinfachten Gradeinteilung, ist es empfehlenswert, bei rein klinischen Untersuchungen mit einer mehrstufigen Skala zu untersuchen, aber bei der Auswertung nicht den Mittelwert, sondern die (prozentuelle) Häufigkeit einzelner Bewertungsgrade zu betrachten.

Die Zahnplaques zeigen vielfältige Muster, die mit den auf Schätzung der Plaqueausdehnung beruhenden Indices an verschiedenen Tagen und von verschiedenen Beobachtern sehr unterschiedlich beurteilt werden. Dazu kommt, daß der Beobachter nicht mehr unvoreingenommen ist, wenn er – wie dies meist der Fall ist – weiß, ob es sich um die Anfangs- oder Enduntersuchung handelt. Aus diesem Grunde genügt der Vergleich einer Anfangs- und Enduntersuchung nicht, sondern es müssen eine oder mehrere Zwischenmessungen erfolgen.

Die beschriebenen Fehler können weitgehend ausgemerzt werden, wenn standardisierte Polaroidbilder oder Dias angefertigt werden und die Auswertung aller Bilder möglichst zugleich erfolgt, wobei dem Untersucher nicht bekannt sein sollte, um welche Untersuchung es sich dabei handelt. Aus dem relativen Vergleich der nebeneinanderliegenden Bilder kann dann eine einigermaßen objektive Beurteilung erfolgen. Es können Millimeter-Raster oder Schablonen über die Zähne gelegt und die plaquebedeckten Areale ausgezählt werden.

Für die Werte eines Beobachters konnte ein (intraexaminer) Korrelationskoeffizient von 0.999 erreicht werden, indem 25fach vergrößerte Bilder von Plaques im Vergleich zu den Umrissen der ungefärbten Zähne am selben Tag mit einem Planimeter ausgemessen wurden. Auf diese Weise konnte das Plaquewachstum zweier Personen innerhalb von 4 Stunden unterschieden werden [119].

Bei der Untersuchung von Therapieeffekten kann u.U. eine höhere Präzision erreicht werden, wenn *nur die Werte der Enduntersuchung* verwendet und nicht die Veränderung zwischen den Basis- und Endwerten untersucht werden, da in diesem Fall der durch die intraindividuelle Variation und die Messung selbst bedingte Fehler zweimal eingebracht wird. Nur die Werte der Enduntersuchung allein sollten analysiert werden, wenn der Meßfehler relativ groß ist (z.B. Bakterienzählungen) und bei Untersuchung im cross-over Design oder im split-mouth-Design. Ausgehend von den Daten aus einem Versuch im cross-over-Design konnte ermittelt werden, daß die notwendige Zahl an Probanden bei Verwendung der Endwerte allein um 40% geringer war als bei Miteinbeziehung der Basiswerte [92].

Standardisierung von Untersuchern

An 20 Personen von 2 Untersuchern durchgeführte Doppeluntersuchungen mit dem Periodontal-Index und dem Gingival-Index ergaben eine deutliche Korrelation zwischen beiden Untersuchern, aber unterschiedlich hohe Werte. Um Unterschiede zwischen verschiedenen Untersuchern auszugleichen, wurde empfohlen, die Reihenfolge der Untersuchungen zufällig zwischen den Beobachtern zu verteilen, um eine möglichst hohe Übereinstimmung zu erreichen [46]. Dies ist in der Praxis nicht immer möglich. Eine Standardisierung von Untersuchern kann auch erreicht werden, indem nach Doppeluntersuchungen mit einer Regressionsanalyse die Werte entsprechend einem Standardbeobachter korrigiert werden [73].

Die Zuverlässigkeit der von verschiedenen Untersuchern erhobenen Daten kann auch getestet werden, indem der Mittelwert, der Maximalwert und der Prozentsatz der pathologischen Werte pro Untersucher mit dem intraclass correlations coeffizient erhoben wird. Mit verschiedenen Prozeduren einer gewichteten Kappa-Statistik, mit der Überprüfung der Übereinstimmung der Untersucher für bestimmte Untersuchungsstellen, alle Stellen, individuelle Komponenten und Kategorien der Indices können verschiedene Untersucher trainiert, kalibriert und schließlich zuverlässige Ergebnisse gewonnen werden [29].

Messung der Taschentiefe (TT)

Eine Parodontalsonde wird möglichst parallel zur Längsachse der Wurzel in den Sulcus gingivae geschoben, bis Widerstand und leichter Schmerz auftreten. Die gemessene Taschentiefe wird in das Befundblatt eingetragen [48]. Histologische und elektronenoptische Untersuchungen ergaben eine normale Sulcus-Tiefe von etwa 0,4–0,6 mm. Die klinisch festgestellte physiologische Taschentiefe stimmt nicht mit der Tiefe des histologischen Sulcus-Bodens überein, sondern entspricht einem artifiziellen Riß. Anatomische Faktoren, subgingivale Konkremente, Wurzelkaries oder Füllungsüberschüsse können außerdem Irrtümer bei der Sondierung hervorrufen. Aus diesen Gründen sollte der Begriff Zahnfleisch-Taschentiefe besser durch »Sondierungstiefe« ersetzt und die für die jeweilige Therapieform entscheidenden Sondierungen erst nach Abschluß einer Vorbehandlungsphase vorgenommen werden. Da der Sondierungsdruck das Meßergebnis beeinflußt [81], ist die Verwendung von Parodontalsonden empfehlenswert, die eine Überschreitung des erlaubten Anpreßdrucks anzeigen, wie z.B. das Brodontic-Parodontometer oder die WHO-Sonde mit aufsetzbaren elastischen Stahlfedern [39].

Um die Beziehung zwischen Sondierungstiefe, Anzahl und die Zusammensetzung der Mikroorganismen in den Zahnfleischtaschen zu studieren, wurden von 415 mesialen Flächen von ersten Molaren von 266 Personen im Alter von 20–40 Jahren Plaqueproben entnommen, im Dunkelfeld mikroskopiert und die Taschentiefe sondiert: Unterschiede in der bakteriellen Zusammensetzung waren mit Differenzen der Gesamtzahl der Mikroorganismen und der Sondierungstiefe assoziiert. Mit zunehmender Gesamtzahl der Mikroorganismen nahmen die Spirochaeten und beweglichen Mikroorganismen zu und die Kokken ab. Etwa 15–20 % der Variabilität in der Zusammensetzung der subgingivalen Plaque konnte mit Unterschieden in der Gesamtzahl der Mikroorganismen erklärt werden. Die Variabilität in der Zusammensetzung konnte um das 2–4fache mehr mit Unterschieden in der Gesamtzahl der Mikroorganismen als mit der

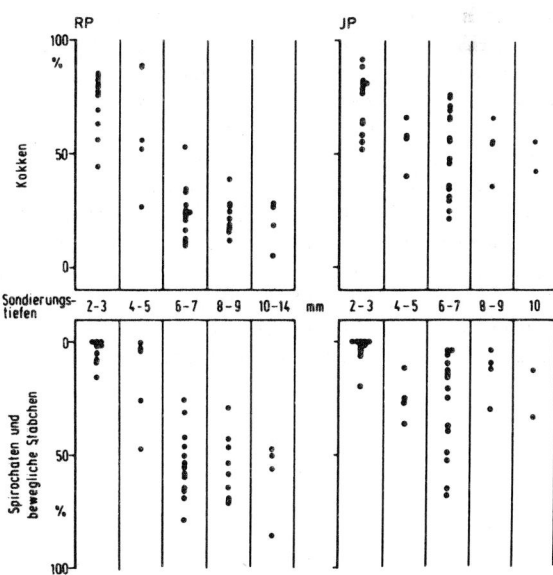

Abb. 21: Prozentuale Anteile von Kokken und beweglichen Stäbchen und Spirochaeten bei unterschiedlichen Sondierungstiefen bei Patienten mit rasch fortschreitender Parodontitis und juveniler Parodontitis (Abb. 21, 22, 23: mit freundlicher Genehmigung aus Müller und Flores de Jacoby, 50)

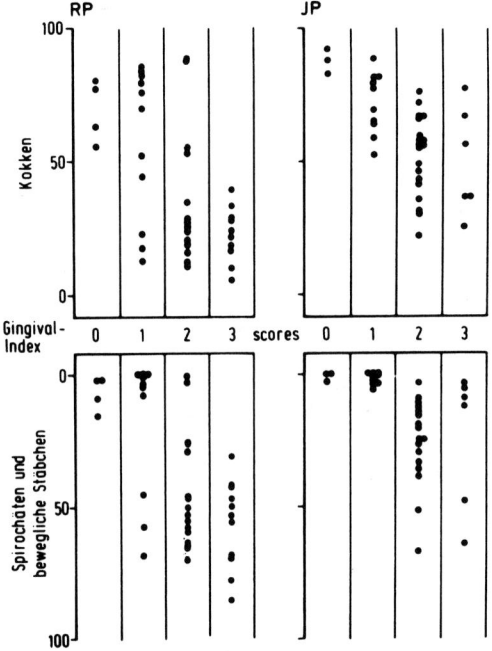

Abb. 22: Prozentuale Anteile von Kokken, beweglichen Stäbchen und Spirochaeten bei unterschiedlichen Bewertungseinheiten für den Gingival-Index bei Patienten mit rasch fortschreitender Parodontitis und juveniler Parodontitis (Müller et al. 1985)

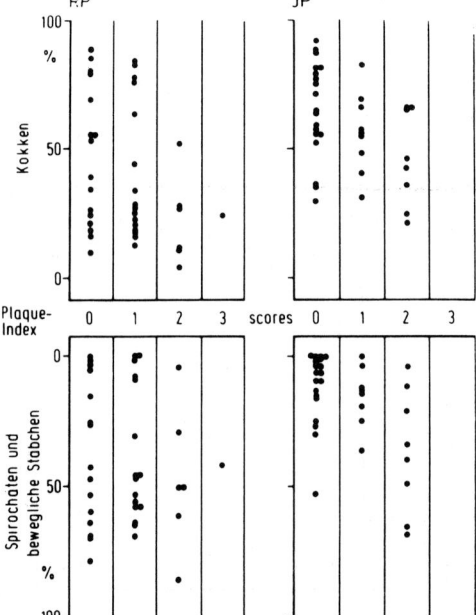

Abb. 23: Prozentuale Anteile von Kokken und beweglichen Stäbchen und Spirochaeten bei unterschiedlichen Bewertungseinheiten für den Plaque-Index bei Patienten mit rasch fortschreitender Parodontitis und juveniler Parodontitis (Müller et al. 1985)

Sondierungstiefe erklärt werden. Eine beachtenswerte Variabilität in den Proportionen der mikrobiologischen Formen konnte weder mit Differenzen in der Gesamtzahl der Mikroorganismen, noch mit Differenzen der Sondierungstiefe erklärt werden.

Die Gesamtzahl der Mikroorganismen beeinflußt also das ökologische System, das das Wachstum bestimmter Mikroorganismen begünstigt. In dieser Sicht ist es nicht möglich, für den pathogenen Prozeß spezifische Mikroorganismen zu finden. Vor allem bei jungen Erwachsenen reflektieren die Gesamtzahl der Mikroorganismen in den Zahnfleischtaschen oder das Vorkommen bestimmter Mikroorganismen eher das Ausmaß des pathogenen Prozesses, als die Sondierungstiefe per se [54].

Bei 6 Patienten mit juveniler Parodontitis und 6 älteren Patienten mit rasch fortschreitender Parodontitis dagegen, bei denen von jeweils 6 Zähnen eine Probe subgingivaler Plaque von relativ gesunden wie auch parodontal erkrankten Regionen entnommen und im Dunkelfeld analysiert wurde, zeigte sich eine hohe Korrelation zwischen der Taschentiefe und dem Auftreten von Spirochaeten und beweglichen Stäbchen. Auch der Entzündungsgrad der Gingiva war mit dem Anteil beweglicher Formen in der subgingivalen Plaque korreliert. Bei Patienten mit juveniler Parodontitis bestand eine Korrelation zwischen dem Anteil subgingivaler Spirochaeten und beweglichen Stäbchen und der Menge subgingivaler Plaque (Abb. 21, 22, 23; [50]).

Messung der Breite der angewachsenen Gingiva

Die Gingiva wird in drei Einheiten unterteilt (Abb. 24):
1. Die marginale oder freie Gingiva
2. Die Gingiva propria ist mit der Unterlage fest verwachsen, blaß rosa, verhornt. Sie ist im Oberkiefer bukkal und im Unterkiefer bukkal und lingual durch die Linea girlandiformis abgesetzt gegen die Alveolarmucosa.
3. Die Alveolarmucosa ist verschiebbar, rot, unverhornt. Der Übergang der angewachsenen Gingiva in die Alveolarschleimhaut, die Mucogingivalgrenze, kann durch Anfärben mit der Schiller'schen Jodlösung deutlicher sichtbar gemacht werden; die stark keratinisierte angewachsene Gingiva färbt sich nur kaum an.

Die Breite der angewachsenen Gingiva wird gemessen, indem eine stumpfe Parodontalsonde mit Millimeter-Einteilung parallel zur Wurzel angelegt und die Distanz vom apikalen Ende des Gingivalsaumes (Beginn der Stippelung) bis zur Linea girlandiformis, dem Übergang in die bewegliche Mundschleimhaut gemessen wird [48].

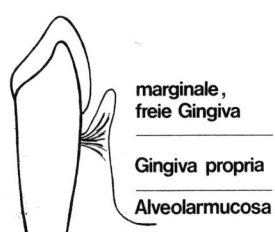

marginale, freie Gingiva

Gingiva propria

Alveolarmucosa

Abb. 24: Abschnitte der Gingiva

141

Bestimmung des Niveaus der Befestigung (attachment)

Mit der Parodontalsonde wird die Distanz vom sondierten Sulcusboden bis zur Schmelz-Zement-grenze abgemessen. Liegt der Rand der freien Gingiva koronal von der Schmelz-Zementgrenze, wird diese Distanz abgerechnet. Wird der Sulcusboden im Bereich der Schmelz-Zementgrenze sondiert, erhält das Befestigungsniveau den Wert Null [56].

Mit der Messung des Attachmentniveaus kann der Verlust an angewachsenem Parodont relativ zuverlässig ermittelt werden. Bei 46.000 Wiederholungsmessungen an bestimmten Stellen des Parodonts bei 58 Personen wurde eine Standarddeviation von 0,78 mm ermittelt [23].

Bei 10 Patienten, deren Parodontalerkrankung unbehandelt über 12 Wochen beobachtet wurde, zeigten weder Sondierungstiefe noch Attachmentniveau, Reizbluten oder Dunkelfeld Stellen an, die Attachment verlieren würden. Bei 92 % blieb die Sondierungstiefe innerhalb von ± 1 mm [100]. Daher können in klinischen Untersuchungen Veränderungen des Attachmentniveaus meist erst über längere Zeiträume objektiviert werden.

Innerhalb einer 24monatigen Beobachtungszeit nach nichtchirurgischer Parodontaltherapie zeigt es sich, daß sondierbarer Attachmentverlust an Flächen mit hohen Werten für Plaque, Blutung und Sondierungstiefe häufiger vorkamen. Die diagnostische Empfindlichkeit (sensitivity) sowie die Vorhersagefunktion (predictability) dieser klinischen Indikatoren war allerdings schwach [4]. Aus diesen sich bereits kurzfristig verändernden Parametern kann also kaum auf den tatsächlichen weiteren Krankheitsverlauf bzw. auf die Entwicklung des Verlusts an angewach-sener Gingiva geschlossen werden. Die Begriffe »sensitivity« und »predictability« wurden dabei folgendermaßen bestimmt:

Sensitivity (diagnostische Empfindlichkeit) = Vorkommen positiver Werte/Vorkommen posi-tiver und negativer Werte.

Predictability (Vorhersagefunktion) = Vorkommen positiver Werte/Vorhandensein und Feh-len positiver Werte [4]. Mit wiederholten Messungen des Attachmentniveaus läßt sich eine aktive Periodontitis derzeit am besten erfassen, wenn auch nach Verbesserungen dieser Methode gesucht werden muß [22].

Die *diagnostische Genauigkeit* (diagnostic accuracy) ist das Verhältnis der Stellen mit At-tachmentverlust zur Gesamtzahl der untersuchten Stellen (mit oder ohne Attachmentverlust). In einer 24monatigen Studie nach einmaliger Plaqueentfernung und Wurzelglätten bei 19 Patienten zeigten die klinischen Parameter supragingivale Plaque, Reizbluten und Sondierungstiefe eine relativ begrenzte diagnostische Genauigkeit: Attachment verloren nur 10 % der Stellen mit Plaque, 23 % der Stellen, die Reizbluten bei 7–8 der dreimonatigen Kontrollen aufwiesen, und 42–44 % der Stellen mit einer residualen Sondierungstiefe von > 7 mm nach 2 Jahren [131].

Subtraktionsröntgen

Durch die Computertechnik in der Röntgenologie können feine Veränderungen der Knochen-dichte objektiv erfaßt werden: Bei der auf Video-Basis funktionierenden CADIA (computer assisted densiometric image analysis) werden Bißflügelröntgenbilder digitalisiert mit einer Video-kamera (Eyecom) aufgenommen und in Verbindung mit einem Bildprozessor (Grinell 270 Serie) einem Computer (Vax 11/750, Digital Equipment Corporation) übermittelt. Die 520 x 480 Pixel Elemente werden in Grauwerte von 0–255 konvertiert, in x–y Koordinaten gespeichert und schließlich über eine automatische Umrißanalyse mit dem Basisbild verglichen [92]. Die Umrisse der Zähne können auch mittels Lightpen eingegeben werden [115].

Mit densiometrischen Untersuchungen konnte ein Verlust von 1–5 % des Alveolarknochens festgestellt werden [115].

Mit einer densiometrischen Untersuchung konnte die Beurteilbarkeit von parodontalen Läsionen um 27 % von 75 ± 7 % im Röntgenbildvergleich auf 94 ± 2,6 % im Subtraktionsbild gesteigert und die Diagnosezeit um den Faktor 2,3 reduziert werden. Dabei wurden nach Erstellen standardisierter Röntgenzahnfilme am mazerierten Unterkiefer 16 parodontale Läsionen geschaffen und anschließend nach Originalröntgenfilmen Subtraktionsmaskenfilme und Subtraktionsprintfilme (Agfa Gaevert Subtraktionsmaskenfilm Gevarex Go 230p und printfilm Curix RP 1) angefertigt und densiometrisch oder von 10 Zahnärzten mit Hilfe von Röntgenbildbetrachtern untersucht [116].

Während mit klinischen Parametern Plaque-, Gingivitisindex, Taschentiefe) bei 38 mit 2 verschiedenen Methoden behandelten Unterkiefermolaren von 16 Patienten in einer 2jährigen Studie keine signifikanten Veränderungen gefunden wurden, wurde mit den densiometrischen Analysen bereits 6 Monate nach der Ausgangsuntersuchung ein signifikanter Verlust der Densität superfizieller Schichten des interradikulären Knochens beobachtet. Anschließend stieg die Densität wieder an [117].

Mit Subtraktionsröntgenbildern wurde ein höheres Maß an Übereinstimmung zwischen den Resultaten verschiedener Untersucher (interexaminer agreement) wie auch des einzelnen Untersuchers (intraexaminer agreement) gefunden als mit konventionellen Röntgenbildern. Das ergab eine Studie bei 10 Probanden mit mäßigem bis schwerem parodontalen Knochenabbau, bei denen am Beginn nach 32 und 52 Wochen konventionelle und Subtraktionsröntgenbilder angefertigt und von 4 Untersuchern mit mindestens 2wöchigem Abstand 2 x analysiert wurden [99].

Farbmetrische Untersuchung

Versuche wurden auch unternommen, mittels eines Prototyps eines Farbmeßgerätes den Entzündungsgrad der Gingiva zu bestimmen [58].

Messung der Sulcus-Temperatur

Des weiteren wurde auch versucht, mit der Messung der Temperatur im Sulcus gingivae ein objektives Maß für die Gingivitis zu finden. Der Vergleich der Sulcus-Temperatur mit anderen Parametern mittels multivariater statistischer Verfahren ergab einen innigen Zusammenhang zwischen der Sulcus-Temperatur und der Sulcus-Tiefe. Zwischen Sulcus-Temperatur, einem selektiven Gingival-Index, dem Sulcus-Blutungs-Index und der Schwellung der Gingiva bestanden allerdings nur sehr lockere Beziehungen [2, 3].

Die Sulcustemperatur stieg im Oberkiefer vom mittleren Schneidezahn bis zum Eckzahn an und war im Unterkiefer höher als im Oberkiefer. Zwischen der marginalen und papillären Sulcustemperatur sowie zwischen rechtem und linkem Quadranten bestand kein signifikanter Unterschied. Die Temperatur scheint anzusteigen, je näher der Meßpunkt der mucogingivalen Linie liegt [4].

Messung der Zahnbeweglichkeit

Der Erfolg sämtlicher parodontologischer Therapiemaßnahmen auf die Gingivitis und Parodontitis soll auch mit dem Periotest-Verfahren gemessen werden können: Ein mikrocomputergesteuertes Perkussionshandstück nimmt während der Stößelkontaktzeit von 1 ms zugleich die Auslenkung des Zahnes und dessen parodontaler Dämpfung über einen Beschleunigungsmesser auf. Aus ca. 20 Signalen wird ein mittlerer Periotest-Wert errechnet. Dieser wird durch einen Sprachbaustein sowie ein optisches Display in Form einer 16stufigen Skala ausgegeben. Bei falscher Handhabung werden akustische Kontrollsignale gegeben [67].

Gindex

Mit dem Gindex (Janar Company, P.O. Box 1845, Grand Rapids, Michigan 49501, USA) wird kolorimetrisch der Gehalt an Hämoglobin in einer Probe von 5 ml Speichel gemessen. Aus dem Gehalt an Hämoglobin im Speichel wird auf das Vorhandensein blutender Zahnfleischeinheiten bzw. auf das Ausmaß der Gingivitis geschlossen. Bei Erwachsenen konnten damit größere Unterschiede in Bezug auf Gingivitis erkannt werden. Der Test ist aber eher für breite epidemiologische Untersuchungen geeignet, bei denen nur wenig trainiertes Personal zur Verfügung steht, aber nicht für klinische Tests, bei denen sensitive Kriterien erforderlich sind [7].

Exfoliativzytologie

Die Zytodiagnostik dient zur Erkennung von Veränderungen des Schleimhautepithels. Für die klinische Evaluation gingivitis- und parodontitishemmender Mittel ist die Bestimmung des sogenannten Keratinisationsindex weniger geeignet, da die Keratinisation des Epithels nicht vorrangig vom Entzündungsgrad bestimmt wird [24].

Bestimmung von Adenosin-Triphosphat (ATP)

Die Wirkung antimikrobieller Mittel kann auch getestet werden, indem die gesamte lebensfähige Biomasse in der Plaque ermittelt wird, Adenosin-Triphosphat (ATP) extrahiert, mittels Biolumineszenz dargestellt und mit einem Lumitron 3000 ATP Fotometer (New Brunswick, Edison, New Jersey, USA) gemessen wird. Die ATP-Messung muß sofort nach der Plaquesammlung erfolgen, da der ATP-Gehalt/mg Plaque innerhalb einer Stunde um 50 % absinkt und der Variationskoeffizient für ATP pro mg Plaque von 33,2 % nach der Plaqueentnahme auf 42,6 % ansteigt. Mit der ATP-Analyse konnte ein antimikrobieller Effekt ebenso gut eruiert werden wie mit der Erfassung der Gesamtzahl der lebensfähigen Mikroorganismen in der Plaque [10, 20, 60].

Mikrobiologische Untersuchungsmethoden

Verschiedentlich wurde auch versucht, mikrobiologische Methoden als Untersuchungsparameter für Karies, Gingivitis und Parodontitis heranzuziehen:

Bezüglich der Zahnkaries wurde vor allem das Vorkommen von *Streptokokkus mutans* untersucht, der häufig an Zahnflächen gefunden wurde, an denen sich bevorzugt kariöse Läsionen entwickelten [27, 28, 31, 33, 87]. Köhler et al. [31] verwendeten ein S. mutans Medium zur Selektion von Risikopatienten: Sie fanden mit Hilfe der auf einem S. mutans Selektivmedium kultivierten Speichelproben von 289 Müttern die 87 mit einem hohen S. mutans-Gehalt im Speichel heraus und konnten bei diesen Risikopatienten durch Prophylaxemaßnahmen den Gehalt an S. mutans drastisch reduzieren. Nur 11 % der Kinder dieser Mütter, die am Prophylaxeprogramm teilgenommen hatten, waren im Alter von 24 Monaten mit S. mutans infiziert, gegenüber 45 % der Kinder der Kontrollgruppe [32].

Es wurde auch versucht, mit der Bestimmung der S. mutans Kolonien im Speichel die Zeitabstände zwischen notwendigen Chlorhexidinbehandlungen bzw. die Zeit zu bestimmen, in der durch die Behandlung S. mutans im Speichel nachhaltig reduziert wurde [12, 34].

Des weiteren wurde auch der Effekt von Prophylaxemaßnahmen am Vorkommen von S. mutans gemessen [13, 45, 86].

Die Darstellung von S. mutans erfolgte unterschiedlich: Entweder wurden die Proben auf einem dafür geeigneten Nährboden gezüchtet und durch weitere Tests die Biotypen [45, 86, 87] oder die Serotypen [13, 30, 32] bestimmt oder biochemisch nur mit Mannit allein getestet [43]. Außerdem wurden Selektivnährböden mit einem Indikatorzusatz, wie z.B. das flüssige Thalliumacetat-Medium [70] oder der Phenolrot-Agar [18] entwickelt, bei denen es zu einem hauptsächlich von der S. mutans Konzentration abhängigen Farbumschlag kommt.

Für klinische Zwecke wurde es z.T. als ausreichend empfunden, Streptokokkus mutans vornehmlich oder allein aufgrund seiner typischen Kolonieform auf einem Selektivmedium zu bestimmen [31, 34, 45]. Dabei wird jedoch möglicherweise der Gehalt an S. mutans überschätzt, da – wie die Tab. 2 zeigt – auf S. mutans-Selektivmedien (MS-, MSB-, Mannitagar) auch eine Reihe anderer Keime wachsen und bei vorwiegender oder alleiniger Betrachtung der Kolonieform Verwechslungen möglich sind [74]. Andererseits können Zusätze zu den Nährmedien, die das Wachstum anderer Mikroorganismen unterdrücken, wie z.B. Saccharose, Bacitracin oder Tellurit auch ein geringeres Wachstum von S. mutans auf den Selektivmedien verursachen [43, 53]. Dadurch könnte das S. mutans-Vorkommen möglicherweise unterschätzt werden.

Die *Lactobazillen* wurden ebenfalls als Testparameter in klinischen Untersuchungen verwendet. Sie können im Speichel mit dem Dentocult-dip-slide Test (Fa. Orion, Helsinki) in Einheiten von 10^3–10^6 dargestellt werden. Dabei wird durch Kauen eines Paraffinstückes Speichel gesammelt, der über den auf einen Objektträger aufgebrachten, spezifischen Nährboden gegossen und im Brutschrank bei 35°C oder bei Raumtemperatur mehrere Tage inkubiert wird. Mit diesem Test werden allerdings auch Candida [9], Streptokokken und andere Säurebildner erfaßt [41].

Kinder mit geringen Lactobazillenwerten zeigten z.B. im Laufe der letzten 15 Monate keine hohe Kariesaktivität[9].

Probanden mit niedrigen Dentocultwerten aßen signifikant häufiger weniger kariogene Mahlzeiten und häufiger harte Nahrungsmittel [61].

Wurde der Zucker durch Xylit ersetzt, fielen die Lactobazillenwerte und die Kariesincidenz [40, 63]. Bei Kindern, die täglich zur üblichen Kost Schokolade mit 40 % Sorbit verzehrten, waren seltener Kinder mit hohen Dentocultwerten vertreten als bei Kindern der Saccharose- oder Kontrollgruppe [5].

Zusammenhänge zwischen den Lactobazillenwerten und anderen Untersuchungsparametern wurden in einer Untersuchung an 135 Kindern nicht gefunden: Die Speichellactobazillen spiegelten nicht den aktuellen Konsum an Süßigkeiten wider, sie wurden nicht durch die Anzahl der unversorgten Kavitäten oder die Ausdehnung der Plaque beeinflußt. Die Lactobazillenwerte erwiesen sich aber als signifikant altersabhängig [72].

Die Lactobazillen scheinen keine Rolle in der Initialphase der Karies zu spielen. Vor dem Beginn kariöser Läsionen zeigte sich eine Tendenz zu erhöhten Lactobazillen- und Streptokokkus-mutans-Werten, die Lactobazillen wurden aber erst nach der Manifestation kariöser Läsionen eine größere Portion der Plaqueflora. Karies entstand nie in Abwesenheit von S. mutans, wohl aber häufig in Abwesenheit von Lactobazillen [28]. Die Lactobazillen im Speichel stammen nicht nur aus der Plaque, sondern kommen größtenteils von anderen Partien des Mundes, z.B. dem Dorsum der Zunge und der Mundschleimhaut [25].

Für parodontologische Zwecke erfolgt die Identifizierung der Bakterien in 2 Phasen. In der ersten Phase werden die Mikroorganismen im Dunkelfeld identifiziert oder durch Betrachtung der Bakterienkolonien. Schwarz pigmentierte Bakteroides z.B. können an ihren grobkörnigen, schwarzen Kolonien auf Blutagarplatten erkannt werden, während die Kolonien des A. actinomycetemcomitans durchsichtig, lichtdurchlässig, kleinkörnig sind und stark an der Nährbodenoberfläche haften.

In der zweiten Phase werden die Organismen durch Betrachtung der Zellmorphologie im Elektronenmikroskop, mit biochemischen Tests, serologischen Tests, indirekter oder direkter Immunfluoreszenz oder enzymimmunologisch (ELISA = enzyme linked immunosorbent assay) definitiv klassifiziert. Bei der indirekten Immunfluoreszenz, die 3–5 mal empfindlicher ist als die direkte, erfolgt die Fluorochromierung eines Antikörpers, welcher gegen einen spezifischen Bakterienkörper gerichtet ist, bei der direkten Immunfluoreszenz die Fluorochromierung des spezifischen bakteriellen Antigens [98].

Dunkelfeld, Phasenkontrast

Die mikroskopische Parodontitisdiagnose ist eine diagnostische Hilfe, damit allein wird der Krankheitsverlauf nicht besser diagnostiziert als mit bestehenden klinischen Meßmethoden: Mittels Dunkelfeld- und Phasenkontrastmikroskopie kann am unfixierten Nativpräparat auch die Beweglichkeit der Mikroorganismen beurteilt und kleine Spirochäten, begeißelte Stäbchen mit Leichtigkeit identifiziert werden.

Die Auswahl der Entnahmestellen nach Zufall oder aus Taschen mit der größten Sondierungstiefe z.B. ist ein heikles, kaum optimal lösbares Problem. Der Einzelbefund sollte mit Vorsicht interpretiert werden und mehrere Proben über einen längeren Zeitraum entnommen werden. Dabei dürfen die subgingivalen Proben keinesfalls mit supragingivaler Plaque kontaminiert werden. Die Entnahme der Proben kann mit einer feinen Curette durch Einbringen steriler Papierspitzen oder durch Ausschwemmung des Tascheninhalts mit 10μl Spüllösung erfolgen. Die Proben müssen sofort nach der Entnahme verarbeitet und ausgewertet werden. Es werden Suspensionsproben hergestellt und Bakterienaggregate durch kräftiges Schütteln auf einem Labormixer aufgelöst, dann wird die Ausgangssuspension soweit verdünnt, daß sie sich im Mikroskop leicht auszählen läßt, und im Mikroskop mindestens 200 Zellen klassifiziert. Bei gesunden Probanden werden dabei

– 76.0 ± 18.5 Kokken und gerade Stäbchen gefunden,
– 2.9 ± 1.9 Vibrionen und bewegliche Stäbchen,
– 2.1 ± 1.2 Spirochäten und
– 19.2 ± 8.5 andere Mikroorganismen [88].

Bei der Dispersion der Proben muß darauf geachtet werden, daß es nicht zu Kontamination, ungleicher Verteilung der Morphotypen und Destruktion empfindlicher Mikroorganismen oder beim Herrichten der Platten zur Plattenkontamination kommt. Bei der Identifikation und Auszählung besteht die Gefahr der Verwechslung von Brown'scher Bewegung mit Beweglichkeit, von kokkoiden Partikeln mit Kokken, von Spirochäten mit Camphylobakter, von Flagella mit flagellaähnlichen Strukturen, von Kokkengrößen sowie bei der Auszählung fragmentierter Spirochäten von nicht-motilen flagellierten Organismen mit motilen Zellen [114].

Beziehung zu anderen Parametern: Eine Hamiltonspritze mit einer stumpfen Nadel wurde 1 cm vor der Spitze um 45 Grad abgewinkelt und daran eine 2 ml Glaskapillare befestigt. Damit wurden 2 µl einer heparinisierten Salzlösung im Gingivalsulcus appliziert und durch die Kapillarwirkung wieder aufgesaugt. Die Kapillare wurde anschließend entfernt, ihr Inhalt in 8 µl heparinisierter Salzlösung auf einem Objektträger verteilt, mit Paraffin unter einem Deckel versiegelt und im Dunkelfeld betrachtet: Die Anzahl und das Verhältnis der verschiedenen morphologischen Typen der Mikroorganismen war zwischen gesunden und erkrankten Stellen nicht unterschiedlich. Die Parodontitis war einzig charakterisiert durch einen erhöhten Prozentsatz an kleinen Spirochaeten und fusiformen Mikroorganismen in der nicht anhaftenden Plaque im Sulcus gingivae [51].

Wenig Beziehungen bestehen zwischen der Veränderung des Attachment-Niveaus und den aus subgingivalen Spülungen erfolgten Spirochaeten- und Leukozytenzählungen: Bei 7 Patienten wurde vom Beginn der Therapie bis 12 Monate danach an insgesamt 12 Stellen alle 3 Monate das Attachment-Niveau gemessen. Die subgingivalen Spülungen wurden mit einer Hamiltonspritze und einer stumpfen Nadel durchgeführt, die bis 1 mm vor den Sulcusboden eingeführt wurde. 10 µl einer sterilen physiologischen Kochsalzlösung wurden in den Sulcus injiziert, unmittelbar danach wieder aspiriert und aus einer Verdünnung daraus die Spirochaeten und Leukozyten bestimmt: Mit zunehmendem Attachment-Niveau nahm die Zahl der Spirochaeten und Leukozyten ab. Zwischen den individuellen Messungen und den Spirochaeten- und Leukozytenmessungen

Tab. 2: Wachstum verschiedener, in der Mundhöhle vorkommender Mikroorganismen in verschiedenen Nährmedien (ETSA, MM-10, HLR, Mitis-Salivarius-Agar, Mitis-Salivarius-Bacitracin-Agar, Mannitagar)

	ETSA		MM 10		HLR		MS		MSB	Mannit	
	24^h	48^h	24^h	48^h	24^h	48^h	24^h	48^h	24^h	24^h	48^h
S. mutans Nr. 10449	+	+	±	+	±	±	±	±	±	±	±
S. mutans 7b	+	+	±	±	±	±	±	±	+	−	−
S. saliv.	+	+	±	±	±	±	±		±	−	±
S. milleri	+	+	+	+	±	±	−	+	+	−	−
S. mitis	+	+	+	+	±	±	−	+	±	−	−
S. sanguis	+	+	−	+	−	−	−	−	±	−	−
Lactob.	+	+	+	+	−	−	+	+	+	−	−
Staph.	+	+	+	+	−	−	+	+		+	+
A-Strept.	+	+	+	+	−	−	+	+		+	+
B-Strept.	+	+	+	+	+	+	+	+		−	+
G-Strept.	+	+	+	+	+	+	+	+		+	+
Entero (D)	+	+	+	+	+	+	+	+	+	+	+
B. fragilis	−	−	−	+	−	+	−	+		−	−
S. equinus	+	+	+	+	−	−	+			−	−

+ = gewachsen   − = nicht gewachsen   ± = fakultativ gewachsen

zeigten sich nennenswerte Unterschiede. Die Spirochaeten und Leukozytenwerte korrelierten besser mit den Taschenmessungen nach 12 Monaten als mit Veränderungen des Attachments während dieser Zeit. Ob die aus subgingivalen Spülungen gewonnenen Werte die Veränderungen im Attachment individuell richtig anzeigen, ist daher fraglich [8].

Eine signifikante Abhängigkeit der Zahl der *Leukozyten* und *Treponemen* von der gemessenen *Taschentiefe* zeigten Negativpräparate, die aus der Tiefe des Sulkus parodontal erkrankter Zähne entnommen und mit Hilfe der Phasenkontrastmikroskopie auf das Vorkommen von Leukozyten, Treponemen, stäbchenförmigen und kokkoiden Bakterien untersucht wurden. Die mikrobiologischen Befunde waren nicht gravierender, wenn der Sulkus-Bleeding-Index (SBI) positiv war [133].

In einer Studie an 11 Probanden mit 4–6 mm tiefen Taschen wurden signifikante Korrelationen zwischen dem Prozentsatz an Spirochäten und Sondierungstiefe, Attachmentniveau und Entzündung der Gingiva gefunden. *Reizbluten* war aber nicht signifikant assoziiert mit Veränderungen der subgingivalen Flora, die im Phasenkontrast dargestellt werden kann. Stellen mit Reizbluten enthielten etwa dieselbe Zusammensetzung an Morphotypen wie nichtblutende Stellen. Daß mit der Phasenkontrastmikroskopie keine Unterschiede zwischen blutenden und nicht blutenden Stellen gefunden wurde, liegt vielleicht in der gegenüber Kultivierungstechniken begrenzten Möglichkeit der Differenzierung von Mikroorganismen bei der Phasenkontrastmikroskopie [91].

Bei 41 Patienten wurden zwar signifikante Beziehungen zwischen Taschentiefe, Gingivalindex, Blutungsindex und der Anzahl der Spirochäten und beweglichen Mikroorganismen gefunden, die Korrelationen waren aber schwach (Pearson's r: 0.19–0.53, Kendall's rB: 0.26–0.31). 8 % von seichten Taschen wiesen > 20 % Spirochäten auf und 79 % der tiefen Taschen hatten < 20 % Spirochäten [110].

Inwieweit die Messung von Endotoxin, H_2S, Butyrat und verschiedenen Enzymen wie Kollagenase, Arylsulfatase, β-Glucuronidase als Maß für die Gingivitis und Prostaglandin E, Aspartaminotransferase, sulfatierte Glucosaminoglycane als Markersubstanzen für die Parodontis herangezogen werden können, wird erforscht [16].

Kollagenase und Kollagenase-Hemmaktivität

Bei 3 Patienten mit lokaler juveniler Periodontitis (LJP) und 3 gesunden Probanden wurde bei Probanden mit LJP eine signifikant höhere Kollagenaseaktivität als bei den gesunden Personen gefunden. Durch die Behandlung ging die Kollagenaseaktivität in 11 von 13 erkrankten Stellen merklich zurück.

Kontrollseiten wiesen eine geringe oder fehlende Kollagenaseaktivität auf. Eine Kollagenasehemmaktivität wurde nur bei klinisch gesunden Stellen von gesunden Personen oder LJP-Patienten gefunden und bei erkrankten Stellen in verschiedenen Behandlungsphasen. Die Bestimmung von Kollagenase und Kollagenhemmaktivität sind daher (wenn auch relativ aufwendige) Methoden um den Krankheitszustand des Parodonts bzw. den Effekt der klinischen Behandlung zu messen [108].

Bei 25 Patienten mit Periodontitis, 8 mit lokalisierter juveniler Periodontitis, 25 mit Gingivitis und 25 Probanden mit gesundem Parodont erweist sich die Sulkusfluid-Kollagenase als ein von Sulkusfließrate und Gingivitiswerten unterschiedlicher Parameter, der mit der Taschentiefe stärker korreliert war als mit den anderen Parametern [132].

Elastase

Kommt es zur bakteriellen Invasion des Sulcus gingivae, wird das Komplementsystem aktiviert, es kommt zur Aggregation von polymorphkernigen Granulozyten (PMN), chemotaktisch wandern PMN in den Sulcus ein und töten durch Freisetzung von Sauerstoffradikalen Bakterien ab. Durch Freisetzung des Granulatinhaltes kommt es aber auch zur Gewebseinschmelzung. Von den freigesetzten lysosomalen Enzymen wirkt die Elastase aufgrund ihrer Unspezifität dabei nicht nur gegen die eingedrungenen Keime, sondern schädigt auch körpereigene Substanzen. Es kann das Gerinnungssystem durch Abbau von Antithrombin III und Faktor XIII beeinflußt werden, es kann Komplement C3 aktiviert und Komplement C5 gespalten werden, Bindegewebssubstanzen wie Elastin, Kollagen, Proteoglycane oder auch Immunglobulin abgebaut werden.

Die Elastase wird vom Proteinaseinhibitor (PI) gehemmt. Der Elastase-α_1-Proteinaseinhibitorkomplex (EPI) kann mit dem Immunoassay Elastase (Fa. Merck, Darmstadt) bestimmt werden. Dazu werden Papierstrips in den Sulcus eingelegt, die Flüssigkeitsmenge mit dem Periotron gemessen, die Strips in 100 µl physiologischer Kochsalzlösung 1 Stunde bei 37°C inkubiert, anschließend zentrifugiert und in 50 µl des Überstands nach Anleitung der Elastasegehalt bestimmt.

Die EPI-Konzentration in der entzündeten Tasche ist höher als im Serum von Sepsispatienten. Die EPI-Konzentration korreliert nicht mit dem Vorkommen von schwarz pigmentierten Bacteroides in den Taschen [112, 113].

Hydroxyprolin

Bei Parodontalerkrankungen wird Kollagen degradiert. In welchem Anlaß dies erfolgt, kann sensitiv und reproduzierbar durch die Menge des freigesetzten Hydroxyprolins (Hyp) mittels HPLC (high performance liquid chromatography) ermittelt werden. Die Präzision der Messung bzw. der Variationskoeffizient im Serum betrug an einem Tag 1.28 ± 1.28 % und an verschiedenen Tagen 4.2 ± 2.59 %. Stellen mit experimenteller Gingivitis bei einem Beagle-Hund zeigten ein irreguläres Muster von niedrigen und hohen Konzentrationen von 5.2 bis 17.4 ng/µl, d.h. der Metabolismus dieses Proteins ist eher irregulär als ein lineares kontinuierliches Ereignis [127].

Besser als das Gesamt-Hydroxyprolin eignet sich die Differenz von Gesamt-Hydroxyprolin minus Serum-Hydroxyprolin zur genauen Bestimmung des Kollagenverlusts in der paradontalen Läsion [128].

Lactatdehydrogenase (LDH), β-Glucuronidase (BG) und Arylsulfatase (AS)

Eine 4wöchige Studie mit Entwicklung einer experimentellen Gingivitis ergab, daß ein homeostatischer Mechanismus im Sulcus die die Grundsubstanz zerstörenden Enzyme während einer experimentellen Gingivitis offenbar kontrolliert: Die LDH-Konzentration in der Sulcusflüssigkeit variierte minimal, die BG-Konzentration stieg bis zur 3. Woche und fiel dann ab oder blieb auf diesem Niveau und die AS-Konzentration stieg bis zur 2. Woche und blieb dann konstant [105].

Infektabwehr

Um festzustellen, ob eine Beeinträchtigung der intrazellulären Abtötung von phagozytierten Keimen durch verminderte lysosomale Enzymaktivität vorliegt, kann der *NBT Test* [126] durchgeführt werden. Eine Funktionsbeeinträchtigung der neutrophilen Granulocyten, eine verminderte Migrationsfähigkeit der Leukozyten kann mit der *Augenplättchenmethode* [97] untersucht werden. Ein Komplementmangel wird über die *Komplementfraktion* C3 überprüft. Ein Defekt in der zellulären Immunität kann mit dem *DNCB Test* festgestellt werden. Die humorale Abwehr manifestiert sich im Spiegel von *IgG, IgA und IgM*.

IgM ist das Immunglobulin, das als „Sofortimmunglobulin" bei Infektionen frühzeitig und kurzdauernd in lymphatischen Geweben produziert wird. *IgA* wird zusätzlich bei Erkrankungen der Mundhöhle, des Respirations- und Magen-Darmtraktes in der betreffenden Schleimhaut und in den lokalen Drüsen gebildet. *IgG* hingegen wird als „Langzeitimmunglobulin" produziert. Eine Erhöhung dieses Immunglobulins zeigt eine starke und über längere Zeit bestehende Antigenstimulation an.

Bei einem 6jährigen Mädchen und seinem 10jährigen Bruder, die beide eine massive Destruktion des Alveolarknochens aufwiesen, waren Speichel IgG und IgM beim Jungen erhöht, beim Mädchen war IgG normal, IgM nachweisbar. Die Phagocytosefähigkeit der Granulocyten, die Leukotaxis, der Komplementspiegel, die zelluläre Immunität und das Serum IgM waren normal, Serum IgG und IgE waren erhöht. Das Elektropherogramm des Speichels spiegelte bei beiden Patienten in seiner prozentualen Zusammensetzung die des Serums wider, das Gesamteiweiß des Speichels war erhöht. Es lagen auch keine Hypophosphatämie, keine cyclische Neutropenie, keine Leukämie vor [124].

ELISA-Test (enzyme-linked-immunosorbent assay)

Dabei werden Antikörper gegen bestimmte Bakterien mit einem tierischen, mit Farbstoff gekoppelten Antigen versetzt und schließlich die farbmarkierten Reaktionskomplexe quantitativ bestimmt.

Bei 6 Patienten wurden vor und nach einer konventionellen Gingivitistherapie IgG gegen Actinomyces viscosus in der Sulcusflüssigkeit und IgA und IgG gegen A. viscosus und A. naeslundi im Speichel mittels des ELISA Tests [14] bestimmt: Das IgG aus dem Sulcus gingivae zeigte eine Tendenz zu höheren Werten nach der Behandlung. Das IgA gegen A. viscosus war im stimulierten Speichel und das IgG im unstimulierten Speichel nach der Therapie erhöht, während IgA und IgG im Speichel gegen A. naeslundi nicht oder nur in geringen Mengen gefunden wurden [79].

In einer anderen Untersuchung wurden an 50 Personen mit einem gesunden Parodont, 10 Patienten mit Gingivitis und 40 Patienten mit Parodontitis das Serum IgG, IgA und IgM gegen Extrakte von Bacteroides gingivalis, Bacteroides ureolyticus, Capnocytophagea ochracea, Eubacterium saburreum, Fusobacterium nucleatum und Selenomonas sputigena mit dem ELISA-Test bestimmt: Bei gesunden Personen waren IgG und IgA mit dem Alter positiv korreliert, bis 20 Jahre, aber nicht darüber. Bei Parodontitis war meist IgG und IgA gegen eines oder mehrere der Bakterienextrakte signifikant erhöht. Wurden alle diese 6 Bakterien in Betracht gezogen, zeigte die Diskriminanzanalyse eine sehr hohe Sensitivität und Spezifität. Mit einem praktikableren, einfacheren Test, auf den Werten von IgG und IgA gegen B. gingivalis und E. saburreum basierend, konnten Seren der Periodontitisgruppe mit einer befriedigenden Sensitivität von 75 % entdeckt werden. Bei diesem Test waren 70 % der Gingivitisseren und 90 % der Seren von gesunden Individuen negativ [78].

Im ELISA-Test wäre eine Überlagerung von mit der Krankheit assoziierten Antigenen durch die Bindung von nicht relevanten Antikörpern möglich. Zweckmäßiger ist es, den Antikörperspiegel gegen isolierte Fraktionen des bakteriellen Antigens zu messen. In einer Untersuchung, in der IgG, IgA und IgM gegen Lipopolysaccaride von B. gingivalis mit einer modifizierten ELISA-Technik bestimmt wurden, hatten Patienten mit Periodontitis signfikant höhere IgA-, IgG-Werte gegen Lipopolysaccaride von B. gingivalis (p < 0,01) als Patienten mit gesunder Gingiva, bei IgM bestand kein Unterschied. Bei Patienten mit Periodontitis war das spezifische IgG auch negativ korreliert mit der Zahl der über 4 mm tiefen Zahnfleischtaschen (p < 0,05) [64].

Bei 205 Personen mit juveniler oder Erwachsenenparodontitis wurde mittels ELISA-Test eine Erhöhung des Speichel IgG bei 34 % der Probanden mit mäßiger und 57 % mit schwerer Parodontitis gefunden, während IgA weniger beeinflußt wurde. Speichel IgG Antikörper gegen A. actinomycetemcomitans waren erhöht bei 55 % mit unbehandelter und bei 28 % mit behandelter juveniler Periodontitis und 28 % mit Erwachsenenparodontitis [121].

Leitlinien für klinische Studien

Bei der Durchführung klinischer Studien über Präparate zur Plaque/Gingivitiskontrolle empfiehlt der Council of Dental Therapeutics der American Dental Association, folgendes zu beachten:
- Die Versuchsgruppe sollte (bzgl. Alter, Anwendungsdauer, -häufigkeit etc.) typische Anwender dieser Produkte repräsentieren.
- Aktive Produkte sollten in normaler Anwendung eingesetzt und mit einer Placebogruppe verglichen werden, oder – wenn möglich – mit einer aktiven Kontrolle.
- Cross over – Versuche oder Parallelversuche können akzeptiert werden.
- Die Untersuchungen sollten mindestens 6 Monate dauern.
- Es müssen 2 Studien von unabhängigen Untersuchern eingereicht werden.
- Durch mikrobiologische Auswertungen soll die Plaque qualitativ beurteilt werden zur Ergänzung der die Plaque quantitativ beurteilenden Indices. Auch die Veränderung einzelner Indexwerte soll erkenntlich sein.
- Plaque/Gingivitisbewertung und mikrobielle Probenentnahme sollten am Beginn, nach 6 Monaten und dazwischen erfolgen.
- Das mikrobiologische Profil sollte aufzeigen, daß sich keine pathogenen oder opportunistischen Erreger während der Studie entwickelten. Es wird vorgeschlagen, gram-positive, gram-negative, gram-negative enterics, aerobe, anerobe Keime, pigmentbildende Bacteroides, Stäbchen, Pilze und Kokken zu erfassen.
- Das toxikologische Profil der Produkte soll auch die Prüfung auf Mutagenität und Carcinogenität zusätzlich zu den üblichen Sicherheitstests enthalten.
- Die Veränderungen von Plaque und Gingivitis sollten nach 6 Monaten dargestellt werden und eher mit den Placebowerten oder Kontrollen verglichen werden als mit den Basiswerten. (Council on Dental Therapeutics 1986, [95]).

Literatur

[1] ALLET, B., REGOLATI, B., MÜHLEMANN, H.R.: Die Rolle der Griffabwickelung auf die Reinigungskraft einer Zahnbürste. Schweiz. Mschr. Zahnheilk. 82, 452 (1972)
[2] ARNOLD, B., CENDELIN, E.: Marginale und papilläre Sulkustemperatur. Stomatol. DDR 34 (8), 460–464 (1984)
[3] ARNOLD, M., KOCH, R., CENDELIN, E.: Varianzanalytische Untersuchungen über die Beziehungen der Sulcustemperatur zu klinischen periodontologischen Parametern. Stomatol. DDR 34 (12), 749–752 (1984)

Prävention und Therapie von Parodontopathien

[4]   BADERSTEN, A., NILVEUS, R., EGELBERG, J.: Effect of nonsurgical periodontal therapy. VII: Bleeding, suppuration and probing depth in sites with probing attachment loss. J. Clinical Periodontology 12, 432–440 (1985)

[5]   BANOCZY, J., GABRIS, K. et al.: Zusammenhang zwischen Lactobazillenzahl, Candida-Zahl des Speichels und Karies. Zahn-, Mund- und Kieferheilkunde 71, 787–795 (1983)

[6]   BIRKELAND, J.M., JORKJEND, L.: A new approach to the evaluation of plaque index scores. J. Periodont. Res. 8, 284–289 (1973)

[7]   BURT, B., RODER, D.M., CECIL, J.C., EKLUND, St.A.: Saliva based colorimetric test as an index of gingival inflammation in epidemiologic studies. Comm. Dent. Oral Epidemiol. 6, 290–295 (1978)

[8]   CLAFFEY, N., MAGNUSSON, I. et al.: Subgingival spirochete and leucocyte counts as indicators of response to therapy. J. Clin. Periodontol. 12, 639–647 (1985)

[9]   CROSSNER, C.G., HAGBERG, C.: A clinical and microbiological evaluation of the dentocult dip slide test. Swed. Dent. J. 1, 85–94 (1977)

[10] DISTLER, W., KRONCKE, A., MAURER, G.: Adenosine triphosphate content of human dental plaque as a measure of viable cell mass. Caries Research 14, 256–268 (1980)

[11] DZINK, J.L., TANNER, A.C.R. et al.: Gram negative species associated with active destructive periodontal lesions. J. Clin. Periodontol. 12, 648–659 (1985)

[12] EMILSON, C.G., AXELSSON, P., KALLENBERG, L.: Effect of mechanical and chemical plaque control measures on oral microflora in schoolchildren. Comm. Dent. Oral Epidemiol. 10, 111–116 (1982)

[13] EMILSON, C.G.: Prevalence of streptococcus mutans with different colonial morphologies in human plaque and saliva. Scand. J. Dent. Res. 91, 26–32 (1983)

[14] ENGVALL, E., PERLMANN, P.: Enzyme linked immunosorbent assay ELISA III. Quantification of specific antibodies by enzyme-labelled antiimmunoglobulin in antigen coated tubes. J. Immunology 109, 129–135 (1972)

[15] FESSELER, A., POKSAWAD, N.: Über die Zuverlässigkeit dreier Mundhygieneindices unter Einfluß verschiedener Plaque-Färbungen. Dtsch. zahnärztl. Z. 37, 572–574 (1982)

[16] FINE, D., MANDEL, I.D.: Indicators of periodontal disease activity: an evaluation. Journal of Clinical Periodontology, 13, (5) 533 (1986)

[17] FREED, H.K., GAPPER, R.L., KALKWARF, K.L.: Evaluation of periodontal probing forces. J. Periodont. 54, 488–492 (1983)

[18] GEHRING, F.: Über den Einsatz des LEITZ-Auflichtilluminators ULTRAPAK zum LEITZ-ORTHOPLAN-Mikroskop bei der Diagnose bestimmter Streptokokken in der mikrobiologischen Kariesforschung. Leitz Mitteilungen für Wissenschaft und Technik 6, 268–273 (1976)

[19] GESSERT, R., KREKELER, G., PELZ, K.: Zur Mikrobiologie der postjuvenilen Parodontitis. Dtsch. zahnärztl. Z. 40, 788–790 (1985)

[20] GREGER, J.E.G., EISENBERG, A.D.: ATP content and viability of human dental plaque during prolonged starvation. Caries Research 19, 201–205 (1985)

[21] GOLDBERG, P., MATSON, L., ANDERSON, H.: Partial recording of gingivitis and dental plaque in children of different ages and in young adults. Comm. Dent. Oral Epidemiol. 13, 44–46 (1985)

[22] GOODSON, J.M.: Clinical measurement of periodontitis. J. Clin. Periodontol. 13, (5) 446 (1986)

[23] HAFFAJEE, A.D., SOCRANSKY, S.S.: Attachment level changes in destructive periodontal disease. J. Clin. Periodontol. 13 (5), 461 (1986)

[24] HARZMANN, F.U., WÄCHTER, J., NOSSEK, H.: Das klinische und exfoliativzytologische Bild der Gingiva bei unterlassener und dosierter Zahnbürstenstimulation. 3. Mitteilung, Stomatol. DDR 35 (6), 329–332 (1985)

[25] HOUTE VAN, J., GIBBONS, R., PULKKINEN, A.: Ecology of human oral lactobacilli. Infect. Immun. 6, 723–729 (1972)

[26] HOUTE, VAN, J., YANOVER, L., BRECHER, S.: Relationship of levels of the bacterium streptococcus mutans in saliva of children and their parents. Archs. Oral. Biol. 26, 381–386 (1981)

[27] HUIS IN'T VELD, van PALENSTEIN-HELDERMAN, W.H., BACKER-DIRKS, O.: Streptococcus mutans and dental caries in humans: A bacteriological and immunological study. Antonie van Leewenhoek 45, 25–33 (1979)

[28] IKEDA, T., SANDHAM, H.J. et al.: Changes in streptococcus mutans and lactobacilli in plaque in relation to the initiation of dental caries in negro children. Arch. Oral Biol. 18, 555–566 (1973)

[29] KINGMAN, A.: A procedure for evaluating the reliability of a gingivits index. J. Clin. Periodontol. 13, (5), 385 (1986)

[30] KÖHLER, B., PETTERSSON, B.M., BRATTHALL, D.: Streptococcus mutans in plaque and saliva and the development of caries. Scand. J. Dent. Res. 89, 19–25 (1981)

[31] KÖHLER, B., ANDREEN, I. et al.: Effect of caries preventive measures on streptococcus mutans and lactobacilli in selected mothers. Scand. J. Dent. Res. 90, 102–108 (1982)

[32] KÖHLER, B., BRATTHALL, D., KRASSE, B.: Preventive measures in mothers influence the establishment of the bacterium streptococcus mutans in their infants. Arch. Oral Biol. 28 (3), 225–231 (1983)

[33] KRASSE, B., JORDAN, H.V. et al.: The occurence of certain caries-including streptococci in human dental plaque material. Arch. Oral Biol. 13, 911–918 (1968)

[34] KRISTOFFERSON, R., BRATTHALL, D.: Transient reduction of streptococcus mutans interdentally by chlorhexidine gel. Scand. J. Dent. Res. 90, 417 (1982)

[35] KÜNZEL, W., TOMAN, J.: Kinderzahnheilkunde. Verlag Hüthig, Heidelberg (1985)

[36] LANG, N.P., GUSBERTI, F.A., SIEGRIST, B.E.: Ätiologie der Parodontalerkrankungen. Schweiz. Mschr. Zahnheilk. 95 (1), 59–70 (1985)

[37] LANGE, D.E., PLAGMANN, H.C. et al.: Klinische Bewertungsverfahren zur Objektivierung der Mundhygiene. Dtsch. zahnärztl. Z. 32, 44 (1977)

[38] LANGE, D.E., TOPOLL, H.: Experimentelle Untersuchungen über den Wert der Sulcus-Fluid-Flow-Rate (SFFR) als diagnostisches Hilfsmittel bei Parodontalerkrankungen unter Verwendung eines halbautomatischen Analysegerätes. Dtsch. zahnärztl. Z. 34, 353 (1979)

[39] LANGE, D.E.: Klinische und instrumentelle Probleme bei der Sondierung des Sulcus gingivae und der parodontalen Taschen. Dtsch. zahnärztl. Z. 40, 693–700 (1985)

[40] LARMAS, M., MÄKINEN, K.K., SCHEININ, A.: Turku sugar studies III. An intermediate report on the effect of sucrose, fructose and xylitol diets on the numbers of salivary lactobacilli, candida and streptococci. Acta Odont. Scand. 32, 423–434 (1974)

[41] LARMAS, M.: A new dip-slide method for the counting of salivary lactobacilli. Proc. Finn. Dent. Soc. 71, 31–35 (1975)

[42] LÖE, H., SILNESS, J.: Periodontal disease in pregnancy I. Prevalence and severity. Acta Odont. Scand. 21, 533–551 (1963)

[43] LÖSCHE, W.J., ROWAN, J. et al.: Association of streptococcus mutans with human dental decay. Infect. Immun. 11, 1252–1260 (1975)

[44] LÖSCHE, W.J., BHAT, M.: Evaluatition of diagnostic broths for streptococcus mutans. Proceedings „Microbial Aspects of Dental Caries", Eds. Stiles, Lösche and O'Brien, Sp. Suppl. Microbiology Abstracts, Vol. 1, 291–301 (1976)

[45] MALTZ, M., ZICKERT, I., KRASSE, B.: Effect of intensive treatment with chlorhexidine on number of streptococcus mutans in saliva. Scand. J. Dent. Res. 89, 445–449 (1981)

[46] MANN, J., GOULTSCHIN, J., CALL, R.: Assessment of inter-examines agreement in scoring periodontal disease. J. Periodont. Res. 20, 86–90 (1985)

[47] MOORE, W.E.C., HOLDEMAN, L.V. et al.: Bacteriology of severe periodontitis in young adult humans. Infect. Immun. 38, 1137 (1982)

[48] MÜHLEMANN, H.R.: Einführung in die orale Präventivmedizin. Verlag H. Huber, Bern-Stuttgart-Wien (1974)

[49] MÜHLEMANN, H.R., RATEISCHAK, K.H., RENGGLI, H.H.: Parodontologie. Georg Thieme Verlag, Stuttgart (1975)

[50] MÜLLER, H.P., FLORES DE JACOBY, L.: Korrelation zwischen klinischen Befunden und der morphologischen Zusammensetzung der subgingivalen Plaque bei zwei unterschiedlichen Parodontalerkrankungen. Dtsch. zahnärztl. Z. 40, 126–129 (1985)

[51] OFFENBACHER, S., ODLE, B., van DYKE, T.: The microbial morphytypes associated with periodontal health and adult periodontitis: composition and distribution. J. clin. Periodontol. 12, 736–749 (1985)

[52] PAGE, R.C.: Gingivitis, Conference on clinical trials in periodontal diseases, J. Clin. Periodontol. 13, (5) 345 (1986)

[53] PALENSTEIN-HELDERMAN, van, IJSSELDIJK, M., HUIS IN'T VELD, J.H.J.: A selective medium for the two major subgroups of the bacterium streptococcus mutans isolated from human dental plaque and saliva. Arch. Oral. Biol. 28 (7), 559–603 (1983)

[54] PIHLSTROM, B.L., LILJEMARK, W.F., SCHAFFER, E.M., WOLFF, L.F., SMITH, J.A., BANDT, C.L.: The relationship of probing depth and total microscopic counts of differntial subgingival plaque morphology. J. Periodont. Res. 20, 106–112 (1985)

[55] PINTER, A., SCHUDER, L.: Vergleich von planimetrischen und planigravimetrischen Plaqueoberflächen-Bestimmungsmethoden. Oralprophylaxe 5, 74–76 (1983)

[56] RAMFJORD, S.P., ASH, M.M.: Parodontologie. Verlag zahnärztlich-medizinisches Schrifttum, München (1984)

[57] RANKE, E., RANKE, B.: Zur biochemischen Leistungsfähigkeit glucanbildender, kariogener Streptokokken aus menschlicher Zahnplaque mit besonderer Berücksichtigung des Säurebildungsvermögens. Dtsch. zahnärztl. Z. 40, 52–57 (1985)

[58] REUTER, P., GEISER, G. et al.: Farbmetrische Bestimmung von Entzündungen der Gingiva propria. Dtsch. zahnärztl. Z. 37, 916–920 (1982)

[59] Rise, J., Tollefsen, T.: Reliability of plaque and periodontal measurements estimated by the internal consistency method. Acta Odontol. Scand. 42, 293–296 (1984)

[60] Robrish, St.A., Emilson, C.G. et al.: A comparison of viable counts and adenine nucleotide analysis to determine the effect of antimicrobial agents on dental plaque. Current Microbiology 5, 343–347 (1981)

[61] Rytömaa, I., Tuompo, H.: Is the dentocult dip slide test useful in clinical practice? Proc. Finn. Dent. Soc. 74, 23–26 (1978)

[62] Saxer, U.P., Mühlemann, H.R.: Motivation und Aufklärung. Schweiz. Mschr. Zahnheilk. 85, 905 (1975)

[63] Scheinin, A., Mäkinen, K.K. et al.: Turku sugar studies I. An intermediate report on the effect of sucrose, fructose and xylitol diets on the caries incidence in man. Acta Odontol. Scand. 32, 383–412 (1974)

[64] Schenck, K.: IgG, IgA, IgM serum antibodies against lipopolysaccharide from bacteroides gingivalis in periodontal health and disease. J. Period. Res. 20, 368–377 (1985)

[65] Schneider, G., Knieknecht, G.: Das Bildungsmuster der Zahnbeläge. Stomatol. DDR 35 (8), 479–486 (1985)

[66] Schröder, H.E.: Pathobiologie oraler Strukturen, Zähne, Pulpa, Parodont. Verlag Karger, Basel (1983)

[67] Schulte, W.: Was leistet das Periotestverfahren heute? Dtsch. zahnärztl. Z. 40, 705–706 (1985)

[68] Schulz, K., Seefeld, G.: Die Bedeutung der Sulcus-Fluid-Flow-Rate für eine Früherkennung gingivaler Erkrankungen. Stomatol. DDR 34 (1), 17–20 (1984)

[69] Shaw, L., Murray, J.J.: Diagnostic reproducibility of periodontal indices. J. Periodont. Res. 12, 141–147 (1977)

[70] Shkair, I.L., Walter, R.: In: Gehring, F.J.: The genus streptococcus and dental diseases. The prokaryotes. A handbook on habitats, isolation and identivication of bacteria. Eds. Starr, M.P., Stolp, H., Springer-Verlag Berlin, Heidelberg, New York, 1598–1613 (1981)

[71] Silverstone, L.M., Johnson, N.W. et al.: Dental Caries. The MacMillan Press Ltd., London (1981)

[72] Städtler, P., Gell, G.: Beziehung zwischen Lactobazillen-, Ernährungs-, Plaque- und D-Werten. Zahnärztl. Praxis 34, (11), 454–456 (1983)

[73] Städtler, P., Pfeiffer, K.P.: Standardisierung von Plaquemessungen. Z. Stomatol. 81, 371–376 (1984)

[74] Städtler, P., Sixl, B.: Darstellung von Streptococcus mutans und anderen Streptokokken der Zahnplaque. Z. Stomatol. 82, 169–175 (1985)

[75] Städtler, P., Pfeiffer, K.P.: Genauigkeit der Messung der Sulcus-Fluid-Fließrate (SFFR) mit dem Periotron. Stomatol. DDR (im Druck)

[76] Städtler, P., Pfeiffer, K.P.: Aussagekraft von Mundhygieneindices. Stomatol. DDR 36, 68–72 (1986)

[77] Stean, H., Forward, G.C.: Measurement of plaque growth following tooth brushing. Comm. Dent. Oral Epidemiol. 8, 420–423 (1980)

[78] Tolo, K., Schenck, K.: Activity of serum immunglobulins G, A. u. M. to six anaerobic oral bacteria in diagnosis of periodontitis. J. Periodont. Res. 20, 113–121 (1985)

[79] Tynelius-Bratthall, G., Ellen, R.P.: Fluctuations in crevicular and salivary Anti-A-viscosus-antibody levels in response to treatment of gingivitis. J. Clin. Periodont. 12, 762–773 (1985)

[80] Velden van der, U., Vries de, J.H.: Introduction of a new periodontal probe: the pressure probe. J. Clin. Periodont. 5, 188–197 (1978)

[81] Velden van der, U., Vries de, J.H.: The influence of probing force on the reproducibility of pocket depth measurements. J. Clin. Periodont. 7, 65 (1980)

[82] Wade, A.B.: Effect on dental plaque of chewing apples. Dent. Pract. Dent. Rec. 21, 194 (1971)

[83] Weiher, G., Storch, H.: Eine neue Methode zur Gewinnung von Sulcusfluid für humorale und zelluläre Untersuchungen. Stomatol. DDR 35 (3), 136–139 (1985)

[84] Wildhirt, M., Spranger, H.: Vergleichende Untersuchungen über die Ursachen von Meßfehlern bei der Erhebung von Plaque-Indices. Dtsch. zahnärztl. Z. 35, 732–734 (1980)

[85] Zambon, J.: Actinobacillus actinomycetemcomitans in human periodontal disease. J. Clin. Periodont. 12, 1–20 (1985)

[86] Zickert, I., Emilson, C.G., Krasse, B.: Effect of caries preventive measures in children leightly infected with the bacterium streptococcus mutans. Arch. Oral Biol. 27, 861–868 (1982)

[87] Zickert, I., Emilson, C.G., Krasse, B.: Streptococcus mutans, lactobacilli and dental health in 13–14 year old swedish children. Comm. Dent. Oral Epidemiol. 10, 77–81 (1982)

[88] Adler, A., Hefti, A.: Die mikroskopische Dunkelfelddiagnostik als Hilfsmittel in der Beurteilung von Parodontopathien. Schweiz. Mschr. Zahnmed. 96, 1168–1175 (1986)

[89] Ainamo, J., Barmes, D., Beagrie, G., Cutress, T., Martin, J., Sardo-Infirri, J.: Development of the World health Organisation (WHO) Community Periodontal Index of Treatment Needs (CPITN). Int. Dent. J. 32, 281 (1982)

[90] Aucott, D.M., Ashley, F.P.: Assessment of the WHO partial recording approach in identification of inividuals highly susceptible to periodontitis. Community Dent. Oral Epidemiol. 14, 152–155 (1986)

[91] BAAB, D.A., OPSVIG, E.G.: Subgingival microflora in bleeding and nonbleeding pockets. J. Clin. Periodontol. 13, 795–798 (1986)

[92] BLOMQVIST, N., DAHLEN, G.: Analysis of change – are baseline measurements needed? J. Clin. Periodontol. 12, 877–881 (1985)

[93] BREAGGER, U., LITCH., J., PASQUALI, L., KORNMAN, K.S.: Computer assisted densiometric image analysis for the quantitation of radiographic alveolar bone changes. J. Periodont. Res. 227–229 (1987)

[94] BRECX, M.C., SCHLEGEL, K., GEHR, P., LANG, N.P.: Comparison between histopathological and clinical parameters during human experimental gingivitis. J. Periodont. Res. 22, 50–57 (1987)

[95] Council on Dental Therapeutics: Guidelines for acceptance of chemotherapeutic products for the control of subgingival dental plaque and gingivitis. J. Amer. Dent. Assoc. 112, 529–532 (1986)

[96] CUTRESS, T.W., HUNTER, P.B.V., HOSKINS, D.I.H.: Comparison of the Periodontal Index (PI) and Community Periodontal Index of Treatment Needs (CPITN). Community Dent. Oral Epidemiol. 14, 39–42 (1986)

[97] EGGER, G.: A noninvasive membrane filter method of in vivo determination of leucocyte migration in man. Inflammation 4, 215–231 (1986)

[98] FLORES-DE-JACOBY, L.: Die Mikrobiologie als Parameter für Diagnose und Verlauf von Parodontalerkrankungen. Dtsch. Zahnärztl. Z. 42, 398–404 (1987)

[99] GRÖNDAHL, K., GRÖNDAHL, H.G., WENNSTRÖM, J., HEIJL, L.: Examiner agreement in estimating changes in periodontal bone from conventional and subtraction radiographs. J. Clin. Periodontol. 14, 74–79 (1987)

[100] HARLEY, A., FLOYD, D., WATTS, T.: Monitoring untreated periodontal disease. J. Clin. Periodontol. 14, 221–225 (1987)

[101] HEFTI, A.F., HUBER, B., RÜGER, K.: Interexaminer-Übereinstimmung bei Plaquemessungen mit dem PIZ. Schweiz. Mschr. Zahnmed. 96, 640–646 (1986)

[102] HINRICHS, J.E., BANDT, C.L., SMITH, J., GOLUB, L.M.: A comparison of 3 systems for quantifying gingival crevicular fluid with respect to linearity and the effects of quantitative differences in fluids. J. Clin. Periodontol. 10, 307–316 (1983)

[103] HINRICHS, J.E., BANDT, C.L., SMITH, J.A.: Relative error (variability) associated with an improved instrument for measuring gingival crevicular fluid. J. Periodontol. 55, 294–298 (1984)

[104] JANSSEN, P.T.M., FABER, J.A.J., van PALENSTEIN-HELDERMAN, W.H.: Reproducibility of bleeding tendency measurements and the reproducibility of mouth bleeding scores for the individual patient. J. Periodont. Res. 21, 653–659 (1986)

[105] LAMSTER., I.B., VOGEL, R.I., HARTLEY, L.J., DeGEORGE, C.A., GORDON, J.M.: Lactate dehydrogenase, β-Glucuronidase and arylsulfatase activity in gingival crevicular fluid associated with experimental gingivitis in man. J. Periodontol. 56, 139–147 (1985)

[106] LANG, N.P., JOSS, A., ORSANIC, T., GUSBERTI., F.A., SIEGRIST, B.E.: Bleeding on probing, A predictor for the progression of periodontal disease? J. Clin. Periodontol. 13, 590–596 (1986)

[107] LANGE, D.E.: Neue Nomenklatur der marginalen Parodontopathien und ihre Definitionen. Die Quintessenz 1987: 891–897, Ref. Nr. 6979

[108] LARIVÉE., J., SODEK, J., FERRIER, J.M.: Collagenase and collagenase inhibitor activites in crevicular fluid of patients receiving treatment for localiced, juvenile periodontis. J. Periodont. Res. 21, 702–715 (1986)

[109] LIM., L.P., TAY, F.B.K., WAITE., I.M., CORNICK, D.E.R.: A comparison of 4 techniques for clinical detection of early plaque formed during different dietary regimens. J. Clin. Periodontol. 13, 658–665 (1986)

[110] MacPHEE., I.T., MUIR, K.F.: Dark ground microscopy in relation to 3 clinical parameters of chronic inflammatory periodontal disease. J. Clin. Periodontol. 13, 11–15 (1986)

[111] MARKKANEN, H., PAUNIO, K., PAUNIO, I., RAJALA, M.: Reproducibility of a clinical screening method for assessing gingival inflammation pockets and plaque retentions. Community Dent. Oral Epidemiol. 13, 33–36 (1985)

[112] MÜLLER, R.F., LANGE, D.E., REINECKE, W.: Korrelation von Bacteroidesvorkommen und der Konzentration von Elastase im Taschenexsudat erkrankter Parodontien. Dtsch. Zahnärztl. Z. 40, 791–794 (1985)

[113] MÜLLER, R.F., REINECKE, W., LANGE, D.E.: Bestimmung der Elastase in menschlichen Parodontaltaschenexsudat und ihre Bedeutung als Entzündungsparameter. Dtsch. Zahnärztl. Z. 41, 32–35 (1986)

[114] OMAR, A.A., NEWMAN, H.N.: False results associated with darkground microscopy of subgingival plaque. J. Clin. Periodontol. 13, 814–824 (1986)

[115] ORTMAN, L.F., DUNFORD, R., McHENRY, K., HAUSMANN, E.: Substraction radiography and computer assisted densiometric analyses of standard radiographs, J. Periodontol. Res. 20, 644–651 (1985)

[116] OSTERBERG, P., STEINRÜCK, H.J., ZEITLER, H.G., ten HAGEN, W., MÜLLER, H.P., FLORES DE JACOBY, L.: Densiometrische In-vitro-Untersuchungen zur photographischen Subtraktion periodisch erstellter Röntgenzahnfilme. Dtsch. Zahnärztl. Z. 42, 438–441 (1987)

[117] PAYOT, P., BICKEL, M., CIMASONI, G.: Longitudinal quantitative radiodensimetric study of treated and untreated lower molar furcation involvements. J. Clin. Periodontol. 14, 8–18 (1987)

[118] PILOT, T., BARMES, D.E., LECLERCQ, M.H., McCOMBIE, B.J., SARDO INFIRRI, J.: Periodontal conditions in adults 35–44 years of age: an overview of CPITN data in the WHO Global Oral Data Bank. Community Dent. Oral Epidemiol. 14, 310–312 (1986)

[119] QUIRYNEN, M., VANSTEENBERGHE, D., VUYLSTEKE, M.: The possibility of measuring plaque growth in vivo within 24 hours. J. Periodont. Res. 20, 321–328 (1985)

[120] REICH, E., SCHMALZ, G., REITH, A.: Vergleich des CPITN mit gebräuchlichen Parodontalindices. Dtsch. Zahnärztl. Z. 41, 610–612 (1986)

[121] SANDHOLM, L., TOLO, K., OLSEN, I.: Salivary IgG, a parameter of periodontal disease activity? High reponders to Actinobacillus actinomycetemcomitans Y4 in juvenile and adult periodontitis. J. Clin. Periondontol. 14, 289–294 (1987)

[122] SCHORN, H., GEURTSEN, W., KETTERL, E.: Eine vergleichende Untersuchung zur Reproduzierbarkeit von Meßwerten des Periotron. ZWR 95, 834–836 (1986)

[123] SCHROEDER, H.E.: Klinik und Pathologie verschiedener Formen von Parodontitis. Dtsch. Zahnärztl. Z. 42, 417–421 (1987)

[124] STÄDTLER, R., ROSSIPAL, E., EGGER, G.: Juvenile Periodontitis. Zahn-, Mund- und Kieferheilkunde 72, 811–817 (1984)

[125] STÄDTLER, P.: Fallzahlschätzung bei Parodontalindices. (1987 in Vorbereitung)

[126] STOSSL, T.P.: Phagocytosis. Clin. disorders of recognition and ingestion. Amer. J. Path. 88, 741 (1977)

[127] SVANBERG, G.K.: Hydroxyproline determination in serum and gingival crevicular fluid. J. Periodont. Res. 22, 133–138 (1987)

[128] SVANBERG, G.K.: Hydroxyproline titers in gingival crevicular fluid. J. Periodont. Res. 22, 212–214 (1987)

[129] THEILADE, E.: The non-specific theory in microbial etiology of inflammatory periodontal diseases. J. Clin. Periodontol. 13, 905–911 (1986)

[130] VAN DER VELDEN, U., ABBAS, F., WINKEL, E.G.: Probing considerations in relation to susceptibility to periodontal breakdown. J. Clin. Periodontol. 13, 894–899 (1986)

[131] VANOOTEGHEM, R., HUTCHENS, L.H., GARRETT, S., KIGER, R., EGELBERG, J.: Bleeding on probing and probing depth as indicators of the response to plaque control and root debridement. J. Clin. Periodontol. 14, 226–230 (1987)

[132] VILLELA, B., COGEN, R.B., BARTOLUCCI, A.A., BIRKEDAL-HANSEN, H.: Crevicular fluid collagenase activity in healthy, gingivitis, chronic adult periodontitis and localized juvenile periodontitis patients. J. Periodont. Res. 22, 209–211 (1987)

[133] WEGDELL, S.M., SCHMITZ, N.P.: Mikrobiologische Untersuchung nach Parodontalbehandlung mittels Phasenkontrastmikroskopie. Dtsch. Zahnärztl. Z. 41, 979–982 (1986)

[134] WOLF, H.: Der CPITN – Schon wieder ein neuer Index? Schweiz. Mschr. Zahnmed. 97, 61–63 (1987)

Plaque-, gingivitis-, parodontitis- und zahnsteinhemmende Mittel

Antibiotika

Tetracycline

Unterließen Probanden nach sorgfältiger Plaqueentfernung für 5 Tage jegliche Mundhygiene und spülten nur mit H_2O, entwickelte sich eine subklinische Gingivitis; aus dem Sulcus konnte reichlich Flüssigkeit gewonnen werden, die stark erhöhte Leukozytenwerte aufwies. In den Plaques proliferierten (1. Phase) zuerst Kokken und kurze Stäbchen, dann (2. Phase) Filamente und Fusobakterien und schließlich Spirillen und Spirochäten. Bei Probanden, die in diesen 5 Tagen mit 0,5 % Tetracyclinlösung spülten, vermehrten sich nur wenig Mikroorganismen. Mit 0,25 % Polymyxin-B-Lösung wurde die 2. und 3. Phase, mit Vancomycin nur die 1. Phase, vor allem die grampositiven Kokken, gehemmt [47].

Bei der juvenilen Periodontitis kann unter Umständen eine *systemische Verabreichung* von Tetracyclinen (4 x 250 mg) über 2 Wochen zusätzlich zu der chirurgischen Parodontalbehandlung mit Glätten der Wurzel erwogen werden. Zusätzlich sollten die Patienten bis 2 Wochen nach der Operation mit 0,2 % Chlorhexidin spülen. Im Laufe von 5 Jahren konnte mit dieser Behandlungsmethode der Gesundheitszustand der Gingiva, die Sondierungstiefe, das Attachementniveau und eine Wiederherstellung des knöchernen Parodonts erreicht werden [45].

Bei 6 Probanden mit lokalisierter juveniler Parodontitis wurde die Therapie in einem Dreistufenplan durchgeführt: Entfernung der subgingivalen Konkremente, Einlegen eines Betadingetränkten Baumwollfadens für 10 Minuten in die parodontalen Taschen und Verabreichung von 1 g Tetracyclin täglich. Zahnsteinentfernung und Wurzelglätten reduzierten die subgingivalen Mikroorganismen, führten aber zu keinem vollständigen Verschwinden von Actinomyces actinomycetem-comitans. Die Betadin-Applikation war in bezug auf die subgingivale Mikroflora nur wenig oder gar nicht erfolgreich. Ganz im Gegenteil, dazu wurden Actinomyces actinomycetem-comitans, die Capnocytophaga und die Spirochäten durch das systemisch applizierte Tetracyclin weitgehend oder vollständig verdrängt. In dieser Untersuchung konnte der Effekt der Therapie mit der Erfassung von A.actinomycetem-comitans verfolgt werden. Zwischen der Schwere der Parodontalerkrankung und der Zahl der Capnocytophaga, Spirillen oder beweglichen Stäbchen bestand kein Zusammenhang. Die parodontale Infektion durch A.actinomycetem-comitans konnte nicht durch das Entfernen von Debris von der Wurzeloberfläche allein beherrscht, sondern nur durch systemische Behandlung mit Tetracyclin geheilt werden. Die Zahl von A.actinomycetem-comitans konnte von initial 1,1 Millionen auf rund 346 000 (p < 0,01) durch die instrumentelle Therapie und nach der Betadin-Therapie von 527 000 auf 45 000 (p < 0,01) durch den systemischen Einsatz von Tetracyclin reduziert werden. Bezüglich der Veränderungen der klinischen Parameter Plaque, Gingivitis und Sondierungstiefe im Laufe der Studie wurde kein Signifikanzniveau angegeben [81].

Eine *lang dauernde, niedrig dosierte* Tetracyclin-Therapie bei Patienten mit fortgeschrittener Parodontalerkrankung führte zu folgenden Ergebnissen:

Nach initialer Mundhygieneinstruktion wurden in 2 Quadranten eine mechanische instrumentelle Therapie (Zahnsteinentfernung und Wurzelglättung) durchgeführt. Danach erhielten 7 Probanden über 50 Wochen Tetracyclin (2 Wochen 4 x 250 mg/Tag Tetracyclinhydrochlorid, 48 Wochen 1 x 250 mg/Tag Tetracyclinhydrochlorid), weiteren 7 Patienten wurde ein Placebo verabreicht. Die prolongierte Tetracyclin-Therapie ohne mechanische Therapie führte zu einer fast vollständigen Unterdrückung der subgingivalen Mikroflora, die klinischen Parameter (Abb. 1) Gingivitis, Sondierungstiefe, Attachementverlust wurden reduziert. Mit der Tetracyclin-Verabreichung wurden ähnliche Resultate erreicht wie mit der konventionellen instrumentellen Therapie oder einer ausgezeichneten eigenen Plaquekontrolle: In signifikant höherem Maß wurde die Sondierungstiefe der mechanisch behandelten Stellen gegenüber den nicht instrumentell behandelten Stellen (p < 0,001) reduziert. Die Anteile der beweglichen Stäbchen und Spirochäten waren in der Tetracyclin-Gruppe mit oder ohne instrumentelle Therapie signifikant reduziert und blieben dies über 50 Wochen. Tetracyclin allein verursacht eine ähnliche Veränderung der beweglichen Stäbchen (p < 0,01) wie die instrumentelle Therapie [42].

Durch systemische Daueranwendung von Tetracyclinen (250 mg/Tag) über 2–7 Jahre bei 10 Patienten trat trotz parodontaler Taschen von 3–7 mm kein Reizbluten auf. Es entwickelte sich eine sehr spezielle Flora: Die gramnegativen anaeroben Stäbchen machten 49,8 % der Mikroflora dieser Patienten aus, wobei Fusobacterium nucleatum dominierte. Von Probanden, die mindestens 2 Jahre systemisch Tetracycline angewendet hatten und 6 Monate bis 2 Jahre nach Beendigung der Therapie kontrolliert worden waren, wiesen etwa die Hälfte Reizbluten auf. Die durchschnittliche Taschentiefe war ähnlich wie bei der Tetracyclin-Therapie. Die Mikroflora nach Absetzen der Tetracyclin-Therapie wurde zu 63.1 % von gramnegativen Stäbchen (mit B.gingivalis und Fusobacterium nucleatum zu 7.3 % bzw. 3.1 % der Flora) beherrscht. Obwohl die niedrigdosierte Daueranwendung die Bakterienflora zu verändern scheint, kann die bei Parodontis bekannte Flora nach Beendigung der Therapie offensichtlich wiederkehren. Die niedrigdosierte systemische Tetracyclin-Therapie war assoziiert mit einem hohen Maß an Tetracyclin-resistenten Mikroorganismen. Während der Tetracyclin-Therapie waren 76.6 % der isolierten Stämme resistent gegen 1 μg/ml Tetracyclin, bei Patienten nach Abschluß der Tetracyclin-Therapie zu 25.9 % und bei den unbehandelnden Kontrollpatienten zu 7.1 %. Bei dieser Art der Therapie müssen Risiken sorgfältig gegen mögliche Vorteile abgewogen werden. Wenn aber nach sorgfältiger, gezielter Anwendung aller konventionellen Behandlungsmöglichkeiten wie Hygie-

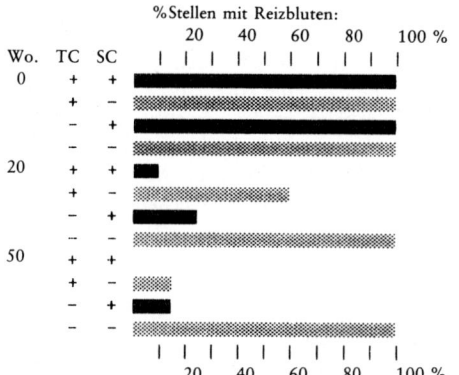

Abb. 1: Prozentsatz an Stellen mit Reizblutung am Beginn, nach 20 und 50 Wochen nach Behandlung mit Tetracyclin (TC) mit/ohne Scaling (Sc). Vereinfachte Zeichnung nach Daten aus Lindhe et al. (1983) [42].

neinstruktion, Entfernung der subgingivalen Konkremente, Parodontaloperationen, regelmäßig wiederholte Taschenbehandlung mit Entfernung der subgingivalen Konkremente in 3- bis 4monatigen Abständen es zu wiederholten Rückfällen kommt, kann eine zusätzliche antibiotische Therapie bei sorgfältiger Patientenauswahl Vorteile gegenüber einer neuerlichen Behandlung mit konventionellen Mitteln bringen [37].

Doxycyclin

Die synthetische Tetracyclinverbindung Doxycyclin wird gegenüber Tetracyclin oral besser absorbiert, hat eine längere Halbwertszeit im Serum, geringere gastrointestinale Nebenwirkungen und erreicht in der Gingivalflüssigkeit höhere Konzentrationen: In den ersten 24 h wurden mit Doxycyclin bei 4 Probanden Konzentrationen von 1.2 – 8.1 μg/ml erreicht, nach 48 h 3 – 10 μg/ml. Mit Tetracyclinhydrochlorid wurden nach 48 h 4 – 10 μg/ml gemessen [132].

Minocyclin

Bei 26 Probanden mit mäßiger bis schwerer Periodontitis, die für 7 Tagen Minocyclin (200 mg/Tag) einnahmen und zufällig ausgewählte Kieferquadranten zusätzlich instrumentell behandelt wurden, waren in den Quadranten mit Minocyclin und instrumenteller Therapie (Scaling) die Gingivitiswerte bis zu 29 Tagen nachher und die Sulcus-Fluid-Fließrate bis zu 35 Wochen gegenüber der Placebo-Gruppe signifikant erniedrigt. In den instrumentell nicht behandelnden Quadranten der Minocyclin-Gruppe war der Gingivitis-Index und die Sulcus-Fluid-Fließrate bis zu 14 Tagen gegenüber der Placebo-Gruppe erniedrigt [15]. Im Vergleich zum Erfolg der mechanischen Behandlung konnte also auch durch die systemische Gabe von Minocyclin nur ein relativ geringer zusätzlicher Erfolg erzielt werden.

Vancomycin

Bei 268 Kindern (im Alter von 9 – 11 Jahren), die an jedem Schultag einen mit Vancomycin gefüllten individuellen Löffel für 5 Minuten im Munde behielten, wurde der Befall der Okklusalflächen mit Streptococcus mutans signifikant reduziert. Dieser Effekt hielt allerdings nicht über die Länge der Schulferien an [33].

ENG et al. berichteten 1986 einen Fall einer Actinobacillus actinomycetemcomitans Endocarditis mit tödlichem Ausgang, die sich nach prophylaktischen Vancomycin- und Erythromycingaben bei Zahnextraktionen bei einem 61jährigen Patienten mit künstlichen Herzklappen und Type I-Penicillinallergie entwickelte. Laboruntersuchungen ergaben, daß dieses Isolat und 20 zusätzliche Isolate resistent gegenüber Vancomycin waren und für die Prophylaxe und Therapie von Infektionen mit A. actinomycetemcomitans Gentamicin, Sulfamethoxazol-Trimethoprim, Cefotaxim und Cirprofloxaxin geeignet sind [111].

Spiramycin

Bei 29 Probanden, die Spiramycin (4 x 1 Kapsel mit 500 mg über 5 Tage) über 3 Wochen einnahmen, wurde das Plaquewachstum gegenüber der Placebo-Gruppe (n = 34) signifikant über eine

Periode von 3 Wochen gehemmt. Streptococcus mutans und S.sanguis ebenfalls. Die gramnegativen Mikroorganismen wurden dagegen nicht beeinflußt [76].

Inwieweit die Plaquebildung durch Antibiotika gehemmt wird, hängt von der antimikrobiellen Aktivität des Mittels, aber auch von seiner Fähigkeit ab, an dem mit Speichel bedeckten Schmelz zu adsorbieren. In vitro an reinen Kulturen von Actinomyces viscosus, A.naeslundii und Streptococcus mutans zeigten Tetracyclin, Minocyclin und Oxytetracyclin eine um das 100fache bessere Adsorptionsfähigkeit als Spiramycin [11].

Anwendung von Antibiotika bei Parodontopathien

Die Vorteile der Anwendung von Antibiotika bei Parodontopathien müssen sorgfältig abgewogen werden gegen die Nachteile infolge möglicher unerwünschter Nebenwirkungen, z.B. toxische oder allergische Reaktionen, Entwicklung resistenter Mikroorganismen. Penicilline sind relativ wenig toxisch, allerdings ist ein relativ hoher Prozentsatz der Patienten gegen sie allergisch. Durch Clindamycin kann es unter Umständen zur schweren Komplikation einer pseudomembranösen Colitis kommen, daher werden Clindamycin und Lincomycin eher selten zur Behandlung von Parodontopathien verwendet. Erythromycin und Tetracyclin sind relativ sicher, aber auch nicht ohne mögliche Nebenwirkungen. Bei Verwendung von Tetracyclinen werden folgende mögliche Nebenwirkungen genannt:

Phototoxizität, Oncholyse, allergische Reaktionen, Verfärbungen bei Zähnen, die sich in Entwicklung befinden, gastrointestinale Symptome, Leberschädigungen, Candidainfektionen, Resistenzbildung bei Staphylokokken und gramnegativen Mikroorganismen, Nierenschädigungen und bei Verwendung von abgelaufenen Tetracyclinen das Fanconi-Syndrom. Auch Minocyclin kann zu solchen Nebenwirkungen führen, ist aber weniger phototoxisch und weniger nephrotoxisch. Diese möglichen Nebenwirkungen können minimiert werden durch die Verwendung der geringsten effektiven Dosis. Wie ein effektiver Antibiotikaspiegel am besten in der Tiefe der schwer zugänglichen parodontalen Taschen durch lokale oder systemische Gaben erreicht werden kann, bedarf noch weiterer Untersuchungen.

Bei Erwachsenen mit Parodontopathien, die gegenüber allen konventionellen Maßnahmen resistent sind, bei Patienten mit juveniler Parodontitis, bei Patienten mit Systemerkrankungen wie Diabetes mellitus, Down's Syndrom, neutrophiler Dyskrasie, endokrinen Erkrankungen oder Einnahme von Medikamenten, die ungünstige Nebenwirkungen auf das Parodont haben, kann die zusätzliche Gabe von Antibiotika unter Umständen hilfreich sein. Da ein Teil dieser Patienten möglicherweise auch resistente parodontopathische Mikroorganismen aufweisen, sollten Kulturen der subgingivalen Mikroorganismen angelegt und diese Keime auf ihre Resistenzen geprüft werden. In jedem Fall muß aber zusätzlich immer auch eine konventionelle Parodontaltherapie und eine entsprechende Langzeitüberwachung mit einer suffizienten Dokumentation durchgeführt werden [22].

Einige Bakterien stehen aufgrund ihres reichlichen Vorkommens in der Zahnfleischtasche und ihrer potentiellen Pathogenizität in Verdacht, parodontale Pathogene zu sein, doch scheint es sich bei ihnen um recht allgemein vorkommende Bakterien zu handeln. Die derzeit vorhandenen Kenntnisse über Parodontopathien erlauben noch keine Benennung einzelner oder mehrerer Pathogene.

Bei der juvenilen Parodontitis oder der refraktären Parodontitis des Erwachsenen ist eine Antibiotikatherapie bei gleichzeitiger Zahnsteinentfernung und Wurzelglättung als letzte Möglichkeit eingesetzt worden. Es stellt sich jedoch die Frage, ob eine solche Therapie auf lange Sicht vorteilhaft ist [146]. Die routinemäßige Anwendung von Antibiotika erscheint auch bei der juvenilen Parodontitis weder notwendig noch empfehlenswert [115].

Die Indikation für den zusätzlichen Einsatz von Medikamenten besteht nach SAXER bei
– Patienten, die nach gründlicher Initialbehandlung und allfälligen operativen Eingriffen nach kurzer Zeit wieder Recidive zeigen,
– bei Patienten mit rasch progredienter Parodontitis (RPR),
– akuten Stadien, die nicht sofort lokal oder mechanisch behandelt werden können,
– Parodontalabszessen, die mechanisch nicht behandelbar sind,
– akuter nekrotisierender Gingivo- Parodontitis (ANUG).

Die Kontraindikationen bestehen für Tetrazykline bei Kleinkindern und für Tetrazykline und Imidazole bei Schwangeren. Patienten mit Endokarditiden sollten ebenfalls nicht mit Tetrazyklinen behandelt werden [136].

Was die Prophylaxe einer infektösen *Endokarditis* betrifft, ergaben Analysen der American Heart Association, daß eine jährliche Todesrate von 1.36 pro Million Einwohner einer Endokarditis-präventiven Antibiotikabehandlung zugeordnet werden kann, aber nur eine jährliche Todesrate von 0.26 pro Million einer Endokarditis dentalen Ursprungs. Die Standard-Antibiotikabehandlung der AHA sollte daher nur bei zur infektösen Endokarditis neigenden Patienten mit hohem Krankheitsrisiko angewendet werden; bei mäßigem oder vernachlässigbarem Risiko sei der Wert der Antibiotikabehandlung zweifelhaft [143].

In den gemeinsamen Vorschlägen der Arbeitsgruppe für Prophylaxe der bakteriellen Endokarditis der Schweizer Kinderkardiologen und der Schweizerischen Zahnärztegesellschaft wird eine Endokarditisprophylaxe bei zahnärztlichen Eingriffen wie Zahnsteinentfernung, Parodontalcurettage, Parodontalchirurgie, Wurzelbehandlung, zahnchirurgischen Eingriffen empfohlen bei folgenden Herzvitien mit mäßigem und hohem Risiko:

Ein hohes Endokarditisrisiko besteht bei Klappenprothese, Status nach bakterieller Endokarditis, Status nach Herzoperationen mit „Conduit".

Ein mäßiges Endokarditisrisiko ist mit einigen Ausnahmen gegeben bei kongenitalen Herzvitien, rheumatischen Herzvitien, Mitralklappenprolaps mit Mitralinsuffizienz, Hypertrophie, obstruktiver Kardiomyopathie.

Keine Endokarditisprophylaxe ist nach diesen Vorschlägen notwendig bei Vorhofseptumdefekt (Secundumtyp) ohne Zusatzvitien, Herzschrittmachern, Mitralklappenprolaps ohne Mitralinsuffizienz, Status nach aorokotonalem Bypass, Status nach Ligatur eines offenen Ductus Botalli, Status nach Verschluß eines Vorhofseptumdefekts vom Sekundumtyp ohne Residualshunt und ohne Zusatzvitien nach dem ersten postoperativen Jahr, Status nach Verschluß mit Direktnaht (nicht mit „patch") eines Ventrikelseptumdefekts ohne Residualshunt und ohne Zusatzvitien nac dem ersten postoperativen Jahr (ARGE Prophylaxe der bakteriellen Endokarditis 1986 [107]).

Metronidazol

Zur Nitromidazol-Gruppe gehören Metronidazol, Nimorazol und Tinidazol. Metronidazol wird per os verabreicht, es wird gut im Intestinaltrakt absorbiert und erreicht innerhalb 1 Stunde eine bakterizide Konzentration im Blut und im Speichel. Metronidazol wird in den Zahnfleischulcus sezerniert, erreicht somit auch Bereiche in der Tiefe von Parodontaltaschen, die der einzelne Patient mit der täglichen Mundhygiene nicht erreicht.

Metronidazol wirkt vor allem gegen Anaerobier. Angewendet wurde Metronidazol bei akuter ulzerativer Gingivitis, bestimmten periapikalen Infektionen, manchen Fällen von Osteomyilitis, nach Extraktion infizierten Alveolen. Metronidazol kann auch wertvoll bei der Therapie der chronisch progressiven Periodontitis sein, bei der Anaerobier mitbeteiligt sind [56]. Nebenerscheinungen wie gastrointestinale Störungen, Urtikaria, urethrales Brennen, Candidadiasis und eine reversible Neutropenie sind selten, wie auch Störungen des ZNS wie Ataxie, periphere Neuropathie, Nausea. Metronidazol ist unverträglich mit Alkohol, Disulfiram und Warfarin. Aus verschiedenen Tierversuchen wurde bei Anwendung hoher Dosen über lange Zeit bei Mäusen auf eine leichte Tumorigenität geschlossen. Bei Menschen besteht bis heute kein Anzeichen dafür, daß es bei längerer Einnahme von Metronidazol zu einer höheren Tumorinzidenz kommt [32]. In der Schwangerschaft sollte jedoch auf die Verwendung von Metronidazol verzichtet werden. Außerdem sollte Metronidazol maximal 8 – 10 Tage angewendet werden. Bei häufigen Kuren sind Kontrollen des Blutbildes erforderlich.

Metronidazol hat im Speichel eine ähnliche Pharmakokinetik wie im Plasma: nach einer Gabe von 750 mg per os wurden Spitzenkonzentrationen in Plasma und Speichel von 8.7 – 13.8 μg/ml gefunden. Zwischen Messungen mit HPLC (high performance liquid chromatography) und Agar-Diffusion bestand eine signifikante Korrelation [144].

Mit einer einwöchigen Behandlung an 5 Parodontalpatienten mit Metronidazol wurden die pathogenen Mikroorganismen in den Parodontaltaschen nachträglich unterdrückt. Von der kultivierbaren Bakterienflora betrug der Prozentsatz an B.asaccharolyticus vor der Therapie 29 %, danach 1 %, um erst nach 30 Wochen wieder einen Wert von 10 % zu erreichen. Der Prozentsatz an Spirochäten betrug vor der Behandlung 29 %, nachher 2 % und nach 20 Wochen nur 13 %. Die klinische Untersuchung mit dem Papillenblutungsindex ergab 38 % vor, 19 % nach und 11 % 30 – 39 Wochen nach der Behandlung mit Metronidazol [48].

In einem Doppelblindversuch an Patienten, die mehr als 10 Stellen mit einem Attachementverlust über 7 mm aufwiesen, die zusätzlich zur mechanischen Konkremententfernung entweder Metronidazol (3 x 250 mg) oder ein Placebo für 7 Tage erhielten, wurde bei initial 4 – 6 mm tiefen Taschen mit beiden Methoden eine Reduktion der Taschentiefe um ca. 1 mm und ein Attachementgewinn von etwa 0,3 mm 2 – 4 Monate nach der Beendigung der Hygienephase festgestellt. In Taschen über 6 mm und einem initialen Attachementniveau über 6 mm zeigte sich ein signifikanter Unterschied: In der Gruppe mit Placebo und instrumenteller Therapie wurde die Taschentiefe um 1,6 mm und das Attachementniveau um 0.3 mm, in der Gruppe mit Metronidazol und mechanischer Therapie dagegen die Sondierungstiefe um 3.2 mm und das Befestigungsniveau um 1.4 mm verbessert. Mit der Metronidazolanwendung war auch eine signifikante und über 15 – 30 Wochen anhaltende Reduktion von Bacteroides gingivalis und den großen Spirochäten assoziiert [49].

Inwieweit die Gabe von Metronidazol eine über die konventionelle Basistherapie hinausreichende Wirkung zeigt, wurde auch in folgendem Doppelblindversuch ermittelt: Am Beginn, nach 1, 2, 4 und 8 Wochen erfolgten eine Hygieneinstruktion und eine instrumentelle Therapie (Scaling). In den ersten 10 Wochen wurde ein Chlorhexidingel lokal angewendet. Zusätzlich wurde ab der 3. Woche 16 x 200 mg (3 x 200 mg/Tag) Metronidazol gegeben. Nach 12 Wochen wurde kein über die Basistherapie hinausreichender Effekt von Metronidazol auf Plaque-Index und Reizbluten gefunden, wohl aber war bei Probanden mit schwerer Parodontalerkrankung (PI 4.0 – 6.0) die Sondierungstiefe bei Metronidazolgabe geringer als bei Placebogabe [34].

Nach 3 Jahren war – 28 Patienten mit mäßiger und schwerer Periodontitis zusammengefaßt – kein Unterschied zwischen Test- und Kontrollgruppe zu sehen. Eine statistisch signifikante (p = 0.027) Reduktion der Sondierungstiefe wurde bei Probanden mit einem initialen PI von 2.0 – 3.9 d.h. bei mäßiger Periodontitis gefunden – bei 6 Probanden in der Testgruppe und 4 Probanden in der Kontrollgruppe [122].

Bei geistig retardierten Erwachsenen mit mäßiger Parodontalerkrankung war nach konventioneller Therapie und einwöchiger Einnahme einer Metronidazol- oder Placebotablette nach 6 Wochen kein Unterschied im Attachementniveau oder den Proportionen der Mikroorganismen in den subgingivalen Taschen zu finden [16]. Da diese Probanden kaum in der Lage waren, eine hinreichende Mundhygiene durchzuführen, wäre es möglich, daß eine initiale Verbesserung durch Metronidazol durch eine neue Entzündung infolge mangelnder Pflege überdeckt wurde. Hier stellt sich aber auch die Frage, ob innerhalb von 6 Wochen eine über den Meßfehler der Methode hinausreichende Wiederherstellung des Attachement überhaupt möglich ist.

16 Probanden, die an mindestens 4 kontralateralen Zahnpaaren eine fortgeschrittene Parodontalerkrankung bzw. eine Sondierungstiefe über 6 mm aufwiesen, erhielten in 3 2wöchigen Testperioden, die voneinander durch 8wöchige Intervalle getrennt waren, täglich 4 x 200 mg Metronidazol verabreicht. Darüberhinaus wurden wiederholt Hygieneinstruktionen durchgeführt und an 2 Quadranten Konkremententfernungen vorgenommen: Bei den Nachkontrollen nach 10, 20, 30 und 50 Wochen trat kein Reizbluten in den instrumentell behandelten Quadranten und in den nicht instrumentell behandelten Quadranten der Testgruppe auf, während 15 – 20 % der nicht instrumentell behandelten Quadranten der Kontrollgruppe auf Sondierung bluteten. An Attachement wurde innerhalb von 50 Wochen in den mechanisch behandelten Quadranten 1.6 – 1.8 mm gewonnen, während in den nicht instrumentell behandelten Quadranten der Kontrollgruppe keine signifikante Veränderung vor sich ging und in der Metronidazol-Gruppe 0,8 mm Attachement gewonnen wurde (Abb. 2). Durch das subgingivale Scaling wurde der Anteil der Spirochäten und beweglichen Stäbchen deutlich und anhaltend reduziert. Ohne instrumentelle Therapie wurden durch Metronidazol nur der Anteil der Spirochäten, nicht aber der der beweglichen Stäbchen reduziert [43].

Bei 11 Probanden, die für 5 Tage 3 x 250 mg Metronidazol einnahmen, war die Sulcusflüssigkeit signifikant (p < 0,05) und über 11 Wochen anhaltend reduziert. Zwischen Quadranten mit oder ohne zusätzlicher instrumenteller Therapie bestand kein signifikanter Unterschied. Bei mechanischer Therapie allein, ohne Metronidazol, wurde wesentlich mehr Sulcus-Fluid abgesondert. In bezug auf den Anteil der beweglichen Mikroorganismen und der Spirochäten in Taschen von 5 – 8 mm war der Heilerfolg in den mit Metronidazol behandelnden Kieferquadranten nicht größer als in den Kieferquadranten, die nur instrumentell allein behandelt wurden [23].

Bei einem Doppelblindversuch mit 20 Probanden mit unbehandelter Periodontitis führte die Gabe von 200 mg Metronidazol (Flagyl) alle 8 Stunden bzw. von insgesamt 21 Tabletten nach einem Monat zu Unterschieden zwischen der Test- und Kontrollgruppe hinsichtlich Sondierungstiefe und Anteilen nicht beweglicher Mikroorganismen an der Gesamtflora bei den tiefsten Taschen und nach 3 Monaten bei den 1 – 3 mm tiefen Taschen. Die klinische Bedeutung der gefundenen Unterschiede war aber begrenzt [149].

Der Effekt einer *einzelnen Metronidazolverschreibung* ist gering und nur vorübergehend wirksam: Bei 16 in 3 Gruppen unterteilten Parodontitispatientinnen, denen
a) 1 × 2 g Metronidazol verschrieben wurde,
b) die subgingivalen Konkremente entfernt und die Wurzeln geglättet oder die
c) unbehandelt verblieben,

Veränderung des Attachementniveaus
nach 50 Wochen

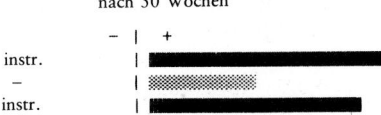

Abb. 2: Behandlung mit Metronidazol (Me), *KO* = Kontrollquadranten, *instr.* = mit instrumenteller Behandlung (Scaling), – = ohne instrumentelle Behandlung. Schematisch nach Daten aus Lindhe et al. (1983) [43].

kam es nach Konkrementenfernung und Wurzelglätten zu einer 3 Monate anhaltenden klinischen und mikrobiologischen Verbesserung. 1 Monat nach der Metronidazolmedikation dagegen wurde zwar eine klinische Verbesserung, eine signifikante Erhöhung der Kokken und Reduktion der beweglichen Stäbchen festgestellt, diese Veränderungen hielten aber nicht 3 Monate an [148].

Durch Metronidazol kann der Effekt einer einmaligen subgingivalen Zahnreinigung etwas gesteigert werden. Das ergab eine sechsmonatige Studie, bei der bei 16 Patienten mit fortgeschrittener Parodontalerkrankung neben
- professioneller Plaqueentfernung an
- einer Kieferhälfe eine subgingivale Curettage durchgeführt und
- 8 Patienten zusätzlich täglich 800 mg Metronidazoltabletten (Flagyl) für 14 Tage verordnet wurde.

Durch sorgfältige subgingivale Zahnreinigung mit Wurzelglätten und supragingivaler Plaquekontrolle konnte ein bemerkenswerter Rückgang der marginalen Entzündung der Gingiva erzielt werden, die > 6 mm tiefen Taschen eliminiert, die Blutungsneigung weitgehend beseitigt und ein Attachementgewinn von 1.3 bis 2.6 mm bei ursprünglich 4 – 6 mm bzw. > 6 mm tiefen Taschen erzielt werden.

Nach 6 Monaten unterschieden sich die Gruppen mit Scaling und Scaling + Metronidazol jedoch nicht signifikant voneinander hinsichtlich Plaque-Index, Gingival-Index, SFFR und Attachementniveau. Die Metronidazoltherapie allein führte hinsichtlich Gingival-Index und Sondierungstiefe zu signifikant günstigeren Werten gegenüber der Gruppe ohne Scaling und ohne Metronidazol [130]. Nach 6 Monaten machten die Spirochäten der subgingivalen Flora z.B.
14.6 $\pm$ 11.9 % ohne Scaling, ohne Metronidazol aus,
5.2 $\pm$ 5.9 % mit Scaling allein,
6.5 $\pm$ 6.8 % mit Metronidazol allein,
1.9 $\pm$ 3,4 % bei Scaling und Metronidazolmedikation.
Der Anteil der beweglichen Stäbchen z.B. betrug nach 6 Monaten
6.0 $\pm$ 5.2 % ohne Scaling, ohne Metronidazol,
1.3 $\pm$ 2.1 % mit Scaling allein,
5.1 $\pm$ 9.5 % mit Metronidazol allein,
2.5 $\pm$ 6.2 % bei Scaling und Metronidazolmedikation ([120], Abb. 2.1).

Bei 11 Probanden mit chronischer Periodontitis führte eine *subgingivale Konkrementenfernung* zu einer signifikanten Verringerung von Sondierungstiefe, Spirochäten, motilen Organismen, schwarz pigmentierten Bacteroides und E. corrodens. Diese Veränderungen hielten 3 Monate an. Durch eine 2. Konkrementenfernung und die Gabe von *Metronidazol* (3 $\times$ 500 mg tgl. über 6 Tage) wurden Sondierungstiefe und subgingivale Flora weiter reduziert. An den Seiten ohne Konkrementenfernung hatte Metronidazol einen antimikrobiellen Effekt auf die subgingivale Mikroflora, der der mechanischen Zahnstein-/Belagsentfernung ähnlich war. Die Gesamtzahl der kolonienformenden Einheiten (Medianwert $\times$ 10^5) z.B. wurde am Beginn, nach 3, 6 und 9 Monaten festgestellt. Sie betrug an der *Kontrollseite* am Beginn 9.6 (0.3 – 1600), nach 3 und 6 Monaten 8 bzw. 27, nach der Metronidazoltherapie 3.5 und an den *Testseiten* am Beginn 16 (0.2 – 170), nach unbehandelten 3 Monaten 11, nach Konkrementenfernung 2.4 und nach Metronidazol 1.3 ([145], Abb. 2.2).

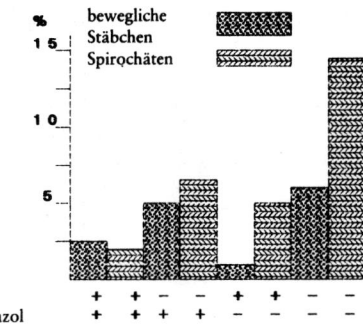

Abb. 2.1: Anteil der beweglichen Stäbchen und Spirochäten 6 Monate nach verschiedenen Behandlungen mit/ohne Scaling oder Metronidazol. Vereinfacht gezeichnet nach Daten aus Hartmann et al. 1986 [120].

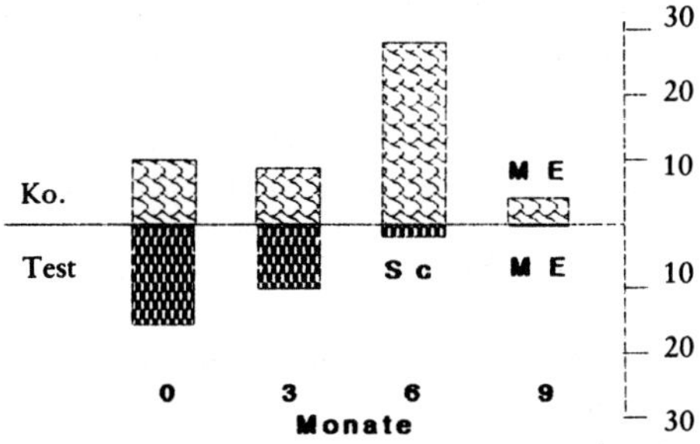

Abb.2.2: Gesamtzahl der kolonienformenden Einheiten an den Kontroll- (= Ko) und Testseiten (= Test) ohne Behandlung (keine Bezeichnung), nach Scaling (Sc) oder Metronidazolbehandlung (ME). Vereinfacht gezeichnet nach Daten aus vanOosten et al. 1987 [145].

Ornidazol

Ornidazol (Tiberal) ist ein chemisch dem Metronidazol nahestehendes Nitroimidazol. Es ist in vitro in geringen Dosen (1.6 μg/ml) bakterizid gegenüber gramnegativen anaeroben Bakterien, vor allem gegen Bacteroides, Fusobakterien, Chlostridien und Treponema. Bei 19 Patienten mit postjuvenilen und progressiven Parodontitiden konnten nach einer Behandlung mit 2 x 0.5 g durch 10 Tage (Abb. 3) die schwarz pigmentierten Bacteroides-Arten um 77 % bzw. von 2.6 auf 0.6 pro Befundstelle (p < 0. 001) und die Fusobakterien um 50 % bzw. von 1.7 auf 0.8 pro Befundstelle (p < 0.001) verringert werden. Bei 9 der 19 Patienten, die bis zu einem halben Jahr nach der Ornidazolbehandlung beobachtet wurden, war der PBI von 64.6 vor der Therapie auf 34.2 nach 26 Wochen, d.h. von 45 % reduziert. Die Sulcus-Fluid-Fließrate, die vor der Behandlung 4.6 betrug, war eine Woche nach Beendigung der Therapie nicht signifikant verringert, wohl aber nach 26 Wochen auf 2.7 signifikant reduziert (Abb. 3). Auch die Sondierungstiefe und das Attachementniveau verbesserten sich in der halbjährigen Beobachtungsphase. Dies war in signifikant höherem Maß an den Zahnflächen der Fall, die zusätzlich mechanisch behandelt wurden. Vereinzelt kam es auf Ornidazol zu Übelkeit, leichten Bauchschmerzen oder Schwindelgefühl [78].

Bei je 4 Patienten mit je 12 an Parodontitis erkrankten Stellen, die nach einer Hygienephase während 10 Tagen 2 × 500 mg Ornidazol (Tiberal) oder Placebo verabreicht bekamen, kam es durch Ornidazol – über die Verbesserung der Situation durch die Hygienephase hinaus – zu vermindertem Reizbluten und zu einer Reduktion der Taschentiefen, die während der sechsmonatigen postoperativen Phase erhalten blieben:

Die PBS-Werte (Reizbluten) sanken mit *Ornidazol* von 1.18 nach der Hygienephase auf 0.73 am 10. Tag und 0.91 nach 6 Wochen. In der *Placebo*-Gruppe betrugen sie entsprechen 1.67 bzw. 1.42 und 1.58. Die Taschentiefe wurde mit *Ornidazol* von 6.45 nach der Hygienephase auf *5.55* nach 10 Tagen und *5.55* nach 6 Wochen reduziert, in der *Placebo-Gruppe* stieg sie dagegen von 5.33 auf 5.58 bzw. *5.5* an.

Mit Ornidazol kam es zur Abnahme von Anaerobiern und einer Zunahme fakultativ anaerober Bakterien ([118] Abb. 3.1).

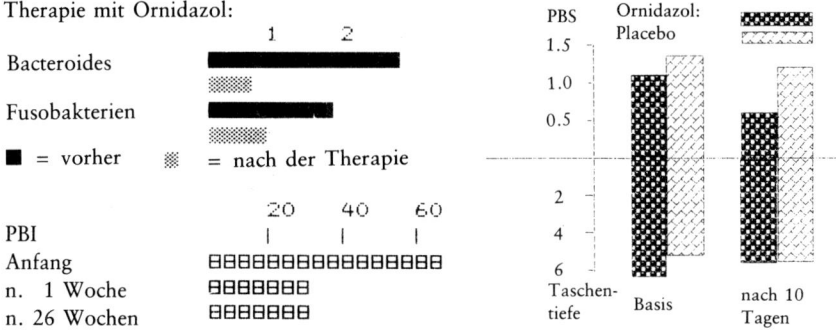

Abb. 3: Durchschnittlicher Bakterienbefallsgrad pro Befundstelle vor und nach Ornidazolbehandlung, sowie der Papillenblutungsindex (PBI). Schematisch nach Daten aus Saxer et al. (1983) [78].

Abb. 3.1: Reizbluten (PBS) und Taschentiefe nach der Hygienephase (Basis), 10 Tage und 6 Wochen danach. Vereinfacht gezeichnet nach Daten aus Gusberti et al. (1986) [118].

Vergleiche verschiedener Mittel

Nach vierwöchigem ungestörtem Plaquewachstum war bei Beagle-Hunden der Kontrollgruppe die Anzahl der Sulcusbakterien um das 100fache gestiegen, aufgrund der Proliferation gramnegativer anaerober Stäbchen und eine dementsprechende Gingivitis entstanden. Bei systematischer Verabreichung von Metronidazol kam es zu keiner Erhöhung der subgingivalen Mikroorganismen, die Gingiva war normal. Bei Clindamycin- und Vancomycingaben traten nach 4 Wochen um ca. 50 % weniger Mikroorganismen auf als in der Kontrollgruppe, bei Vancomycin dominierten nach 4 Wochen gramnegative Bakterien, es entstand auch mehr Gingivitis als nach Clindamycin, das die grampositiven Bakterien wachsen ließ [18].

In einem vierwöchigen Versuch an Hunden, in dem die Wirkung von Tetracyclin-HCL (2 x 250 mg/Tag) mit der von Metronidazol-HCL (2 x 200 mg/Tag) verglichen wurde, eliminierte Metronidazol die Spirochäten etwas besser als Tetracyclin [46].

Wurden Streifen mit 40 % Chlorhexidin, Metronidazol oder Tetracyclin für 2 – 3 Tage in über 6 mm tiefe, auf Sondierung blutende Taschen eingelegt, so führten alle 3 Behandlungsmethoden zu einer relativen Vermehrung der Kokken und zu einer Verminderung aller anderen Mikroorganismen. Besonders die beweglichen Mikroorganismen wurden deutlich reduziert. Spirochäten wurden nicht in Bereichen gefunden, die mit Metronidazol oder Tetracyclin behandelt wurden. Metronidazol war in bezug auf die Spirochäten effektiver als Tetracyclin oder Chlorhexidin [5].

Der Effekt verschiedener antimikrobieller Mittel auf die subgingivalen Mikroorganismen wurde in vitro getestet, indem subgingivale Plaqueproben gewonnen wurden von 10 Patienten mit fortgeschrittener Parodontalerkrankung und häufiger zusätzlicher Antibiotika-Verwendung in Ergänzung zur Parodontaltherapie wie auch von 15 Personen mit mäßiger Parodontitis, von denen nur 4 deshalb mit Antibiotika behandelt worden waren. In vitro waren Penicilline, mit Ausnahme von Cloxacillin, am wirksamsten gegen diese subgingivalen Mikroorganismen: Benzylpenicillin hemmte das Wachstum von 90 % dieser Mikroorganismen, Ampicillin und

Amoxicillin 99 % oder mehr, Tetracyclin hemmte 90 %, wenn die Patienten vorher nicht damit behandelt worden waren. War dies der Fall, war häufig eine Resistenz gegen Tetracyclin zu finden. Doxycillin war nicht signifikant wirksamer als Tetracyclin. Clindamycin hemmte 90 %, Erythromycin war eher bei mäßiger Parodontitis, aber relativ wenig bei schwerer Parodontitis wirksam. Metronidazol war in den getesteten Konzentrationen, die denen in der Gingivalflüssigkeit oder im Blut entsprechen, weitgehend unwirksam gegen die subgingivalen Mikroorganismen beider Gruppen [93].

Signifikante Veränderungen im Dunkelfeld ergaben sich nur bei *Metronidazol* in einer Studie, bei der 23 Patienten mit > 4 mm tiefen Taschen nach initialer Hygieneinstruktion, Konkrementeentfernung (Scaling) und Wurzelglätten mit einem Irrigator mit pulsierendem Strahl einen Monat mit

- 0.02 % Chlorhexidin oder
- 0.05 % Metronidazol oder
- 0.01 % Chininsuffat (Placebo) spülten. Die Verwendung des Irrigators brachte Vorteile gegenüber der einfachen Mundhygiene. Insgesamt hatte aber die *supra*gingivale Irrigation nur einen begrenzten Effekt auf die *sub*gingivale Plaque: Am 84. Tag wurden in allen Gruppen wieder die Ausgangswerte erreicht [134].

Bei gleicher Versuchsanordnung wie vorher erwies sich die Irrigation auch in bezug auf die klinischen Parameter Plaque-Index, Gingival-Index (GI) und Sulkusblutungsindex (SBI) von Vorteil. Beim Vergleich zwischen den Gruppen zeigte sich aber, daß *Chlorhexidin* die Plaque mit Ausnahme des letzten (84.) Versuchstages an allen Registrierungstagen besser reduzierte und während mehrerer Untersuchungen auch den GI und den SBI [109].

Steroide

Im Vergleich zur systemischen Gabe eines entzündungshemmenden Mittels wirkt die lokale Gabe von Steroiden stärker der Entwicklung einer experimentellen Gingivitis entgegen: 18 Probanden z.B. unterließen nach Etablierung einer optimal gesunden Gingiva für 22 Tage jegliche Mundhygiene und verwendeten entweder

- lokal und systemisch ein Placebo,
- lokal ein Placebo und systemisch Sulindac (Clinoril)
- lokal 0,05 % Fluocinonide in einer Propylenglykolbasis (Topsyn).

Sulindac (Clinoril) wird hauptsächlich zur Behandlung der rheumatoiden Arthritis verwendet und hemmt die Prostaglandin-Biosynthese durch Beeinflussung der Zyklooxygenase, ein Enzym, das die zyklischen Endoperoxide aus Arachnidonsäure erzeugt. Nach 22 Tagen betrug die Sulcus-Fluid-Fließrate (Tab. 1) mit Placebo oder Sulindac oder Fluocinonide 4.5, 3.3, 2.6 und der Blutungsin-

Tab. 1: Papillenblutungsindex (PBI) und Sulcus-Fluid-Fließrate nach 22 Tagen ohne Mundhygiene und Behandlung mit Placebo, systematischer Behandlung mit Sulindac oder lokaler Therapie mit Fluocinonide. Schematisiert aus Vogel et. al. (1984) [89].

	PBI	SFFR
Placebo	4.5	1.8
Sulindac	3.3	1.7
Fluocinonide	2.6	0.9

dex 1.8, 1.7, 0.9. Diese Werte waren bei lokaler Fluocinonide-Behandlung gegenüber der Placebo-Gruppe signifikant niedriger (p < 0,05), bei systemischer Sulindacgabe bestand kein Unterschied zu den beiden anderen Gruppen [89].

H_2O_2

Die mit der Entstehung von Gingivitis und Periodontitis deutlich assoziierten anaeroben Mikroorganismen sind als sauerstoffempfindlich bekannt. Es wurde daher versucht, Mundspülungen herzustellen, die Wasserstoffsuperoxyd oder Sauerstoff freisetzen:

Bei 14 Probanden, die nach einer einwöchigen Vorphase intensiver Mundhygiene für eine Woche jegliche Mundhygiene unterließen und 3mal täglich nach den Mahlzeiten mit einer H_2O_2-freisetzenden Mundspülung (aus 68,6 % Natriumperborat und 29.4 % Natriumbitartrat in heißem Wasser aufgelöst) oder einer Placebolösung spülten, entstand in der Testperiode deutlich weniger Plaque und Gingivitis als in der Kontrollperiode. In der Kontroll- und Testperiode betrugen die Filamente 18 % bzw. 7 %, die Fusobakterien 15 % bzw. 5 %, die beweglichen und gekrümmten Stäbchen 22 % bzw. 3 % und die Spirochäten 5 % bzw. 0.1 % der Plaqueflora, die Kokken und die geraden Stäbchen dagegen ca. 40 % bzw. 85 %. Mit dieser Mundspülung wurde vorwiegend die 2. und 3. Phase der Plaquebildung gehemmt [95].

Auf die Entwicklung der Karies hat eine H_2O_2-Spülung keinen Einfluß, da die Säureproduktion der Plaque nicht gehemmt wird: z.B. spülten 3 Probanden zur Förderung des Plaquewachstums 3 Tage lang alle 2 Stunden mit einer 15-%-Saccharoselösung, am 4. Tag wurde – in verschiedenen Testperioden – anschließend an die Saccharosespülung mit *70 % Alkohol* oder *2 % Chlorhexidin, 2 % Jodlösung, 3 % H_2O_2* gespült und nach 30 Minuten, 2 Stunden, 4 Stunden und 24 Stunden der Plaque pH-Abfall gemessen. 2 % Chlorhexidin, 2 % Jodlösung, 70 % Alkohol hemmten den pH-Abfall über 24 Stunden, die Spülung mit H_2O_2 zeigte keinen Effekt. Chlorhexidin war effektiver als Alkohol oder Jodlösung [62].

Die Kombination einer J_2KJ-Lösung mit einer NaF-Lösung führte zu additivem, karieshemmendem Effekt auf die Glattflächenkaries und in noch stärkerem Maß auf die Grübchenkaries [14].

Quarternäre Ammoniumbasen

Plaquehemmend wirken auch quarternäre Ammoniumbasen, z.B. Domiphenbromid (Bradosol), Cetylpyridiniumchlorid, Benzalkoniumchlorid, Dequaliniumchlorid oder die Bisguanide Chlorhexidin und Alexidin (Abb. 4):

Spülungen mit 0.1 % Cetylpyridiniumchlorid über 6 Wochen 2 x täglich zusätzlich zur normalen Mundhygiene bewirkten keinen signifikanten Unterschied in den klinischen Plaquewerten. Das Trockengewicht der Plaque jedoch und auch die Gingivitiswerte waren signifikant niedriger als bei Verwendung der Placebospülung. Kein signifikanter Einfluß wurde bezüglich der mikrobiologischen Zusammensetzung im Dunkelfeldmikroskop gefunden [10].

Bei einem Vergleich der Wirkung von *Chlorhexidin, Alexidin, Cetylpyridiniumchlorid* und *Hexetidin* wurden von je 10 Probanden vor und mehrmals bis zu 24 Stunden nach Spülung mit

Anzahl der Mikroorganismen im Speichel:
Rückkehr zu den Ausgangswerten nach
Spülung mit:

	1	3	5	7 Stunden
Chlorhexidin:				
Alexidin:				
Cetylpyridinium-chlorid				
Hexetidin				

Abb. 4: Nach Daten von Roberts und Addy (1981) [70].

dem Testmittel Speichelproben zur Bakterienzählung gewonnen. Mit Abstand einer Woche wurde von den gleichen Probanden diese Testperiode mit den verschiedenen Mitteln durchlaufen. Die Anzahl der aeroben und anaeroben Mikroorganismen kehrte bei Hexetidin bereits 90 Minuten danach auf die Werte vor der Spülung zurück, bei Cetylpyridiniumchlorid nach 3 Stunden, bei Alexidin nach 5 Stunden und bei Chlorhexidin nach 7 Stunden (s. Abb. 4) [70].

Die plaquehemmende Wirkung von Chlorhexidin (CH) war nach 3 Tagen durch Saccharosespülungen verstärkten Plaquewachstums und Spülung mit Chlorhexidin ca. doppelt so groß wie bei Verwendung von quarterären Ammoniumbasen [12].

Bei Verwendung von *D 301*, einer quarternären Ammoniumbase (2.2 mmol Dodecyldi(beta-hydroxyethyl)- benzylammoniumchlorid) in einem gekreuzten Doppelblindversuch war nach 7 Tagen (5 Tage ohne Mundhygiene) D 301 gleich plaquehemmend wie Chlorhexidin, an den vorgereinigten Zahnflächen aber weniger wirksam als Chlorhexidin. Der PBI wurde von beiden Anwendungen nicht beeinflußt [77].

Beim Vergleich von

a) 0.1 % *Chlorhexidindigluconat*

b) *Hexetidin*

c) Hexetidin mit 12.5 mg Cetylpyridiniumchlorid

d) Chlorhexidindigluconat (1.1 mg) mit 0.3 mg Tramazolin-HCL und 5 mg Aluminiumlactat und

e) *ätherischen Ölen*, Thymol, Phenylsalicylat in galenischer Aufbereitung,

bei denen je 10 Probanden 3mal täglich für 7 Tage mit einer der Lösungen spülten, kam es bei Chlorhexidindigluconat zu keiner wesentlichen Erhöhung der Sulcus-Fluid-Fließrate, bei den Lösungen b), c), d) zu einer signifikanten Steigerung der Sulcus-Fluid-Fließrate und bei Verwendung der Lösung e) (ätherische Öle) sowie der Placebolösung zu einer so starken Erhöhung, daß die Endwerte im Bereich über 100 %, damit jenseits der Grenze der Auswertbarkeit, lagen. Zu klinisch relevanten Symptomen einer akuten Gingivitis kam es nur bei der Placebogruppe und der Leerkontrollgruppe [29].

Die Wirkung von *Chlorhexidin* (Chlorhexamed) und *Dequonal* (Dequaliniumchlorid und Benzalkoniumchlorid) wurde in einer Doppelblindstudie verglichen, bei der 25 Probanden in 3 nicht aufeinander folgenden Wochen mit Chlorhexamed, Dequonal oder Placebo 2mal täglich spülten, anstelle sich die Zähne zu putzen. Bei beiden Spüllösungen zeigte sich eine etwa gleich große Verbesserung bezüglich Reizbluten, Sulcus-Fluid oder dem Keratinisationsindex. Zwischen Dequonal und Chlorhexamed bestand kein Unterschied [68].

Zwischen einer 0.1 % Chlorhexidindigluconat, einer wässrigen 0.1 % Chlorhexidinlösung und Dequonal zeigte sich in einer 4wöchigen gekreuzten Doppelblindstudie an 16 Probanden kein signifikanter Unterschied bezüglich Plaquewachstum und Gingivitis bzw. den Untersuchungskriterien PlI, PBI und SFFR, zwischen Chlorhexidin und Dequonal. Eine aktive und passive Kontrollgruppe wurde in dieser Untersuchung nicht gebildet. Beide Lösungen wiesen bis zu 6 Stunden nach der Spülung eine prozentual nahezu gleiche Verminderung der Speichelbakterien auf. Nach 8 Stunden wurden bei Chlorhexidin die Ausgangswerte erreicht, während Dequonal noch immer eine bestimmte Hemmwirkung zeigte. Durch Geschmackskorrigentien oder Stabilisatoren wurde die Wirkung von Chlorhexidin nicht beeinflußt; im Vergleich zur wässrigen Lösung war die biologische Aktivität von Chlorhexidindigluconat nicht beeinträchtigt [80, 66].

Durch *Chlorhexidin* wird die Plaqueflora wesentlich stärker beeinflußt als durch *Jod:*

Bei 7 Probanden wurden z.B. mehrere Stellen an den Zähnen entweder für 5 Minuten mit einem Placebogel, einem 5 % Chlorhexidindigluconatgel in Carboxymethylzellulose oder für 2 Minuten mit einer 2 % J_2 in 2 % KJ in 53 % Glycerin behandelt: In den Fissuren und an den Füllungsrändern war Streptococcus mutans bei Chlorhexidin- oder Jodbehandlung signifikant reduziert (beide p < 0.001). Nach 21 Tagen waren die Streptococcus mutans Werte nach Chlorhexidinbehandlung noch immer niedriger als in der Kontrollgruppe, die bei Jodbehandlung jedoch nicht [79].

Bei Spülungen mit dem chlorhexidinähnlichen Mittel Alexidin, das aufgrund seiner relativ geringen Wasserlöslichkeit nur zu 0.035-%-Lösungen verwendet werden kann, entstanden signifikant höhere Plaquemengen, aber eine etwa gleiche Reduktion der Aerobier und Anaerobier [71].

Aliphatische Amine

Die oberflächenaktiven Mittel Tetradecylamine (14D), Hexadecylamin (16D) hemmen die Anhaftung von Mikroorganismen und schützen den Schmelz vor einem Säureangriff, sie sind aber nicht so wirksam wie Chlorhexidin:

Bei 6 Probanden, die nach professioneller Zahnreinigung und 48stündiger Mundhygienekarenz mit 0.2 % Chlorhexidin, 0.5 % Tetradecylamine, 0.5 % Hexadecylamin oder aqua dest. spülten, fiel nach Chlorhexidin die aerobe, anaerobe und die gesamte kultivierbare Flora um rd. 90 % gegenüber den Ausgangswerten ab, blieb dies bis etwa 3 h und kehrte erst nach 24 Stunden auf die Ausgangswerte zurück. Mit Tetradecylamine (14D) wurden die Mikroorganismen in der ersten Stunde ähnlich wie durch Chlorhexidin reduziert, sie erreichten aber schon nach 3 h 80 % (aerobe), 68 % (anaerobe) und 87 % (gesamte Flora) des Niveaus vor der Spülung.

Hexadecylamin (16D) hatte keinen Einfluß auf die Gesamt-Aerobier oder Anaerobier und reduzierte Strept. viridans nur in der ersten Stunde nach der Spülung [133].

Chlorhexidin

Chlorhexidin, ein synthetisches kationisches Detergens, verändert das osmotische Gleichgewicht der Mikroorganismen, es treten Bläschen auf, und schließlich wird das Zytoplasma präzipitiert. Durch seine Affinität zu Schmelz und Speichelmucoiden kann es eine *Langzeitwirkung* entfalten. Eine halbe Stunde nach Zähnebürsten mit einem Chlorhexidingel betrug z.B. die Chlorhexidinkonzentration im Speichel 37 μg/ml, sie fiel nach 8 Stunden auf 0.4 μg/ml und auf 0.2 μg/ml nach 24 Stunden ab.

Chlorhexidin wird im Mund retiniert, zu einem Drittel bis zur Hälfte an Phosphatgruppen und des weiteren an Carboxylgruppen [92]. Es wird besser im Mund retiniert als quarternäre Ammoniumbasen: Bei 7 Probanden wurden nach 1minütiger Spülung mit radioaktiv markierten Lösungen von Chlorhexidin, Cetylpyridiniumchlorid und Hexadecyl-Trimethyl-Ammonium-Bromid initial von den beiden quarternären Ammoniumbasen mehr retiniert als von Chlorhexidin, jedoch war ihre Konzentration nach 24 Stunden signifikant geringer [13]. Die Wirksamkeit gegenüber gramnegativen Keimen ist geringer als gegenüber grampositiven Keimen [61, 69].

Auf im Mund befestigten Triacetylzellulosefilmen bildet sich − elektronenoptisch untersucht − nach Chlorhexidinspülung ein wesentlich dünneres, exogenes Schmelzoberhäutchen aus als bei den Kontrollen, nach 24 Stunden war es nur mit 1 − 2 Schichten Mikroorganismen bedeckt, während die Kontrollplaques 4 − 5 Schichten Bakterien auf dem Schmelzoberhäutchen zeigen [101].

Nach zehntägiger Einwirkdauer von 10 mg/ml Chlorhexidin traten im Kulturmedium *zytopathologische* Reaktionen auf, die mit der Einwirkdauer und der Konzentration zunahmen. Zuerst bildeten sich, vom Rand des Zellrasens ausgehend, Plasmaausstülpungen, es kam zur beschleunigten Alterung, Schrumpfung und Ablösung des Zellrasens vom Boden und schließlich über 25 mg/ml zum Absterben der Kultur. In vitro ist allerdings die zytotoxische Schwellenkonzentration geringer, da in der Kultur das Chlorhexidin auf die von Speichelmukoiden ungeschützten Zellen trifft. Außerdem ist anzunehmen, daß der antibakterielle Effekt des Chlorhexidins primär im positiven Sinn dominieren wird. Bei chronischer Anwendung sind zytotoxische Effekte möglich [30].

Geschmackstörungen, Schleimhauterosionen, Desquamationen, aphtöse Läsionen, *Verfärbungen* von Zunge und Zähnen können entstehen; dabei wird eine kationisch-anionische Interaktion zwischen Chlorhexidin und negativ geladenen Ionen der Mundhöhle angenommen. In Acrylapparaturen befestigte Schmelzplättchen z.B., die im Mund fünfmal täglich mit Tannin, Chlorhexidin, angesäuertem $FeCl_3$ oder Kombination davon bespült wurden, zeigten den größten Verfärbungsindex bei Spülung mit Tannin + $FeCl_3$ oder Tannin + Chlorhexidin + $FeCl_3$ [60].

Wird mit Chlorhexidin am Abend gespült, kommt es in geringerem Ausmaß zu Zahnverfärbungen als bei morgendlichen Spülungen [1].

Mit einem Bleichungsmittel auf Peroxymonosulfatbasis (Caroat, Fa. Degussa, auf pH gepuffert) konnten die durch Chlorhexidin hervorgerufenen Verfärbungen über die Hälfte reduziert werden [83].

Nach lange dauerndem Gebrauch von Chlorhexidin kommt es zu einer gewissen *Veränderung der Plaqueökologie* (Abb. 5):

In den Plaques von Probanden (n = 16), die 2 Jahre lang mit Chlorhexidin spülten, trat Streptococcus mutans wesentlich seltener auf als bei den (n = 17) Kontrollpersonen, die mit Placebolösungen spülten. Die wie Strept. mutans ebenfalls Polysaccharide bildende Gruppe von Strept. sanguis und mitior und die zwischen diesen beiden liegenden Gruppen waren in der Chlorhexidingruppe dagegen häufiger vorhanden, während nichtextrazelluläre Polysaccharide bildende Grup-

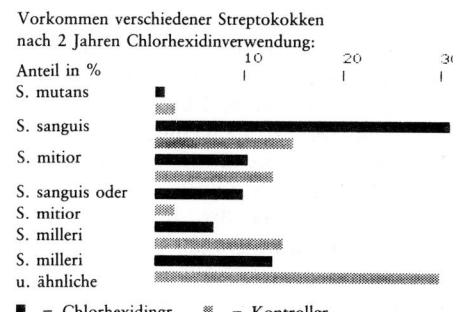

Abb. 5: Schematisierte Darstellung nach Daten von Mikkelsen et al. (1981) [55].

pen wie Strept. milleri, bzw. diesen ähnliche, seltener in der Chlorhexidingruppe vorkamen als in der Placebogruppe [55].

Interessant ist auch, *wie lange der Effekt* einer Behandlungsserie mit Chlorhexidin *anhält*: 5 hochgradig mit Streptococcus mutans infizierte Personen applizierten selbst zu Hause 14 Tage lang ein 1 %-Chlorhexidingel 5 Minuten lang. Nach dieser Behandlung wurde bei 3 Probanden kein Strept. mutans mehr entdeckt, bei den beiden anderen weniger als 700 kolonienformende Einheiten im Speichel.

Nach ca. 14 Wochen erreichte der Strept.-mutans-Spiegel noch nicht das Niveau vor dem Behandlungsbeginn [19].

Am Beginn, 1 Woche und 40 Tage nach 3 Einzelapplikationen von Chlorhexidin mit 10 Minuten Abstand waren 90 %, 55 % und 75 % der untersuchten Stellen mit Streptococcus mutans infiziert. Viele Stellen zeigten eher eine vorübergehende Reduktion von Streptococcus mutans. Von 4 Personen mit mehr als 1 Million Streptococcus mutans im Speichel, die 14 Tage mit Chlorhexidin spülten, hatten 2 nach 4 Tagen und 1 Woche nach Beendigung der Chlorhexidinspülungen keinen Streptococcus mutans im Speichel, während einzelne Approximalräume trotzdem Streptococcus mutans enthielten. Nach einem Monat war die Situation bei einem der Probanden praktisch identisch den Basiswerten, während beim anderen die Streptococcus mutans Werte unter einer Million lagen. Bei den anderen beiden Patienten hatte die Spülung mit Chlorhexidin keinen nennenswerten Einfluß auf den Streptococcus mutans Gehalt der Approximalflächen [38]. Diese beiden, einander widersprechenden Untersuchungen zeigen, daß der Dauereffekt einer 1- bis 2wöchigen Chlorhexidinapplikation noch nicht ganz geklärt ist und es noch weiterer Untersuchungen bedarf.

Chlorhexidin wurde auch *in schulbezogenen Prophylaxeprogrammen* angewendet: Bei 158 Kindern im Alter von 10 – 12 Jahren, die in 4 Gruppen unterteilt 6mal pro Woche mit 0.2 % oder 0.1 % oder 2mal/Woche mit 0.2 % Chlorhexidin oder 6mal pro Woche mit einer Placebolösung spülten, waren nach 6 Monaten die Plaques in den Chlorhexidingruppen signifikant ($p < 0,05$) reduziert im Vergleich zur Placebo-Gruppe.

Die Gingivitiswerte waren bei Anwendung von 6mal 0.2 % oder 0.1 % deutlicher gegenüber der Placebo-Gruppe reduziert ($p < 0,01$) als bei nur 2 Spülungen mit 0.2 % Chlorhexidin pro Woche. Der Prozentsatz an Meßpunkten, die sich im Gingival-Index verbesserten, betrug bei Anwendung von 6mal 0.2 %, 6mal 0.1 % oder 2mal 0.2 % Chlorhexidin 56 %, 50 %, 38 % und in der Kontrollgruppe 33 % [41].

Indiziert ist der Einsatz von Chlorhexidin im Rahmen einer *selektiven Intensivprophylaxe*: z.B. wurden von allen Müttern mit 3 – 8 Monate alten erstgeborenen Kindern von Oskarshamn in der Nähe von Göteborg der Gehalt an Streptococcus mutans und Lactobazillen im Speichel bestimmt. Bei Personen mit mehr als 10^6 Strept. mutans/ml im Speichel wurden in 2 Sitzungen Ernährungsinformation anhand einer Ernährungsanamnese, Exkavation großer Kavitäten, professionelle Zahnreinigung und lokale Fluoridierung durchgeführt. Mit diesem Basisprogramm konnte bei rund 60 % der Testpersonen der Gehalt an Strept. mutans drastisch gesenkt werden. Den verbleibenden Probanden mit hohem Strept.-mutans-Gehalt im Speichel wurde z.T. ein 1%-Chlorhexidingel zur Anwendung in einem individuellen Löffel für 2 Wochen (täglich 5 Minuten) empfohlen. Damit konnten auch bei diesen Personen die Strept.-mutans-Werte um das 10fache reduziert werden [36].

Zu keinem nennenswerten Effekt führte dagegen die *Applikation* eines Chlorhexidingels *in 14tägigen Abständen*: Bei 13- bis 14jährigen Kindern, bei denen ein Jahr lang in eintägigen Abständen eine Applikation eines Chlorhexidingels oder zusätzlich dazu eine Mundspülung mit einer 0,2-%-Fluoridspülung (MPF) durchgeführt wurden, verringerte sich der Gehalt an Strept. mutans im Speichel signifikant, der Plaquebefall, die Gingivitis, die Kariesincidence, der Strept.-mutans-

Gehalt der Plaque dagegen wurde nicht signifikant verändert. Die Gruppe dieser Kinder dagegen, bei denen in 14tägigen Abständen eine professionelle Zahnreinigung erfolgte, wies nach einem Jahr signifikant weniger neue DF-Flächen, Plaque, Gingivitis auf, obwohl Strept.-mutans-Werte in den Plaques oder im Speichel nicht signifikant beeinflußt wurden [20].

Zähnebürsten mit einem 1%-Chlorhexidingel führte in einem gekreuzten Doppelblindversuch mit einem einmonatigen Intervall bei 20 Probanden zu einer signifikanten Reduktion der Plaque-werte von 60 % und 17 %, nicht aber bei Verwendung des Placebogels, durch das die Plaque nur von 54 % auf 49 % reduziert wurde. Das Reizbluten ging bei Chlorhexidinverwendung von 25 % auf 8 % signifikant zurück, bei Placeboverwendung von 52 % auf 40 %. Als Nebenwir-kung kam es zu Zahnverfärbungen, die bei diesem Kurzzeitversuch noch kosmetisch akzeptabel waren [124].

In einem gekreuzten Doppelblindversuch hatten Spülungen mit 0.2 % Chlorhexidindigluco-nat über 6 Wochen bei 40 Patienten mit *aphtösen Läsionen* einen deutlichen Einfluß auf die Pla-que gegenüber der Placebo-Gruppe. Zahnverfärbungen traten zunehmend auf. Die bei 22 % dieser Gruppe vorhandenen Candidakolonien wurden jedoch nicht reduziert [104].

Im *Vergleich zu einem Sauerstoff abgebenden Mittel* (Ascosal-T, Astra), das keinen Einfluß auf die Speichelflora hatte, wurde durch Spülen mit Chlorhexidin (Hibitane Dental 0.2 %, ICI) 4 × täglich über eine Woche die Gesamtzahl der Bakterien im Speichel bei 6 Probanden signifi-kant reduziert. Dieser Effekt hielt 4 Stunden an. Bei einigen Probanden wurde S. mutans eine Wo-che lang drastisch reduziert. Obwohl signifikante Reduktionen erzielt wurden, erschien der bio-logische Effekt von antimikrobiellen Mitteln einer Diskussion wert [110].

Im *Vergleich zu 0.3 % Acetylsalicyllösung und einer 250 ppm Amin/Zinnfluoridlösung* hemmte eine *0.1 % Chlorhexidinlösung* die Plaque signifikant effektiver (α = 0.05) als Amin/Zinnfluorid. Dieses war signifikant wirksamer als Acetylsalicylsäure (α = 0.01), die sich im Gegensatz zu den anderen in ihrer Wirkung nicht signifikant von der Placebolösung unter-schied. Die Unterschiede zu den Basiswerten betrugen 0.4 bzw. 0.2 bzw. −0.3 bzw. −0.04.

Die Gingivitis beeinflußten alle 3 Testlösungen signifikant; zwischen ihnen bestand kein Un-terschied in der Wirkung: Die Unterschiede zum Basiswert betrugen im SBI bei Chlorhexidin und Amin/Zinnfluorid rd. 0.5, bei der Acetylsalicylsäure 0.4 und bei der Placebolösung 0. Die SFFR-Unterschiede zum Basiswert machten bei Chlorhexidin und Amin/Zinnfluorid rd. 9.0 bzw. 9.3, bei Acetylsalicylsäure 13.2 und bei der Placebolösung −4.8 aus. Diese Doppelblindstudie mit je 30 Probanden pro Gruppe dauerte 24 Tage [106].

CK-0569A

0,1 % CK-0569A, ein 1,4 bis (n-hexylcarbamylguanidine) propyl) peperazine, verhindert die in einer gekreuzten Doppelblindstudie Kolonisation von beweglichen und gekrümmten Stäbchen im Dunkelfeldmikroskop in der sich entwickelnden Plaque, reduzierte das Ausmaß der Plaque und verzögerte die Entwicklung einer Gingivitis. Nach 14 Tagen waren 19.6 % der Flächen der Placebo-Gruppe plaquefrei bei Verwendung der Testlösung dagegen 56.9 % [96].

Listerin

Listerin mit Eucalyptol, Thymol, Mentholsalicylat und Menthol führte bei 2 Spülungen täglich in einer 9 Monate andauernden Doppelblindstudie an 85 Probanden, die mit der Testlösung, einer entsprechenden Lösung ohne Wirkstoff oder mit H_2O spülten, zu signifikant unterschiedlichen Plaquewerten von 1.9, 2.4, 2.5 und ebenfalls signifikant unterschiedlichen Gingivitiswerten von 1.2, 1.4, 1.5 [25].

In einer Doppelblindstudie, bei der 78 Probanden mit Listerin, seiner Vehikellösung oder mit Wasser zusätzlich zur normalen Mundhygiene 2 × täglich spülten, wurde nach 9 Monaten ein Proteingehalt der getrockneten Plaque (in mg) z.B. von

- 1.44 ± 0.26 in der H_2O-Gruppe,
- 1.42 ± 0.33 in der Vehikel-Gruppe und
- 0.58 ± 0.10 in der Listerin-Gruppe gefunden.

Die Aktivität an Endotoxin (Limuluslysataktivität) in bezug auf das Gesamtplaquegewicht z.B. betrug (in ng/mg)

- 3.13 ± 2.36 in der H_2O-Gruppe,
- 2.86 ± 1.00 in der Vehikel-Gruppe und
- 12.96 ± 3.86 in der Listerin-Gruppe [113].

Bei 96 Probanden, die 3 Therapie- und einer Kontrollgruppe zugeteilt wurden, führte innerhalb von 6 Wochen die 2 × tägliche Spülung mit Listerin, 0.2 % oder 0.1 % Chlorhexidin (Hibitane) zu einer deutlichen Verbesserung von oraler Hygiene und Gingivitis. Im Vergleich zu Listerin war Hibitane in bezug auf die Plaque wirksamer, nicht aber in bezug auf die Gingivitis:

Die mittleren Plaquewerte (QHI) betrugen am Beginn und nach 6 Wochen in der *Kontrollgruppe* 1.3 und 1.2, mit *Listerin* 0.2 und 0.6 ($p < 0.001$), mit *0.2 % Hibitane* 1.4 bzw. 0.3 ($p < 0.001$) und mit *0.1 % Hibitane* 1.2 bzw. 0.5 ($p < 0.001$).

Die mittleren Gingival-Indexwerte betrugen am Beginn und nach 6 Wochen in der *Kontrollgruppe* 1.21 und 1.0, mit *Listerin* 1.19 und 0.48 ($p < 0.001$), mit *0.2 % Hibitane* 1.18 bzw. 0.65 ($p < 0.001$) und mit *0.1 % Hibitane* 1.26 bzw. 0.61 ($p < 0.001$) ([108], Abb. 5.1).

Spülungen mit Listerin 2 × oder 4 × täglich führten nach 14 Tagen zu hoch signifikanter Plaque- und Gingivitisreduktion gegenüber der Placebo-Gruppe bei je 33 – 37 etwa 30jährigen Probanden. Seiten mit initialer professioneller Zahnreinigung wiesen am Ende z.B. Gingivitiswerte von 1.41 in der Placebo-Gruppe auf und 0.65 bzw. 0.59 in den beiden Testgruppen (2 × tgl./4 × tgl.). Ohne initiale Plaqueentfernung entstanden Gingivitiswerte von 1.55 in der Placebo-Gruppe und 0.74 bzw. 0.72 in beiden Testgruppen [125].

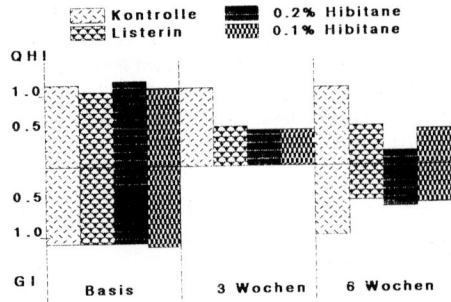

Abb. 5.1: Plaque (QHI) und Gingivitis (GI) der Kontrollgruppe und nach Spülung mit Listerin, 0.2 % und 0.1 % Chlorhexidin (Hibitane). Schematisch gezeichnet nach Daten aus Axelsson et al. 1987 [108].

Octenidin

Octenidin, eine Bispyridinverbindung, erwies sich als Spüllösung in Konzentrationen von 0.1 % und 0.05 % ebenfalls signifikant plaquehemmend: In einer Doppelblindstudie spülten 60 Männer in 4 Gruppen 2mal täglich überwacht mit 0.05 % oder 0.1 % Octenidine mit oder ohne Geschmackskorrigentien und unterließen jegliche Mundhygiene. Nach 7 Tagen war mit der 0.1 % Octenidine-Lösung die Plaquebildung weitgehend signifikant unterdrückt und in etwas geringerem Maß, aber auch signifikant gegenüber der Lösung mit den Vehikelsubstanzen, mit der 0.05 % Octenidine-Lösung. Auch die Sulcus-Fluid-Fließrate war in allen Octenidin-Gruppen signifikant geringer als in der Kontrollgruppe. In allen Octenidin-Gruppen wurden auch Zahnverfärbungen beobachtet [65].

Metall-Ionen

Metall-Ionen können als Kationen ebenfalls plaquehemmend wirken, sie werden auch in den Plaques gespeichert. Oppermann et al. [63] applizierten 4 Probanden nach 3 Tagen mit 15 %-Saccharosespülungen angeregtem Plaquewachstum (in verschiedenen Testperioden) 6 ml einer *kupfer-, silber-* oder *zinnhaltigen*, fluoridhaltigen oder fluoridfreien Lösung anschließend an die Spülung mit 15 % Saccharose. Vor und bis 24 Stunden nachher wurde der Plaque pH-Abfall gemessen. Alle diese Metall-Ionen hemmten den pH-Abfall über 6 Stunden, die Ag^+-und Cu^{++}-Salze waren in den ersten 4 Stunden effektiver als SnF_2.

Der Effekt einer Zinnfluoridspülung auf dem Plaquebefall war in einer 4tägigen Doppelblindstudie (an 5 Personen) geringer als bei Spülung mit Chlorhexidin. Bei Spülung mit 0.2 % oder 0.3 % SnF_2 betrug der mittlere Plaque-Index nach 4 Tagen ohne Mundhygiene 0.35 bzw. 0.20, bei Spülung mit einer 0.1 %-Chlorhexidinlösung dagegen nur 0.12 [86].

In einem Vergleich der plaquehemmenden Wirkung von Kupfer- und Silber-Ionen mit der von Chlorhexidin (Abb. 6a) unterließen 5 Probanden nach professioneller Zahnreinigung 4 Tage lang jegliche Mundhygiene, konsumierten 6mal pro Tag einige Minuten einen zuckerhaltigen Kaugummi; 2mal pro Tag 10 ml der Testlösung (1,1 μM $AgNO_3$ Lösung, $CuSO_4$ oder 0.1 %-Chlorhexidin) gespült. Zwischen den einzelnen Testperioden wurde 3 Tage lang wieder Mundhygiene betrieben und NaF-Tabletten eingenommen. Gegenüber der Periode der Saccharosespülung (PlI = Plaqueindex 1.57) ergab die Spülung mit Chlorhexidin (PlI = 0.32) und Kupfer-Ionen (PlI = 0.37) deutlich reduzierte Plaqueanhäufungen. Zwischen den Cu-Ionen und der Chlorhexidinlösung war der Unterschied nicht signifikant. Die $AgNO_3$-Lösung zeigte gegenüber der Placebolösung ebenfalls eine statistisch signifikante Plaquereduktion (PlI = 1.26), die aber gegenüber Chlorhexidin oder Kupfer-Ionen signifikant geringer war. Ag bildet unlösliche Chloride, es ist erst in höheren Dosen plaquehemmend. Cu-Ionen sind insofern interessant, da Cu ein essentielles Metall der menschlichen Ernährung ist. Durch Spülung mit Cu^{++}-Ionen entstehen in geringerem Maß Verfärbungen als bei Spülungen mit Chlorhexidin, der metallische Geschmack der Cu-Spülung ist unvorteilhaft [91].

In einer anderen gekreuzten Doppelblindstudie (Abb. 6b) erwies sich eine 2,2 mM $CuSO_4$-Lösung einer äquimolaren Chlorhexidinlösung unterlegen: Nach initialer professioneller Zahnreinigung und Mundhygienekarenz während der Testperiode entwickelten sich bei den Chlorhexidin-, $CuSO_4$- und H_2O-Spülungen signifikant unterschiedliche Plaqueeinheiten von

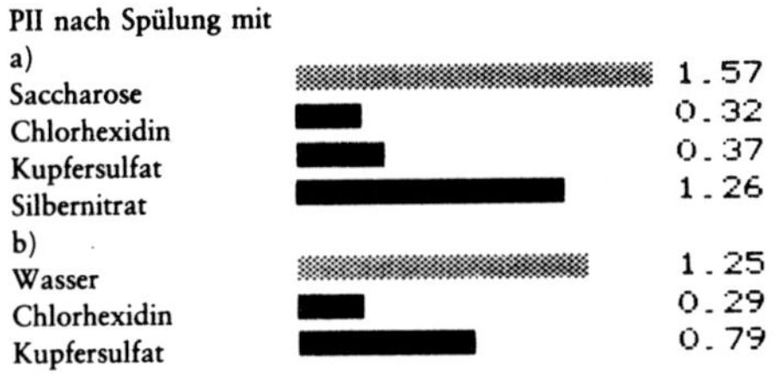

PII nach Spülung mit
a)

Saccharose		1.57
Chlorhexidin		0.32
Kupfersulfat		0.37
Silbernitrat		1.26

b)

Wasser		1.25
Chlorhexidin		0.29
Kupfersulfat		0.79

Abb. 6: Schematisierte Darstellung nach Daten. a) Waler et al. (1982) [91], b) Waerhaug et al. (1984) [90].

0.29, 0.79 und 1.25 PII, sowie Gingivitis im Ausmaß von 0.57, 0.83 und 1.02 GI. Mit $CuSO_4$ kann also die Plaquebildung und die Entwicklung einer Gingivitis gehemmt werden, aber nicht im selben Maß wie mit Chlorhexidin [90].

Bezüglich der Retention von Kupfer-Ionen in der Mundhöhle ergaben atomabsorptionsspektrophotometrische Messungen, daß nach einer einminütigen Spülung ungefähr ein Drittel in den ersten 15 sec retiniert wird und 75 % innerhalb von 30 sec, wobei der pH kaum einen Einfluß hat. Durch gleichzeitige Verwendung von Cu und Zn könnte es aber zu einer verminderten Retention kommen [105].

Die Dauer der Retention von *Zink* in der Mundhöhle wurde mit Lösungen getestet, die 17 – 35 mM Zink als Sulfat, Phenolsulfat oder Zitrat enthielten. Von den 30 mM Zinksulfatmundspülungen wurden 12 % in der Mundhöhle retiniert. Bei den 17 mM Zinksulfat- oder Phenolsulfatlösungen war die Speichel-Zink-Konzentration über 3 – 4 Stunden erhöht. In der Plaque stieg die Zinkkonzentration nach Verwendung von 31 oder 18 mM Zink-Phenolsulfat auf das 13- bis 19fache an, nach 6 Stunden war die Konzentration noch auf das 3fache erhöht. Die nach einer Mundspülung in der Plaque gefundenen Konzentrationen hemmten in vitro den Abbau und die Säureproduktion radioaktiv markierter Glukose [28].

Zu keiner signifikanten Verbesserung oder oralen Hygiene führten Zinksalze bei 27 Probanden, die nach professioneller Zahnreinigung mit zyklischer Vertauschung je eine Woche lang mit 4 Zahnpasten bürsteten. Die Zahnpasten enthielten Kalziumkarbonat oder Kalziumphosphat als Putzkörper mit oder ohne Zusatz von Zn-Salzen (0.16 % Zn^{++}) [142].

Mit einer Zahnpaste, die 1 % Zinkzitrat und 0.5 % Triclosan enthielt, konnten in einer gekreuzten Doppelblindstudie Plaque und Gingivitis signifikant gegenüber einer Placebozahnpaste hintangehalten werden. Am Ende der jeweils 4wöchigen Testperiode betrugen der Plaque-Index in der *Placebo-Testgruppe* 0.91 bzw. 0.67, der Gingival-Index 0.92 bzw. 0.73 und der Blutungsindex 0.51 bzw. 0.41 [136, 137].

Die Wirkung von 0.2 % Chlorhexidin konnte durch zusätzliche Spülungen mit einer 0.5 % Zinkchloridlösung nicht gesteigert werden. Das ergab ein Doppelblindversuch, bei dem 34 Stomatologiestudenten, in 3 Gruppen aufgeteilt, 4 Wochen lang 2 × täglich mit 0.2 % Chlorhexidin, 0.5 % Zinkchlorid oder nacheinander mit beiden Lösungen spülten [131].

Spülungen mit *Lanthanumchlorid* ($LaCl_3$) oder Natrium-Fluorid (NaF) erwiesen sich als weniger effektiv als Spülungen mit Chlorhexidin oder SnF_2:

5 Personen spülten z.B. in verschiedenen Versuchsperioden mit 0.05 % SnF_2, 0.05 % Chlorhexidingluconat, 0.3 % Lanthanumchlorid ($LaCl_3$) oder 0.05 % NaF und zusätzlich mit einer Saccharoselösung in 2stündigen Abständen 4 Tage lang. In einem weiteren Versuch spülten 10 Personen 4mal täglich für 1 Woche mit einer Saccharoselösung und in der darauffolgenden Woche zusätzlich mit einer 0.05 % SnF_2-Lösung. Plaque-Indices und Proteinanalyse ergaben bei Spülungen mit Chlorhexidin oder Zinnfluorid eine signifikant geringere Plaquemenge, während die Spülungen mit NaF zu unterschiedlichen, nicht signifikanten Ergebnissen führten und die $LaCl_3$ den Saccharosewerten ähnlich waren [88].

Kombination verschiedener Mittel

Durch die umfangreichen Sicherheitsbestimmungen der Amer. Food and Drug Administration (FDA) wird die Entwicklung neuer, klinisch anwendbarer Antiplaquemittel hintangehalten, die Forschung in die Richtung additiv oder synergetisch wirkender Kombinationen bereits bekannter, akzeptierbarer Pharmatia gelenkt. Die Kombination von Chlorhexidin- und NaF-Spülungen ergab einen gesteigerten karies-präventiven Effekt: 164 Schulkinder (11 – 15 Jahre) spülten täglich nach der Schulpause mit einer

a) 0.05 % Chlorhexidindigluconat-
b) 0.44 % NaF (pH 5,9)-
c) Chlorhexidin- und NaF- oder
d) einer Placebolösung.

Nach 2 Jahren hatten die DMFS-Werte in der Kontroll-, Placebo-, Fluorid- oder Chlorhexidin-plus Fluorid-Gruppe um 6.3, 5.1, 4.3, 2.9 zugenommen [50].

Werden z.B. die kationischen Sn-Ionen (aus SnF_2) mit den (ebenfalls kationistischen Amin-Ionen) kombiniert, resultiert daraus eine stärkere Plaque und Gingivitisreduktion als bei den einzelnen Komponenten allein. Bei Kombination mit dem Amin 297 werden die wässrigen Lösungen sehr unstabilen Sn-Ionen möglicherweise stabilisiert. In 7tägigen Spülperioden entstanden in der Kontrollperiode z.B. 36 planimetrisch erfaßte Plaqueeinheiten

– mit gealtertem hydrolysiertem SnF_2 32,
– mit einer frisch zubereiteten SnF_2-Lösung 21,
– mit der Aminfluorid-SnF_2-Kombination dagegen nur 10 Plaqueeinheiten [57].

Der Zusatz von Zink-Ionen steigert die plaquehemmende Wirkung von Fluoriden und auch von Hexetidin: Gegenüber 0,1 % Chlorhexidin (18 planimetr. Plaqueeinheiten) waren die Kombination von Amin + Zinkfluorid (10,1 Einheiten), Zinkfluorid + emulgiertes Hexetidin (3,0 Einheiten) besser plaquehemmend. Zahnverfärbungen und Geschmacksveränderungen waren mit diesen Kombinationen ebenfalls niedriger als mit Chlorhexidin [57].

Bei 10 Probanden jedoch, die bei Unterlassung der Mundhygiene mit H_2O, 0.2 % Chlorhexidin oder Slurries von Zahnpasten mit Monofluorophosphat (MPF), MPF + NaF, MPF + Zn-Zitrat, SnF_2 oder NaF spülten, wurden nach 96 Stunden signifikant weniger Plaque mit den Zahnpastenspülungen gefunden als mit H_2O. Im Vergleich zu diesen wirkte die Chlorhexidin-spülung wesentlich stärker plaquehemmend. In Abstrichen wurden mit H_2O- und den Zahnpastenspülungen ähnliche Bakterienansammlungen gefunden, bei den Chlorhexidinspülungen dagegen waren sie wesentlich reduziert [3].

Enzyme

Bei Probanden, die 1mal täglich eine Amyloglukosidase und Glukoseoxydase enthaltende Zahnpaste verwendeten, entwickelten sich innerhalb von 51 Tagen signifikant weniger Plaque als bei 14 Probanden, die die Placebopaste benützen. Eine Beeinflussung der Gingiva konnte nicht nachgewiesen werden [73]. Bei 9 Probanden, die nacheinander die eigene, eine Test- oder Placebopaste je 14 Tage lang verwendeten, zeigte sich ebenfalls ein signifikanter Einfluß auf die Plaque wie auch ein Einfluß auf die Gesundheit der Gingiva [74]. Wurde allerdings eine Versuchsanordnung gewählt, bei der die mechanische Zahnreinigung teilweise unterblieb bzw. nur die Frontzähne gereinigt wurden, anschließend mit „Slurry", einem Gemisch aus Zahnpaste und Speichel, der Mund ausgespült wurde, zeigte sich im Bereich der Prämolaren und Molaren (die nicht geputzt wurden) kein Unterschied bezüglich Plaque und Gingivitis zwischen der Enzym-, Placebo- oder einer anderen Zahnpaste [75].

In einer anderen Studie führte die Anwendung von Zendium zu einer signifikanten Verbesserung der gingivalen Gesundheit: Dabei bürsteten 150 Probanden in einer Doppelblindstudie nach einer professionellen Zahnreinigung einer Kieferhälfte mit einer

a) Zahnpaste mit Enzymen (Zendium),
b) Zahnpaste ohne Enzyme,
c) kommerziellen Zahnpaste.

Nach 3 Monaten verbesserten sich bei Verwendung von Zendium 67 von ursprünglich 73 Stellen mit GI 2 um mindestens ein Grad, aber nur 74 von 107 in den anderen Gruppen (p = 0.0006). Der Gingival-Index war bei Verwendung von Zendium signifikant niedriger als bei Verwendung der anderen beiden Zahnpasten: Er betrug nach 12 Wochen *Zendium*verwendung 1.2, bei der Zahnpaste *ohne Enzyme* 1.29 und bei der *kommerziellen Zahnpaste* 1.30. Zendium enthält 0.3 % w/w Glukoseoxidase, 1.2 % w/w Amyloglukosidase, 0.02 % K-Thiocyanat und 0.26 % w/w NaF äquivalent zu 1100 ppm, als Putzkörper 35 % Aluminiumoxid und 1 % Silikondioxid, 1 %Titanoxid als Färbemittel sowie die üblichen Geschmacksstoffe, Feuchthalte- und Konservierungsmittel [128].

Pepsin

Im Kurzzeitversuch und in einen Monat und 12 Monate dauernden Langzeitversuchen an insgesamt 692 Probanden erwies sich der Zusatz von *Pepsin* zur Zahnpaste wirksam, vor allem bei Probanden mit schlechter Mundhygiene. Sofern man sich zur Pepsin-Verordnung entschließt, ist dem Patienten der Hinweis zu geben, eine Messerspitze der Pepsinpulvers auf die Zahnbürste zu geben und die Putzzeit über das gewohnte Maß hinaus auf etwa 2 Minuten auszudehnen, damit das Pepsin die organische Matrix fermentativ spalten kann [139].

Sanguinarin

Sanguinarin ist wie die quarternären Ammoniumbasen oder Chlorhexidin eine kationische Verbindung, besitzt aber auch das chemisch reaktive Imminium-Ion. Aufgrund seiner Fluoreszenz kann Sanguinarin auch zum Anfärben der Plaque verwendet werden. Sanguinarin hat eine ähnliche chemische Struktur wie Fagaronin, Chelerythrin, Benzophenanthridin-Alkaloide, die in Fagara zanthoxyloides bzw. nigerianischen Kaustengeln gefunden wurden [84].

Sanguinarin hat eine minimale Hemmkonzentration von 8 – 32 μg/ml gegen eine Reihe von oralen Mikroorganismen. Über die minimale Hemmkonzentration hinausreichende Mengen wurden bis 2 Stunden nach Spülungen mit Sanguinarin in der Plaque gefunden. Bei Probanden (n = 24), die in 3 Gruppen unterteilt 2mal täglich für 5 Tage lang überwacht und 2 Tage unüberwacht mit 2 verschiedenen Sanguinarin- und einer Placebolösung nebst der üblichen Mundhygiene spülten, waren die Plaquewerte nach 7 Tagen (Abb. 7a) bei Verwendung von 0.04 % Sanguinaria-

Extrakt von rund 2.7 auf 2.2 und bei Verwendung von 0.3 % Sanguinaria-Extrakt und 0.2 % Zinkchlorid von 3.0 auf 2.4 bzw. um 19.4 % bzw. 20.4 % signifikant erniedrigt, während sich die Placebowerte von rund 2.4 auf 3.0 signifikant, um 21.3 %, erhöht waren [84].

Spülungen mit 0.01 % Sanguinarin 2mal täglich bei Mundhygienekarenz führten in einer 14tägigen gekreuzten Studie und Kontrollen am 4., 7. und 14. Tag bei je 7 Probanden in der Placebo- oder Testgruppe nach 14 Tagen zu einem Anstieg im Plaque-Index von 0 auf 1.26 bzw. 0.78 und im Gingival-Index von je 0.3 auf 1.1 bzw. 0.8. Die Unterschiede zwischen Placebo- und Testgruppe waren nach 14 Tagen signifikant (p < 0.001). Der Prozentsatz der plaquefreien Zahnflächen betrug nach 14 Tagen in der Placebo-Gruppe 20 %, in der Testgruppe dagegen 40 %. Die lingualen Flächen wiesen im Laufe der Untersuchungsperiode geringere Plaque- und Gingivitis-Mittelwerte auf als die Bukkalflächen. Die beweglichen Stäbchen und Spirochäten machten nach 14 Tagen in der subgingivalen Flora 14 % in der Placebo-Gruppe und 4 % in der Testgruppe aus (Abb. 7b) [44].

Mundspülungen mit 0.03 % Sanguinaria-Extrakt bei 14 Studenten über 14 Tage bei Mundhygienekarenz führten in einer gekreuzten Doppelblindstudie zu signifikant geringeren Plaque-Indexwerten (p < 0.001) von 0.78 gegenüber 1.26 Einheiten bei Spülungen mit Placebo und zu einem ebenfalls signifikant (p < 0.001) geringeren Gingival-Index von 0.79 gegenüber 1.06 (Abb. 7c) [97].

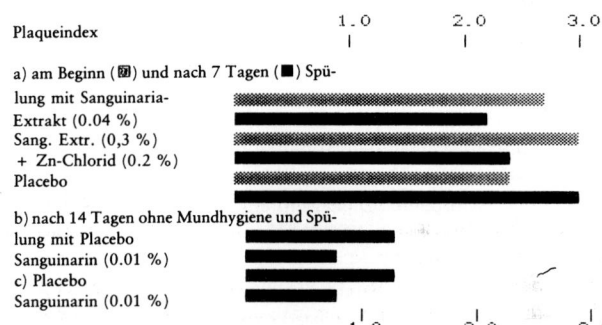

Abb. 7: Schematisierte Darstellung nach Daten von a) Southard et al. (1984) [84], b) Lindhe et al. (1984) [44], c) Wennström et al. (1985) [97]

In einer weiteren gekreuzten Doppelblindstudie, bei der je 30 Probanden die sanguinarinhaltige Zahnpaste und Spülung (Viadent) verwendeten, wurde die Plaque gegenüber den Basiswerten signifikant stärker (p < 0.01) reduziert als bei Verwendung der die Enzyme Amyloglukosidase und Glukoseoxidase enthaltenden Zahnpaste Zendium und Spülung mit Wasser. Im Mittel betrug diese Reduktion 0.46 bzw. 0.24 Einheiten. Eine Verbesserung der Plaque-Indexwerte wurde bei 80 % der Probanden der Sanguinarin-Gruppe und 17 % der Enzymzahnpasten-Gruppe (p < 0.01) erzielt [26]. Spülungen mit *Hibitane* (0.2 % Chlorhexidin) führten zu geringerem Plaquewachstum von PlI = 0.24 ± 0.15 als Spülungen mit *Veadent* (Sanguinarinchlorid) mit einem PlI = 0.87 ± 0.3 (p <0.001) innerhalb von 5 Tagen. In dieser Zeit unterließen 10 Probanden jegliche Mundhygiene und kauten zusätzlich zur Förderung des Plaquewachstums in 4stündigen Abständen einen zuckerhaltigen Kaugummi [103].

Bei 21 Parodontalpatienten, die in 3 Gruppen unterteilt während 4 Wochen mit 0.01 % Sanguinarin oder einer 0.2 % Chlorhexidinlösung oder einer Placebolösung spülten, kam es in der Placebo-Gruppe zu keiner signifikanten Veränderung. Mit Chlorhexidin oder Sanguinarin gingen die Plaquegrade 2 + 3 signifikant zurück, nicht jedoch die Gingival-Indexwerte oder die Taschentiefe. Zusätzliche professionelle Belagsentfernung jedoch verbesserte Gingival-Index und Taschentiefe markant [151].

Bei 8 Testpersonen, die eine *sanguinarinhaltige* Zahnpaste (Viadent) und 6 Kontrollpersonen, die *andere Zahnpasten* einen Monat verwendeten, wurde die supragingivale Plaque signifikant reduziert. Die beiden Gruppen unterschieden sich in bezug auf die supragingivale Plaque und die Zusammensetzung der subgingivalen Flora im Phasenkontrastmikroskop nicht signifikant voneinander [140].

Im Vergleich zu Chlorhexidin zeigte Sanguinarin keine Wirkung auf die Plaque in einer Studie, bei der 12 Probanden in zyklischer Vertauschung 2 × täglich für 4 Tage mit entweder
- Viadent (0.03 % Sanguinaria Extrakt bzw. 0.01 % Sanguinarinchlorid und 1000 ppm Zn-Ionen, $ZnCl_2$ enthaltend) oder
- Hibitane Dental (0.2 % Chlorhexidingluconat) oder
- H_2O spülten.

Sie durften nur zwischen den Testperioden Mundhygiene betreiben. Durch Chlorhexidin konnte die Plaque vermindert werden. In der Sanguinarin- und H_2O-Gruppe stiegen Plaque-Index und Plaquegewicht an, diese beiden Gruppen unterschieden sich nicht signifikant voneinander [112].

Ascorbinsäure

Mit hohen Dosen Vitamin C konnten keine signifikanten Unterschiede hinsichtlich Chemotaxis der polymorphkernigen Neutrophilen oder des Verlaufs der experimentellen Gingivitis gefunden werden. Mit der Ascorbinsäuremedikation stieg nur der Plasmaspiegel des Vitamins im Vergleich zur Placebo-Gruppe an. Das ergab eine Doppelblindstudie an 24 Probanden, die in 2 Gruppen geteilt 3 × täglich 500 mg Tabletten mit Ascorbinsäure oder Placebotabletten 118 Tage lang verabreicht bekamen [147].

Der Versuch, die Chemotaxis durch die intravenöse Gabe von 10 × 1 g Ascorbinsäure zu stimulieren, führte zwar kurzfristig zu einer deutlichen Steigerung der Chemotaxis. Es konnte aber keine längerdauernde Besserung bei 7 Patienten mit einer generalisierten marginalen Parodontitis und recidivierenden Parodontalabszessen erzielt werden [127].

Zitronensäure

Versuche wurden auch unternommen, durch die Anwendung von Zitronensäure ein rasches Reattachement der parodontalen Gewebe an den Zahn und die Bildung von Wurzelzement zu fördern. Durch die Zitronensäure soll absorbierter Speichel von der Wurzeloberfläche entfernt und damit die frühzeitige Kolonisation der Wurzel mit Bindegewebszellen ermöglicht werden [121].

Die Anwendung von Zitronensäure bei chirurgischer Plaquekontrolle führte bei 72 Zähnen von 3 Patienten innerhalb eines Jahres zu keinem zusätzlichen Effekt bezüglich Taschentiefe oder Attachementniveau [126].

Ebenfalls kein sigifikanter Unterschied wurde gefunden zwischen mit oder ohne Zitronensäure behandelten Bereichen in bezug auf Attachementniveau, Sondierungstiefe und Gingivarezessionen bei 12 bzw. 10 Patienten 3 bzw. 9 Monaten nach parodontalchirurgischen Lappenoperationen [129].

Adstringentien

Bei 29 Probanden im Alter von 17 – 19 Jahren, die in 4 Subgruppen unterteilt die Gingiva mit Adstringens Ratanhiae 6 Wochen lang täglich einmal touchierten, ergaben die klinischen und exfoliativzytologischen Untersuchungen keinen Effekt der Adstringentienanwendung [150].

Applikationsform

Große Anstrengungen wurden bisher unternommen, um das ideale Mittel zur Reduktion von Plaque, Gingivitis oder Parodontitis zu finden. Wesentlich ist aber auch, ob das Mittel auch den Ort der beabsichtigten Wirkung erreicht: Beim Zähneputzen werden sehr häufig z.B. fast nur die Frontzähne gereinigt, auch beim Lutschen von Tabletten können sich Verteilungsprobleme ergeben. Wurden z.B. Fluoridtabletten auf einer Seite im vestibulum oris bis zur Auflösung belassen, gelangte kaum Fluorid auf die Gegenseite [94]. Mit Mundspülungen können größere Partien im Mund erreicht werden. Wesentlich unterstützt werden kann ein Wirkstoff durch die Anwendung im Irrigator. Nach einer Periode von 22 Tagen ohne Mundhygiene (Abb. 8) entstanden am meisten Plaque und Gingivitis bei Spülung mit einer Placebolösung (PlI = 2.2, GI = 1.63); in der weiteren Reihenfolge in geringerem Ausmaß bei Spülung mit einer

- Placebolösung in einem Irrigator mit fraktioniertem Strahl (PlI = 1.98, GI = 1.07),
- Spülung mit einer 0.1 % Chlorhexidinlösung (PlI = 1.35, GI = 0.6),
- 0.1 % Chlorhexidinlösung mit Monojet-Irrigator (PlI = 1.02, GI = 0.17) und
- mit Chlorhexidin im Irrigator mit fraktioniertem Strahl (Broxojet 3007: PlI = 0.43, GI = 0.11); [39].

Die *subgingivale Plaque* ist für den Patienten mit der häuslichen Zahnpflege nicht erreichbar, eine regelmäßige professionelle Zahnreinigung ist wiederum eine zeitraubende Angelegenheit. Vor allem sind beide Maßnahmen besonders bei akuten Exazerbationen aufgrund von Schmerzen und profusem Zahnfleischbluten besonders schwierig durchzuführen. Bei Mundspülungen erreicht das Mittel kaum den beabsichtigten Wirkungsort in der Tiefe der Zahnfleisch- oder Knochentaschen, die Anwendung von Irrigatoren, Mundduschen ist in bezug auf ein erwünschtes Reattachement des Parodontiums an den Zahn problematisch.

Durch die *Selbstapplikation* einer Chlorhexidinlösung in die subgingivalen Bereiche mittels einer Spritze mit abgerundeter Nadel über 28 Tage konnte eine signifikante Reduktion der parodontalen Entzündungen gegenüber der Placebolösung erzielt werden: Der Sulcus-Blutungsindex war in der Chlorhexidin-Gruppe gegenüber der Placebo-Gruppe bis zum 42. Tag mit Werten von 2.4 bzw. 3.2 signifikant reduziert [82].

Gingival-Index nach Mundhygienekarenz und Spülung mit:

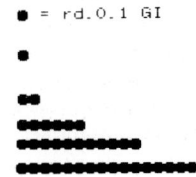

● = rd. 0.1 GI

Chlorhexidin + Munddusche (Broxojet)
Chlorhexidin + Munddusche (Water-Pik)
Chlorhexidin-Spülung
Placebo + Broxojet
Placebo-Spülung

Abb. 8: Schematisiert nach Daten von Lang et al. (1981) [39].

Mit *professionellen Taschenspülungen* in längeren Abständen wurden sehr unterschiedliche Erfahrungen gemacht: Bei 11 Patienten wurden 64 über 6 mm tiefe Taschen nach Plaquekontrolle und Wurzelglättung für 24 Wochen jede zweite Woche Chlorhexidin-, Tetracyclin-, oder Salzlösung gespült oder als Kontrollbezirke nicht gespült. Danach war bezüglich Reizbluten, Sondierungstiefe oder dem Vorkommen von Spirochäten eine deutliche Verbesserung zu sehen. Die 2wöchentlichen Spülungen mit Chlorhexidin-, Tetracyclin-, oder Salzlösung führten aber zu keiner Verbesserung gegenüber der rein mechanischen Therapie [51].

Professionelle Spülungen der Taschen mit 0,2 % Chlorhexidingluconat, die 3mal hintereinander nach Absaugen des überfließenden Materials mit 5 Minuten Abstand durchgeführt wurden, reduzierten bei 10 Patienten mit schwerer Parodontitis die Spirochäten und beweglichen Mikroorganismen am ersten Tag im Vergleich zu Spülungen mit H_2O. Am 5. Tag danach bestanden aber diesbezüglich keine Unterschiede mehr [99].

Im Gegensatz dazu führte eine einmalige subgingivale Spülung von erkrankten Stellen mit 1.64 % SnF_2 ohne weitere mechanische Therapie bei 10 Patienten mit fortgeschrittener Periodontitis zu einer dramatischen und nachhaltigen Reduktion der subgingivalen beweglichen Bakterien und der Spirochäten im Dunkelfeldmikroskop. Nach 6 Wochen erreichten diese Mikroorganismen wieder 50 % ihrer ursprünglichen Konzentration. Der Blutungsindex korrelierte positiv mit der Reduktion der beweglichen Bakterien und Spirochäten. In Bereichen, die mit 0.4 % Zinnfluorid irrigiert worden waren, kam es zu einer ähnlichen Reduktion beweglicher Mikroorganismen und Spirochäten, aber zu keiner totalen Elimination der Mikroorganismen und das Ausgangsniveau wurde früher erreicht. In den entzündeten Kontrolltaschen, die mit physiologischer Kochsalzlösung gespült worden waren, stieg die Konzentration der beweglichen Bakterien und Spirochaeten nach einem initialen Abfall relativ rasch wieder an. Die supragingivalen Plaque-Indexwerte wurden nicht durch die verschiedenen Spülungen beeinflußt. Im Vergleich zu den Basiswerten war die Zahl der genannten Mikroorganismen nach 4 Tagen, 6 bzw. 10 Wochen mit 1.64 % F um 48.6 % bzw. 19.6 % bzw. 7.5 % reduziert. Bei Verwendung von 0.4 % F waren die genannten Mikroorganismen um 27.3 %, bei physiologischer Kochsalzlösung um 20.6 % nur nach 4 Tagen, aber nicht mehr nach 6 Wochen, signifikant reduziert [52].

Verstärkt werden konnte auch der Effekt einer mechanischen Parodontaltherapie durch die subgingivale Applikation von H_2O_2, NaCl und $NaHCO_3$ mit anschließender subgingivaler Irrigation mit einer 1 % Betadin-Lösung: Nach initialer Hygieneinstruktion mit Entfernung des supragingivalen Zahnsteins wurden bei 20 Patienten nur an einer Gebißhälfte auch die subgingivalen Konkremente entfernt und die Wurzeln geglättet. 10 Probanden wurden angewiesen, anstelle der Zahnpaste die Salz-Peroxid-Kombination zu verwenden, die auch in 2wöchigen Abständen professionell appliziert wurde in Verbindung mit einer neuerlichen Mundhygieneinstruktion. Innerhalb der 12monatigen Beobachtungszeit kam es in den Quadranten ohne subgingivale Konkrementtentfernung zu einer weiteren Auflösung der parodontalen Gewebe. Die lokal applizierten Wirkstoffe führten über den Effekt der mechanischen Therapie hinaus zu einer geringfügigen, aber signifikanten zusätzlichen Reduktion der subgingivalen Mikroorganismen und zu einem Attachementgewinn bei initial tiefen Taschen [72].

Durch eine einzige subgingivale Spülung mit Chlorhexidin konnte die subgingivale Flora über Wochen verändert werden: Bei 16 Probanden wurden dazu je 4 mäßig oder hochgradig parodontitische Stellen randomisiert, entweder mit 0.2 % Chlorhexidingel, 0.2 % Chlorhexidinlösung, physiologischer NaCl-Lösung behandelt oder als Kontrolle belassen. Durch die subgingivale Spülung mit Chlorhexidin-Gel oder CH-Lösung gleichermaßen wurden die Spirochäten und z.T. auch die motilen Bakterien im Dunkelfeld reduziert und es kam zu einer Verschiebung in Richtung Kokken, fusiformer und filamentöser Mikroorganismen. Reizbluten war dabei mit einer von Spirochäten dominierten Flora vergesellschaftet. Der therapeutische Effekt dauerte meistens 2 bis 4 Wochen und nicht länger als 10 Wochen an [123].

Subgingivale Einlagen

Mittels Einlagen in die parodontalen Taschen, die einen Wirkstoff enthalten und ihn langsam abgeben, wird eine Verlängerung der Wirkungsdauer angestrebt [1]: Wurden aus kaltpolymerisierendem Polymethylmethacrylat (Orthoresin, Fa. DeTrey) und 40 % Metronidazol-Pulver Streifen hergestellt und in die parodontalen Taschen eingelegt, war allerdings gegenüber den zuhause selbst applizierten subgingivalen Spülungen von 0,2 % Chlorhexidin-Lösung erst nach 56 und 84 Tagen die Metronidazol-Einlage der Chlorhexidin-Spülung im SBI signifikant überlegen. Kein signifikanter Unterschied bestand im Plaque-Index, der Sondierungstiefe der Taschen und bezüglich der Gingivarezession bzw. des Abstandes der Gingiva von der inzisalen Kante des Zahnes [102].

Messungen mittels UV-Spektrometer ergaben, daß mittels in die Zahnfleischtaschen eingelegte Strips aus Äthylzellulose mit oder ohne Polyäthylenglykol und Metronidazol eine verlängerte, 3 Tage andauernde Abgabe des Wirkstoffes, z.B. 30 % oder 40 % Metronidazol, erreicht werden kann. Die biologische Aktivität von Metronidazol wurde dadurch nicht beeinflußt [24].

Die Wirkungsdauer eines Mittels, z.B. eines Antibiotikums, kann wesentlich verlängert werden, indem es in hohlen Dialysefasern angewendet wird (Cuprophan Hollow Fibre, Type D 21 M, 16/215, Enka AG, Wuppertal, BRD): Der innere Durchmesser von 215 μ ergibt für 1 cm Schlauch ein Volumen von rund 0,0675 cm^3. Bei 7 Patienten mit akuter Exazerbation einer chronischen Gingivitis, die mit derartigen mit 20 % Chlorhexidindigluconat gefüllten und am Ende durch Hitze versiegelten Dialyseschläuchen behandelt wurden, war nach 7 Tagen bei 9 von 11 Patienten die Sulcus-Fluid-Fließrate stark reduziert und das Zahnfleischreizbluten zum Stillstand gekommen. An der Kontrollseite nahm die Sulcus-Fluid-Fließrate dagegen zu. 10 von 11 Patienten waren innerhalb von 10 Tagen beschwerdefrei [17].

Mit Chlorhexidin präparierten Äthylzellulosestrips konnte eine markante Verminderung der relativen Anteile der Spirochäten und der beweglichen Stäbchen im Dunkelfeld über 3 Wochen erreicht werden, wie auch der totalen anaeroben Mikroflora über 11 Wochen. Die Taschentiefe wurde in allen Taschen reduziert. Die Äthylzellulosestrips wurden dabei 8 Patienten in 13 Taschen mit 5 – 8 mm Tiefe inseriert, alle 3 Tage gewechselt bis zu einer Expositionszeit von 9 Tagen [141].

Mit Tetracyclin-gefüllten *Hohlzylinderfasern* konnte im Sulcus initial eine Konzentration von 200000 μg/ml erreicht werden, die aber nach 24 Stunden auf 15 μg/ml absank.

Mit *monlithischen Fasern* aus Äthylvinylazetat dagegen, die mit 25 % Tetracyclinhydrochlorid präpariert in die Taschen versenkt wurden, konnte nach 10 Tagen noch eine Konzentration von 643 μg/ml gemessen werden. Die durch diese Strips erreichte Konzentration war wesentlich höher, als z.B. durch eine 250 mg Kapsel, mit der im Blut eine Konzentration von 2 μg/ml und in der Gingivalflüssigkeit von 5 – 14 μg/ml erreicht wird.

Spirochäten, bewegliche und unbewegliche Stäbchen wurden auf ein durch die Dunkelfeldmikroskopie fast nicht mehr erfaßbares Niveau reduziert. Durch Scaling allein dagegen wurden keine signifikanten Veränderungen in der Dunkelfeldmikroskopie erreicht [116].

Auffüllen parodontaler Knochendefekte

Mit Trikalciumphosphatkeramik Granulat, das im Rahmen einer parodontalchirurgischen Lappenoperation bei 9 Patienten in tiefe Knochendefekte eingefüllt wurde, konnten 7 bis 12 Monate nach der Operation im Röntgen, abhängig von der Morphologie der parodontalen Knochendefekte, Hartsubstanzgewinne von 2.5 – 9 mm gemessen werden. Die Gingiva war größtenteils wieder entzündungsfrei und die Taschentiefen wurden signifikant reduziert, z.B. von 13 auf 1 mm [152].

Bei 10 Probanden, bei denen im Rahmen parodontalchirurgischer Therapie 20 tiefe Taschen mit poröser Hydroxylapatitkeramik (Osprovit 0.8) aufgefüllt wurden, ging die Sondierungstiefe nach 12 Monaten von 5.6 auf 2.0 mm zurück. In den Kontrollregionen wurde die Sondierungstiefe von 6.0 auf 3.1 mm reduziert (α = 0.01). Die stark gelockerten Zähne wurden wieder gefestigt [114].

Bei 54 Zähnen von 15 Probanden, bei denen die parodontalen Taschen mit aus Korallen gewonnenen Hydroxylapatitblöcken und Granulat (Interpore 200) in einer Lappenoperation ausgefüllt wurden, nahm die Sondierungstiefe bei 7 – 12 mm tiefen Taschen im Durchschnitt 7.3 mm ab und 3.4 mm Attachement wurde gewonnen [119].

Histologische Untersuchungen an Zähnen, die zur Extraktion bestimmt waren, zeigten nach 12 Monaten, daß Hydroxylapatit (Periograf) relativ gut vom umgebenden Gewebe toleriert wurde und sich neuer Knochen in Juxtaposition zum Hydroxylapatitgranulat bildete [135].

Mit allogener kältekonservierter Knochenspongiosa, die bei sechs 15- bis 21jährigen weiblichen Patienten mit juveniler Parodontitis in 44 Knochentaschen eingebracht wurden, konnte 18 – 36 Monate post operationem bei 70 % eine relative Knochenregeneration festgestellt werden. Bei 48 Taschen, die bei den gleichen Patienten offen kurretiert wurden, wurde nur bei 46 % eine relative Knochenregeneration gefunden [117].

Mittel zur Zahnsteinhemmung

HEDP (Hydroxy-Ethylien-Diphosphonsäure) ist ein Mittel, um die Bildung von Zahnstein zu verhindern [59]. Die Phosphonate sind starke Komplexbildner. Sie stabilisieren den Kalziumgehalt des Speichels, inhibieren Mineralausfällungen und wirken als Pellicebildner. Sie wandern als Kalziumkomplex an die Schmelzoberfläche und werden dort sorbiert, wobei Phosphat, nicht aber Kalzium aus dem Kristallgitter freigesetzt wird. Die Sorptionsschichte ist im Kristallgitter des Hydroxylapatits bzw. des Schmelzes verankert. Dadurch wird das Kristallwachstum an der Schmelzoberfläche, die Bildung von Zahnstein, aber auch die Remineralisation gehemmt. Durch die neugebildete Oberflächenphase wird der Schmelz stabiler und säureresistenter. [67].

Rinderschmelzzähne, die z.T. demineralisiert und z.T. unbehandelt belassen wurden und 7 Tage lang De- und Remineralisationsprozessen ausgesetzt oder im Mund in Prothesen inkorporiert getragen wurden und während dieser Zeit viermal täglich für 10 Minuten in eine Lösung mit 0,05 % HEDP, 0,1 % Fluorid und 3 % Saccharose oder in eine entsprechende Lösung ohne HEDP getaucht wurden, wurden in bezug auf ihre Mikrohärte untersucht:

In vitro hemmte HEDP die Remineralisation und führte zu einer weiteren Erweichung von demineralisierten Schmelz im Laufe der De- und Remineralisationszyklen. Gesunder Schmelz wurde durch HEDP nicht signifikant mehr erweicht als vorbehandelter (demineralisierter). Vorher demineralisierter und unbehandelter Schmelz zeigte mit HEDP-Behandlung bei weiteren Demineralisationsversuchen eine höhere Säureresistenz als die Proben ohne HEDP-Behandlung.

In vivo dagegen zeigte sich unter HEDP kein Effekt auf das Wiedererhärten erweichten Schmelzes. Bei gesundem Schmelz verhinderte HEDP die Erweichung. Bei weiteren Demineralisationsversuchen zeigte sich kein Unterschied in der Säurelöslichkeit zwischen den Proben mit oder ohne HEDP-Behandlung.

HEDP hemmt offensichtlich in vitro die aktiven Seiten bei der De- und Remineralisation. In vivo hemmt HEDP möglicherweise die Säurebildung durch die Bakterien und ermöglicht so eine bessere Remineralisation [100].

HEDP wird im Magen resorbiert und zu 50 % sofort über den Urin ausgeschieden. Die restlichen 50 % werden in Knochen abgelagert, aber mit einer Halbwertszeit von 14 Tagen wieder abgebaut. [35, 54].

Chemisch wurde eine Hemmung der Zahnsteinbildung bei Verwendung von HEDP von 25 % gefunden, wenn die Auswertung an Hand von Fotos erfolgte [27]. Wurde die klinische Wirkung mittels Zahnstein-Indices gefunden, wurde die Zahnsteinbildung je nach verwendetem Index und Versuchsanordnung um 34 bis 66 % im Vergleich zur Placebolösung oder -paste reduziert [58, 27, 85, 21, 31].

Zusammenfassung

Durch eine mechanische Therapie, durch das Entfernen der supra- und subgingivalen Konkremente und eine einigermaßen richtige Mundhygiene können Gingivitis und Parodontitiden meist weitgehend oder ganz eliminiert werden. Plaquehemmende Zahnzusätze in Zahnpasten oder Mundspülungen können hier eventuell eine zusätzliche Plaquereduktion erzielen. Wichtig ist, daß diese Mittel für eine Langzeitapplikation geeignet sind. In den leichteren oder mäßigen Stadien der Erkrankung ist eine zusätzliche medikamentöse Therapie nicht erforderlich. Vor der Anwendung von Medikamenten sollten zuerst folgende fundamentale Fragen beantwortet werden:
1. Erreicht das Medikament den beabsichtigten *Wirkungsort*?
2. Sind die *Konzentration* und
3. die *Dauer* der Anwendung ausreichend für eine antimikrobielle Wirkung?
4. Ist eine hinlängliche *Mundhygiene* erreichbar?
In Fällen temporärer Einschränkung der Mundhygiene bzw. nach Kieferfrakturen, kieferorthopädischen Operationen ist z.B. die lokale Verwendung von 0.1 % – 0.2 % Chlorhexidindigluconat indiziert, durch seine Fähigkeit, an verschiedenen Oberflächen in der Mundhöhle zu haften, ist auch eine längere Einwirkdauer möglich. Bei lokaler Applikation mittels Spülung werden die subgingivalen Bereiche kaum erreicht. Durch Salbenapplikation oder regelmäßige subgingivale Spülungen können diese Areale erreicht werden. Die Einwirkzeit ist dabei relativ kurz, meist ist aber der Patient nicht in der Lage, das Mittel selbst täglich zu applizieren.

Durch subgingivale Einlagen, die ein Medikament verzögert abgeben, kann eine Verlängerung der Einwirkzeit erreicht werden. Wichtig ist jedoch, daß parallel dazu auch eine mechanische Therapie erfolgt und die Mundhygiene verbessert wird.

Bei Parodontitis wirksame Antibiotika wie Tetracyclin, Minocyclin, Clindamycin oder Spiramycin unterdrücken die Mikroorganismen nicht vollständig, sondern verhindern ihre Multiplikation während der Behandlungsperiode und ermöglichen damit den Abwehrmechanismen des Wirtes, mit den Mikroorganismen selbst fertig zu werden. Damit verabreichte Antibiotika den Wirkungsort erreichen, müssen sie bei systemischer Anwendung optimal in der Sulcus-Flüssigkeit sezerniert werden. Das ist der Fall bei Clindamycin, Metronidazol, Tetracyclin und seinem Derivat Minocyclin. Tetracyclin und Minocyclin erreichen im Sulcus höhere Konzentrationen als im Blut. Die verwendeten Antibiotika sollten gut resorbiert werden und stabil gegen enzymatischen Abbau im Darm sein, möglichst keine übertragbaren Resistenzfaktoren bilden, wie es z.B. bei Tetracyclin, Erythromycin oder Spiromycin der Fall ist. Generell sollten Antibiotika wegen der Gefahr einer möglichen Resistenzbildung, zum Teil noch nicht voll abgeklärter Nebenwirkungen allgemein medizinisch wichtige Antibiotika mit Ausnahme weniger spezieller Erkrankungsformen vom Allgemeinpraktiker zur Behandlung von Parodontiden nicht systemisch verwendet werden [64].

Literatur

[1] ADDY, M., MORAN, J., et al.: The effect of single morning and evening rinses of chlorhexidine on the development of tooth staining and plaque accumulation. J. Clin. Periodontol. 9, 134–140 (1982)

[2] ADDY, M., NEWMAN, H., et al.: Assessment by dark field microscopy of the microflora associated with chronic inflammatory periodontal disease – independent results from 2 centres. Brit. Dent. J. 155, 269–272 (1983)

[3] ADDY, M., WILLIS, L., MORAN, J.: Effect of toothpaste rinses compared with chlorhexidine on plaque formation during a 4-day period. J. Clin. Periodontol. 10, 89–99 (1983)

[4] ADDY, M., ALAM, L., RAWLE, L.: Simple bacteriological methods to assess changes in subgingival microflora produced by metronidazole containing acrylic strips placed into periodontal pockets. J. Clin. Periodontol. 11, 467–474 (1984)

[5] ADDY, M., LANGERROUDI, M.: Comparison of the immediate effects of the subgingival microflora of acrylic strips containing 40 % chlorhexidine, metronidazole or tetracyline. J. Clin. Periodontol. 11, 379–386 (1984)

[6] AFSETH, J.: Some aspects of the dynamics of Cu and Zn retained in plaque as related to their effect on plaque pH. Scand. J. Dent. Res. 91, 169–174 (1983)

[7] AFSETH, J., OPPERMANN, R.V., RØLLA, G.: Accumulation of Cu and Zn in human dental plaque in vivo. Caries Res. 17, 310–314 (1983)

[8] AFSETH, J., HELGELAND, K., BONESVOLL, P.: Retention of Cu and Zn in the oral cavity following rinsing with aqueous solutions of copper and zinc salts. Scand. J. Dent. Res. 91, 42–45 (1983)

[9] AINAMO, J., ASIKAINEN, S., PALOHEIMO, L.: Gingival bleeding after chlorhexidine mouthrinses. J. Clin. Periodontol. 9, 337–345 (1982)

[10] ASHLEY, F.P., SKINNER, A., et al.: The effect of a 0,1 % cetylpyridinium chloride mouthrinse on plaque and gingivitis in adult subjects. British Dental J. 157, 191–196 (1984)

[11] BAKER, P.J., EVANS, R.T., et al.: Tetracycline and its derivates strongly bind to and are released from the tooth surface in active form. J. Periodontol. 54, 580–585 (1983)

[12] BONESVOLL, P.: Retention and plaque-inhibiting effect in man of chlorhexidine after multiple mouthrinses and retention and release of chlorhexidine after tooth brushing with a chlorhexidine gel. Archs. Oral Biol. 23, 295–300 (1978)

[13] BONESVOLL, P., GJERMO, P.: A comparison between chlorhexidine and some quarternary ammonium compounds with regard to retention, salivary concentration and plaque inhibiting effect in the human mouth after mouthrinses. Arch. Oral Biol. 23, 289–294 (1978)

[14] CAUFFIELD, P.W.: Combined effect of iodine and sodium fluoride on dental caries in rats and on viability of streptococcus mutans in vitro. Caries Research 15, 484–491 (1981)

[15] CIANCIO, S.G., SLOTS, J., et al.: The effect of short term administration of minocycline-HCl on gingival inflammation and subgingival microflora. J. Periodontol. 53, 557–561 (1982)

[16] CLARC, D.C., SHENKER, S., et al.: Effectiveness of routine periodontal treatment with and without adjunctive metronidazole therapy in a sample of mentally retarded addescents. J. Periodontol. 54, 658–665 (1983)

[17] COVENTRY, J., NEWMAN, H.N.: Experimental use of a slow release device employing chlorhexidine gluconate in areas of acute periodontal inflammation. J. Clin. Periodontol. 9, 129–133 (1982)

[18] DAHLEN, G., HEIJL, L., LINDHE, H.J., MÖLLER, A.: Development of plaque and gingivitis following antibiotic therapy in dogs. J. Clin. Periodontol. 9, 233–238 (1982)

[19] EMILSON, Cl.G.: Effect of chlorhexidine gel treatment on streptococcus mutans population in human saliva and dental plaque. Scand. J. Dent. Res. 89, 239–246 (1981)

[20] EMILSON, Cl.G., AXELSSON, P., et al.: Effect of mechanical and chemical plaque control measures on oral microflora in schoolchildren. Comm. Dent. Oral Epidemiol. 10, 111–116 (1982)

[21] FLIGGE, U.: Klinische Untersuchung über den Einfluß einer 1 %ig 1-Hydroxy-Äthan-1.1Diphosphonat-haltigen Zahnpaste auf der Bildungsrate und den Mineralisationsgrad von supragingivalem Zahnstein. Med. Diss. Univ. Düsseldorf 1976

[22] GENCO, R.: Antiviotics in the treatment of human periodontal disease. J. Periodontol. 52, 545–558 (1981)

[23] GIEDRYS-LEEPER, E., SELIPSKY, H., WILLIAMS, B.L.: Effects of short term administration of metronidazole on the subgingival microflora. J. Clin. Periodontol. 12, 797 – 814 (1985)

[24] GOLOMB, G., FRIEDMAN, M., SOSKOLNE, A., et al.: Sustained release device containing metronidazole for periodontal use. J. Dent. Res. 63, 1149 – 1153 (1984)

[25] GORDON, L.M., LAMSTER, I.B., SEIGER, M.C.: Efficiacy of listerine antiseptic in inhibiting the development of plaque and gingivitis. J. Clin. Periodontol. 12, 697 – 704 (1985)

[26] GREENFIELD, W., CUCHEL, ST.J.: The use of an oral rinse and dentifrice as a system for reducing dental plaque. Compend. Contin. Educ. Dent., Suppl. 5, 82 – 86 (1984)

[27] HALBRITTER, P.F.: Zahnsteinhemmung durch Diphosphonat. Med. Diss. Univ. Zürich (1973)

[28] HARRAP, G.J., BEST, J.S., SAXTON, C.A.: Human oral retention of zinc from mouthwashes containing zinc salts and its relevance to dental plaque control. Arch. Oral Biol. 29, 87 – 91 (1984)

[29] HARTMANN, S., SPRANGER, G.: Klinische Untersuchungen über 5 Mundhöhlendesinfektionsmittel im Kurzzeitgebrauch. Dtsch. Zahnärztl. Z. 37, 597 – 599 (1982)

[30] HEIDEMANN, D., LAMPERT, F., FESSELER, A.: Chlorhexidin in Klinik und Zellkultur. Dtsch. Zahnärztl. Z. 35, 725 – 728 (1980)

[31] HERFORTH, A., FLIGGE, U., STRASSBURG, M.: Klinische Untersuchung zur Reduktion der Zahnsteinbildung durch Anwendung einer 1 % HEDP-haltigen Zahnpaste. Dtsch. Zahnärztl. Z. 32, 757 – 759 (1977)

[32] HOFSTETTER, H.W., LANG, N.P.: Metronidazol – ein Antibiotikum für die subgingivale chemische Plaquekontrolle? Schweiz. Mschr. Zahnheilk. 93, 283 – 295 (1983)

[33] JORDAN, H.V., DEPAOLA, P.F.: Effect prolonged topical application of vancomycin on human oral streptococcus mutans population. Arch. Oral Biol. 22, 193 – 199 (1977)

[34] JOYSTON-BECHAL, S., SMALES, F.C., DUCKWORTH, R.: Effect of metronidazole on chronic periodontal disease in subjects using a topical applied chlorhexidine gel. J. Clin. Periodontol. 11, 53 – 62 (1984)

[35] KING, W.R., FRANCIS, M.D., MICHEL, W.R.: Effects of disodiumethane 1-hydroxy-1,1 diphosphonate on bone formation. Clin. Orthop. Related Res. 73, 251 (1971)

[36] KÖHLER, B., ANDREEN, I., et al.: Effect of caries preventive measures on streptococcus mutans and lactobacilli in selected mothers. Scand. J. Dent. Res. 90, 102 – 108 (1982)

[37] KORNMAN, K.S., KARL, E.H.: The effect of long-term low-dose tetracycline therapy on the subgingival microflora in refractory adult periodontitis. J. Periodontol. 53, 604 – 610 (1982)

[38] KRISTOFFERSON, R., BRATTHALL, D.: Transient reduction of streptococcus mutans interdentally by chlorhexidine gel. Scand. J. Dent. Res. 90, 417 (1982)

[39] LANG, N.P., RÄBER, K.: Use of oral irrigators as vehicle for the application of antimicrobial agents in chemical plaque control. J. Clin. Periodontol. 8, 177 – 188 (1981)

[40] LANG, N.P., RAMSEIER-GROSSMANN: Optimal dosage of chlorhexidine digluconate in chemical plaque control when applied by the oral irrigator. J. Clin. Periodontol. 8, 189 – 202 (1981)

[41] LANG, N.P., HOTZ, P., et al.: Effects of supervised chlorhexidine mouthrinses in children. J. Periodontal Res. 17, 101 – 111 (1982)

[42] LINDHE, J., LILJENBERG, B., ADIELSON, B.: Effect of long-term tetracycline therapy on human periodontal disease. J. Clin. Periodontol. 10, 590 – 601 (1983)

[43] LINDHE, J., LILJENBERG, B., et al.: Use of metronidazole as a probe in the study of human periodontal disease. J. Clin. Periodontol. 10, 100 – 112 (1983)

[44] LINDHE, J.: Clinical assessment of antiplaque agents. Compend. Contin. Educ. Dent., Suppl. 5, 78 – 81 (1984)

[45] LINDHE, J., LILJENBERG, B.: Treatment of localized juvenile periodontitis. J. Clin. Periodontol. 11, 399 – 410 (1984)

[46] LISTGARTEN, M.A., LINDHE, J., PARODI, R.: The effect of systematic antimicrobial therapy on plaque and gingivitis in dogs. J. Periodontal Res. 14, 65 – 75 (1979)

[47] LÖE, H., et al.: Experimental gingivitis in man. J. Periodontal Res. 2, 282 – 289 (1967)

[48] LOESCHE, W.J., SYED, A., et al.: Treatment of periodontal infections due to anaerobic bacteria with short-term treatment with metronidazole. J. Clin. Periodontol. 8, 29 – 44 (1981)

[49] LOESCHE, W.J., SYED, A., et al.: Metronidazole in periodontitis. I. Clinical and bacteriological results after 15 to 30 weeks. J. Periodontol. 55, 325 – 335 (1984)

[50] LUOMA, H., MURTOMAA, H., et al.: A simultaneous reduction of caries and gingivitis to a group of schoolchildren receiving chlorhexidine-fluoride applications. Caries Res. 12, 290 – 298 (1978)

[51] MACALPINE, R., MAGNUSSON, I., et al.: Antimicrobial irrigation of deep pockets to supplement oral hygiene instruction and root debridement. J. Clin. Periodontol. 12, 586 – 577 (1985)

[52] MAZZA, J., NEWMAN, M.G., SIMS, T.N.: Clinical and antimicrobial effect of stannous fluoride on periodontitis. J. Clin. Periodontol. 8, 203 – 212 (1981)

[53] MELSEN, B., AGERBAEK, N., et al.: Plaque inhibition by guanidino propyl piperazine (CKO 569 A). Scand. J. Dent. Res. 88, 210 – 213 (1980)

[54] MICHAEL, W.R., KING, W.R., WAKIN, J.M.: Metabolism of disodium-ethane-1.-hydroxy-1.1 diphosphonate (disodium-etidronate) in the rat, rabbit, dog and monkey. Toxikol. Appl. Pharmacol. 21, 503 (1972)

[55] MIKKELSEN, L., JENSEN, B., SCHIØTT, R., LÖE, H.: Classification and prevalences of plaque streptococci after two years oral use of chlorhexidine. J. Periodontal Res. 16, 646 – 658 (1981)

[56] MITCHELL, D.A.: Metronidazole: Its use in clinical dentistry. J. Clin. Periodontol. 11, 145 – 158 (1984)

[57] MÜHLEMANN, H.R.: Auf dem Weg zum sauberen Zahn? Swiss Dent. 2, 1 – 2, 7 – 9 (1981)

[58] MÜHLEMANN, H.R., BOWLES, D., SCHAIT, A., BERNIMOULIN, J.P.: Effect of diphosphonate on human supragingival calculus. Helv. Odont. Acta 14, 31 – 33 (1970)

[59] MÜHLEMANN, H.R., AESCHENBACHER, M.: Inhibition of enamel remineralization by diphosphonate Helv. Odont. Acta 14, 30 (1970)

[60] NORDBØ, H., ERIKSEN, H.M., RØLLA, G., et al.: Iron staining of the acquired anamel pellicle after exposure to tannic acid or chlorhexidine: Preliminary report. Scand. J. Dent. Res. 90, 117 – 123 (1982)

[61] OCHSENBEIN, H.: Chlorhexidin in der Zahnheilkunde – eine Literaturübersicht. Schweiz. Mschr. Zahnheilk. I: 83, 113 – 121 (1973), II: 83, 819 – 827 (1973)

[62] OPPERMANN, R.V., GJERMO., P.: In vivo effect of four antibacterial agents upon the acidogenicity of dental plaque. Scand. J. Dent. Res. 88, 34 – 39 (1980)

[63] OPPERMANN, R.V., JOHANSEN, J.R.: Effect of fluoride and non fluoride salts of copper, silver and tin on the acidogenicity of dental plaque in vivo. Scand. J. Dent. Res. 88, 476 – 480 (1980)

[64] PALENSTEIN-HELDERMAN VAN, W.: Does modern microbiological knowledge imply antibiotic therapy in periodontal disease? Dtsch. Zahnärztl. Z. 39, 623 – 629 (1984)

[65] PATTERS, M.R., ANERUD, K., et al.: Inhibition of plaque formation in humans by octenidine mouthrinse. J. Periodontal Res. 18, 212 – 219 (1983)

[66] PLAGMANN, H.CHR., SCHWARDMANN, F.: Untersuchungen zur Hemmwirkung von antiseptischen Mundspüllösungen auf das Bakterienwachstum in der dentalen Plaque und im Speichel. Dtsch. Zahnärztl. Z. 40, 808 – 810 (1985)

[67] PLÖGER, W., KLÜPPEL, H.J.: Chemisorption an Apatit, Pelliclebildung und Mineralisationsvorgänge in vitro und in vivo. Kariesprophylaxe 4, 129 – 137 (1982)

[68] PRA, R.: Vergleich zwischen Chlorhexamed und Dequonal auf die hygienischen Verhältnisse in der Mundhöhle. Med. Diss. Mainz (1980)

[69] REICH, E.: Chlorhexidin in der Zahn-, Mund- und Kieferheilkunde. Oralprophylaxe 5, 63 – 73 (1983)

[70] ROBERTS, W., ADDY, M.: Comparison of the in vivo and in vitro antibacterial properties of antiseptic mouthrinses containing chlorhexidine, alexidine, cetylpyridinium chloride and hexetidine. J. Clin. Periodontol. 8, 295 – 310 (1981)

[71] ROBERTS, W., ADDY, M.: Comparison of the bisguanide antiseptics alexidine and chlorhexidine. I. Effect on plaque accumulation and salivary bacteria. J. Clin. Periodontol. 8, 213 – 219 (1981)

[72] ROSLING, B.G., SLOTS, J., et al.: Microbial and clinical effects of topical subgingival antimicrobial treatment on human periodontal disease. J. Clin. Periodontol. 10, 487 – 514 (1983)

[73] ROTGANS, J., SCHMALZ, G.: Der Effekt einer Amyloglukosidase und Glukoseoxydase-enthaltenden Zahnpaste auf Plaquebildung und Gingivitis. Dtsch. Zahnärztl. Z. 32, 755 – 756 (1977)

[74] ROTGANS, J., HOOGENDORN, H.: The effect of toothbrushing with a toothpaste containing Amyloglucosidase and Glucoseoxidase on plaque accumulation and gingivitis. Caries Res. 13, 144 – 149 (1979)

[75] ROTGANS, G., SCHMALZ, G., et al.: Die Erprobung der Standardmethode nach Sjöblom et al. mit einer enzymhaltigen Zahnpaste. Kariesprophylaxe 2, 67 – 73 (1980)

[76] ROZANIS, J., JOHNSON, R.H., et al.: Spiramycin as a selective dental plaque control agent. J. Periodontal Res. 14, 55 – 64 (1979)

[77] SAXER, U.P., MÖRMANN, W., et al.: Plaque control with chlorhexidine and D-301, a quaternary ammonium compound. J. Clin. Periodontol. 9, 162 – 169 (1982)

[78] SAXER, U.P., GUGGENHEIM, B.: Ornidazol (Tiberal) in der Parodontaltherapie. Acta Parodontol. 12, 137 – 147 (1983) = Schweiz. Mschr. Zahnheilk. 93, 991 – 1001 (1983)

[79] SCHAEKEN, M.J.M., JONG DE, M.H., et al.: Effect of chlorhexidine on the composition of the human dental plaque flora. Caries Res. 18, 401 – 407 (1984)

[80] SCHWARDMANN, F.G.: Klinisch-experimentelle Untersuchung zur Hemmwirkung von Mundspüllösungen auf das Bakterienwachstum in der dentalen Plaque und im Speichel. Med. Diss. Ch.-Albrechts-Univ. Kiel (1984)

[81] SLOTS, J., ROSLING, B.: Suppression of the periodontopathic microflora in localized juvenile periodontitis by systemic tetracycline. J. Clin. Periodontol. 10, 465 – 486 (1983)

[82] SOH, L.L., NEWMAN, H.N., STRAHAN, J.D.: Effects of subgingival chlorhexidine irrigation on periodontal inflammation. J. Clin. Periodontol. 9, 66 – 74 (1982)

[83] SOLHEIM, H., ERIKSEN, H.M., NORDBØ, H.: Chemical plaque control and extrinsic discoloration of teeth. Acta Odontol. Scand. 38, 303 – 309 (1980)

[84] SOUTHARD, G.L., BOULWARE, R.T., et al.: Sanguinarine – a new antiplaque agent. Compend. Contin. Educ. Dent. Suppl. 5, 72–75 (1984)

[85] SUOMI, J.D., HOROWITZ, H.S., BARBANO, J.P., SPOLSKY, W.W., HEIFETZ, S.B.: A clinical trial of a calculus inhibitory dentifice. J. Periodontol. 45, 141–145 (1974)

[86] SVATUN, B., GJERMO, P., et al.: A comparison of the plaqueinhibiting effect of stannous fluoride and chlorhexidine. Odont. Scand. 35, 247–250 (1978)

[87] VELDEN VAN DER, U., WINKEL, E.G., ABBAS, F.: Bleeding/plaque ratio. A possible prognostic indicator for periodontal breakdown. J. Clin. Periodontol. 12, 861–866 (1985)

[88] VIOLET, C., BEAZLEY, CH., et al.: Effect of mouthrinses with SnF_2, $CaCl_3$, NaF und chlorhexidine on the amount of lipoteichoic acid formed in plaque. Scand. J. Dent. Res. 88, 193–200 (1980)

[89] VOGEL, R.I., COPPER, R.A., et al.: The effect of topical steroidal and systemic nonsteroidal anti-inflammatory drugs on experimental gingivitis in man. J. Periodontol. 55, 247–251 (1984)

[90] WAERHAUG, M., GJERMO, P., et al.: Comparison of the effect of chlorhexidine and $CuSO_4$ on plaque formation and development of gingivitis. J. Clin. Periodontol. 11, 176–180 (1984)

[91] WALER, S., RØLLA, G.: Comparison between plaque inhibiting effect of chlorhexidine and aqueous solutions of copper- and silver-ions. Scand. J. Dent. Res. 90, 131–133 (1982)

[92] WALER, S.M., RØLLA, G.: Effect of chlorhexidine and lanthanum on plaque formation. Scand. J. Dent. Res. 91, 260–262 (1983)

[93] WALKER, C.B., GORDON, J.M., SOCRANSKY, S.S.: Antibiotic susceptibility testing of subgingival plaque samples. J. Clin. Periodontol. 10, 422–432 (1983)

[94] WEATHERHELL, J.A., STRONG, M.: Neue Erkenntnisse über den Mechanismus der Fluoridwirkung. Stomatol. DDR 34, 625–632 (1984)

[95] WENNSTRÖM, D., LINDHE, J.: Effect of hydrogen peroxide on developing plaque and gingivitis in man. J. Clin. Periodontol. 6, 115–130 (1979)

[96] WENNSTRÖM, J.L.: Effect of a new anti-plaque agent (CK 0569A) on developing plaque and gingivitis in man. J. Periodontol. 53, 190–194 (1982)

[97] WENNSTRÖM, J.L., LINDHE, J.: Some effects of a sanguinarine containing mouthrinse on developing plaque and gingivitis. J. Clin. Periodontol. 12, 867–872 (1985)

[98] WESTFELT, E., NYMAN, J.T., et al.: Use of chlorhexidine as a plaque control measure following surgical treatment of periodontal disease. J. Clin. Periodontol. 10, 22–36 (1983)

[99] WESTLING, M., TYNELIUS-BRATTHALL, G.: Microbiological and clinical short-term effects of repeated intracrevicular chlorhexidine rinses. J. Periodontal Res. 19, 202–209 (1984)

[100] WÖLTGENS, J.H.M., KOULOURIDES, T.: Comparison of diphosphonate effects on enamel in vitro and in vivo. Caries Res. 17: 357–364 (1983)

[101] YAMAGOUCHI, H., HIRASAWA, K., et al.: The inhibitory effect of chlorhexidine digluconate on dental plaque formation. J. Periodontol. 52, 630–638 (1981)

[102] YEUNG, F.I.S., NEWMAN, H.N., ADDY, M.: Subgingival metronidazole in acrylic resin vs. chlorhexidine irrigation in the control of chronic periodontitis. J. Periodontol. 54, 651–657 (1983)

[103] ABBAS, D., THRANE, P., OTHMAN,SJ.: Effectiveness of Veadent as a plaque-inhibiting mouthwash. Scand. J. Dent. Res. 93. 494–497 (1985)

[104] ADDY, M., HUNTER. L.: The effects of a 0.2 % chlorhexidine gluconate mouthrinse on plaque, toothstaining and candida in apthous ulcer patients. A double blind placebo controlled cross over study. J. Clin. Periodont. 14, 267–273 (1987)

[105] AFSETH, J., HELGELAND, K.: Factors affecting retention of Cu in the human oral cavity after mouthrinses. Scand. J. Dent. Res. 94, 141–145 (1986)

[106] ALBERS, H.K., JOHN, I., MAAS, J.: Vergleichende klinische Untersuchungen zur Plaqueentwicklung und zum Entzündungsverlauf der marginalen Gingiva bei Anwendung einer chlorhexidin-, amin-/zinnfluorid- und acetyl-salicysäurehältigen Mundspüllösung. Die Quintessenz 1985: 2325–2337 Ref. Nr. 6824.

[107] Arbeitsgemeinschaft für Prophylaxe der bakteriellen Endokarditis der Schweizer Kinderkardiologen und der Schweizerischen Zahnärztegesellschaft. Schweiz. Mschr. Zahnmed. 96, 724–726 (1986)

[108] AXELSSON, P., LINDHE, K.J.: Efficacy of mouthrinses in inhibiting dental plaque and gingivitis in man. J. Clin. Periodontol. 14, 205–212 (1987)

[109] AZ.I.Z-GANDOUR, I.A., NEWMAN, H.N.: The effects of a simplified oral hygiene regime plus supragingival irrigation with chlorhexidine or metronidazole on chronic inflammatory periodontal disease. J. Clin. Periodontol. 13, 228–236 (1986)

[110] DAHLEN, G.: Effect of antimicrobial mouthrinses on salivary microflora in healthy subjects. Scand J. Dent. Res. 92, 38–42 (1984)

[111] ENG, R.H.K, SMITH, S.M., GOLDSTEIN, E.J.C., MIYASAKI, K.T, QUAH, S.E, BUCCINI, F.: Failure of vancomycin prophylaxis and treatment for actinobacillus actinomycetemcomitans endocarditis. Antimicrobial Agents and Chemotherapy 1986, 699–700

[112] ETEMADZEDEH, H., AINAMO, J.: Lacking anti-plaque efficacy of 2 sanguinarine mouthrinses. J. Clin. Periodontol. 14, 176 – 180 (1987)

[113] FINE, D.H., LETIZIA, J., MANDEL, I.D.: The effect of rinsing with listerine antiseptic on the properites of developing dental plaque. J. Clin. Periodontol. 12, 660 – 666 (1985)

[114] FRENTZEN, M., OSBORN, J.F., NOLDEN, R.: Auffüllung parodontaler Knochentaschen mit poröser Hydroxylapatitkeramik. Dtsch. Zahnärztl. Z. 41, 983 – 985 (1986)

[115] GJERMO, P.: Chemotherapy in juvenile periodontitis. J. Clin. Periodontol. 13, 982 – 986 (1986)

[116] GOODSON, J.M., OFFENBACHER, S., FARR, D.H., HOGAN, P.E.: Periodontal disease treatment by local drug delivery. J. Periodontol. 56, 265 – 272 (1985)

[117] GÜLNAY, H.: Juvenile Paradontitis: Heilung nach Transplantation von allogener kältekonservierter Knochenspongiosa. Dtsch. Zahnärztl. Z. 42, 450 – 457 (1987)

[118] GUSBERTI, F.A., SYED, S.A., LANG, N.P: Klinische und mikrobiologische Effekte einer zehntägigen oralen Verabreichung von Ornidazol (Tiberal) nach der mechanischen Behandlung der Paradontitis marginalis. Acta Parodontologica 15, 73 – 78 (1986) in Schweiz. Mschr. Zahnmed. 96, 893 – 907 (1986)

[119] HAAS, M., WEGSCHEIDER, W.A., BRATSCHKO, R.O,, KÖNIG, K., WEYBORA, W.: Hydroxylapatit in der chirurgischen Therapie der fortgeschrittenen Parodontopathie. Die Quintessenz 1987, 271 – 280. Ref. Nr. 6957

[120] HARTMANN, J., MÜLLER, H.P., FLORES, D.E., JACOBY, L.: Systematische Metronidazoltherapie und/oder subgingivale Zahnreinigung mit Wurzelglättung. Teil II: Entwicklung klinischer Parameter in Relation zu Veränderungen in der Zusammensetzung der assoziierten subgingivalen Mikroflora. Dtsch. Zahnärztl. Z. 41, 579 – 584 (1986)

[121] HAENEY, T.G.: Inhibition of fibroblast attachement. J. Clin. Periodontol. 13, 987 – 994 (1986)

[122] JOYSTON - BECHAL, S., SMALES, F.C., DUCKWORTH, R.: A follow-up study 3 years after metronidazole therapy for chronic per periodontal disease. J. Clin. Periodontol. 13, 944 – 949 (1986)

[123] LANDER, P.E., NEWCOMB, G.M., SEYMOUR, G.J., POWELL, R.N.: The antimicrobial and clinical effect of a single subgingival irrigation of chlorhexidine in advanced periodontal lesions. J. Clin. Periodontol. 13, 74 – 80 (1986)

[124] LIE, T., ENERSEN, M.: Effects of chlorhexidine gel in a group of maintenance care patients with poor oral hygiene. J. Periodontol. 57, 364 – 369 (1986)

[125] MANKODI, S., ROSS, N.M., MOSTLER, K.: Clinical efficacy of listerine in inhibiting and reducing plaque an experimental gingivitis. J. Clin. Periodontol. 14, 285 – 288, (1987)

[126] MARKS, S.C., MEHTA, N,R,: Lack of effect of citric acid treatment of root surfaces on the formation of new connective tissue attachement. J. Clin. Periodontol. 13, 109 – 116 (1986)

[127] MEYLE, J.: Verlaufstudien der Chemotaxis neutrophiler Granulozyten bei Patienten mit schwerer marginaler Parodontitis. Dtsch. Zahnärztl. Z. 42, 463 – 466 (1987)

[128] MIDDA, M., COOKSEY, M.W.: Clinical use of an enzyme-containing dentifrice. J. Clin. Periodontol. 13, 950 – 956 (1986)

[129] MOORE, J.A., ASHLEY, F.P., WATERMAN, C.A.: The effect on healing of the application of citric acid during replaced flap surgery. J. Clin. Periodontol. 14, 130 – 135 (1987)

[130] MÜLLER, H.P., HARTMANN, J., FLORES DE JACOBY, L.: Systematsiche Metronidazoltherapie und/oder subgingivale Zahnreinigung mit Wurzelglättung. Teil I: Klinische Ergebnisse. Dtsch. Zahnärzt. Z. 41, 573 – 578 (1986)

[131] NOSSEK, H., MÜLLER, S., NOACK, B., PÄSSLER, R.: Vergleichende Untersuchungen des Einflusses von Chlorhexidin und Zinkchlorid auf Plaqueakkumulation und Gingivitis. Stomatol. DDR 37, 1 – 5 (1987)

[132] PASCALE, D., LAMSTER, I., MANN, P., SEIGER, M., ARNDT, W.: Concentration of doxycycline in human gingival fluid. J. Clin. Periodontol. 13, 841 – 844 (1986)

[133] SALEM, A.M., ADAMS, D., NEWMAN, H.N., RAWLE, L.W.: Antimicrobial properties of aliphatic amines and chlorhexidine in vitro and in saliva. J. Clin. Periodontol 14, 44 – 47 (1987)

[134] SANDERS, P.C., LINDEN, G.J., NEWMAN, H.N.: The effects of a simplified mechanical oral hygiene regime plus supragingival irrigation with chlorhexidine or metronidazole on subgingival plaque. J. Clin Periodontol. 13, 237 – 242 (1986)

[135] SAPKOS, S.W.: The use of Periograf in periodontal pockets. J. Periodontol. 57, 7 – 13 (1986)

[136] SAXER, U.P.: Medikamente: Bestandteil der Parodontitistherapie. Schweiz. Mschr. Zahnmed. 97, 87 – 95 (1987)

[137] SAXTON, C.A.: The effect of a dentifrice containing zinc citrate and 2, 4, 4'-trichloro-2'-hydroxydiphenyl ether. J. Periodontol. 57, 555 – 561 (1986)

[138] SAXTON, C.A., LANE, R.M., VAN DER OUDERAA, F.: The effects of dentifrice containing zinc salt and a non-cationic antimicrobial agent on plaque and gingivitis. J. Clin. Periodontol. 14, 144 – 148 (1987)

[139] SCHNEIDER, H.G., GÖBELS, E., PÜCHNER, K.: Plaque-Hemmung durch Pepsin – 1. AB (D.L.) der DDR. Stomatol. DDR 36, 433 – 438 (1986)

[140] SCHONFELD, S.E., FARNOUSH, A., WILSON, S.G.: In vivo antiplaque acitivity of a sanguinarine-containing dentifrice: Comparison with conventional toothpastes. J. Periodont. Res. 21, 298 – 303 (1986)

[141] STABHOLZ, A., SELA, M.N., FRIEDMAN, M., GOLOMB, G., SOSKOLNE, A.: Clinical and microbiological effects of sustained release of chlorhexidine in periodontal pockets. J. Clin. Periodontol. 13, 783–789 (1986)
[142] STÄDTLER, P.: Zahnpasten: Einfluß von Zinksalzen auf die Reinigungswirkung. Z. Stomatol. im Druck (1987)
[143] TZUKERT, A.A., LEVINER, E., BENOLIEL, R., KATZ, J.: Analysis of the American Heart Association's recommendations for the prevention of infective endocarditis. Oral Surg. Med. Path. 62, 276–279 (1986)
[144] van OOSTEN, M.A.C., NOTTEN, F.J.W., MIKX, F.H.M.: Metronidazole concentration in human plasma, saliva and gingival crevice fluid after a single dose. J. Dent. Res. 65, 1420–1423 (1986)
[145] vanOOSTEN, M.A.C., MIKX, F.H.M., RENGGLI, H.H.: Microbial and clinical measurements of periodontal pockets during sequential periods of nontreatment, mechanical debridement and metronidazole therapy. J. Clin. Periodontol. 14, 197–204 (1987)
[146] VAN PALENSTEIN HELDERMAN, W.H.: Is antibotic therapy justified in the treatment of human chronic periodontal disease? J. Clin. Periodontol. 13, 932–938 (1986)
[147] VOGEL, R.I., LAMSTER, I.B., WECHSLER, S.A., MACEDO, B., HARTLEY, L.J., MACEDO, J.A.: The effects of megadoses of ascorbic acid on PMN chemotaxis and experimental gingivitis. J. Periodontol. 57, 472–479 (1986)
[148] WALSH, M.M., BUCHANAN, S.A., HOOVER, C.I., NEWBRUN, E., TAGGART, E.J., ARMITAGE GC, ROBERTSON PB: Clinical and microbiologic effects of single-dose metronidazole or scaling and root planing in treatment of adult periodontitis. J. Clin. Periodontol. 13, 151–157 (1986)
[149] WATTS, T., PALMER, R., FLOYD, P.: Metronidazole: A double-blind trial in untreated human periodontal disease. J. Clin. Periodontol. 13, 939–943 (1986)
[150] WÄCHTER, J., HARZMANN, F.U., NOSSEK, H.: Zur Adstringentienanwendung bei klinisch gesunder Gingiva und plaqueverursachter Gingivitis. Stomatol. DDR 36, 555–560 (1986)
[151] WENNSTRÖM, J., LINDHE, J.: The effect of mouthrinses on parameters characterizing human periodontal disease. J. Clin. Periodontal. 13, 86–93 (1986)
[152] ZINN-ZINNENBURG, C., PLENK, H.: Regeneration extrem reduzierter Parodontien mit Hilfe eines Trikalziumphosphatkeramik- Granulates. Z. Stomatol. 83, 543–554 (1986)

Checkliste für die Anwendung einfacher statistischer Verfahren bei zahnmedizinisch-epidemiologischen Untersuchungen

Einleitung

Die nicht-korrekte Anwendung statistischer Methoden auf biometrisches Datenmaterial ist eine der häufigsten Fehlerquellen bei der Interpretation medizinisch-biologischer Problemstellungen [1]. Durch die Entwicklung von *Statistik-Softwarepaketen* wird einem breiten Benützerkreis die Möglichkeit der Anwendung verschiedener statistischer Verfahren auf »seine Daten« geboten. Diese Programmpakete können durch die immer größere Speicherkapazität von *Home- und Personalcomputern* auf diesen installiert werden und sind dadurch kostengünstig. Dem Vorteil des Zuganges eines großen Benützerkreises zu bisher nur schwer durchführbaren statistischen Verfahren steht die Gefahr einer unsachgemäßen Anwendung durch reines »Füttern« von Daten gegenüber.

In den folgenden Kapiteln sollen einige Hinweise für eine korrekte Anwendung entsprechender statistischer Verfahren, die in Programmpaketen besonders weit verbreitet sind, gegeben werden. Nicht die Durchführung der Verfahren soll im Vordergrund stehen, sondern es sollen Einschränkungen und Voraussetzungen betreffend die Qualität und Verteilung der Daten aufgezeigt werden. Ausgehend von einigen typischen Fragestellungen, sollen Hinweise für die Auswahl der adäquaten statistischen Verfahren den Benützer von Programmpaketen unterstützen.

Statistik ist keineswegs eine rein formale Anwendung von Rechenverfahren auf Daten, sondern der wesentliche Punkt der Statistik ist die Aussage über eine Grundgesamtheit, aus der eine Stichprobe ausgewählt und analysiert wurde.

Die meisten derzeit auf dem Markt befindlichen Statistik-Softwarepakete enthalten nur Programme für die Durchführung der Verfahren. Es erscheint jedoch immer wichtiger, dem Benützer solcher Pakete auch Informationen über die *Interpretation der erhaltenen numerischen Ergebnisse* zu liefern, oder generell, den Benützer mit entsprechenden Informationen durch die einzelnen Stufen der statistischen Analyse zu führen. Dies müßte bei der Unterstützung der *Versuchsplanung* beginnen, im weiteren müßten Informationen über die *Auswahl der richtigen Verfahren* aufgrund des Meßniveaus und der Verteilung der Daten geliefert werden, und am Ende sollten Hilfen für die statistische Interpretation der Untersuchungsergebnisse angeboten werden. Gerade die Entwicklung von sogenannten *Expertensystemen* könnte in Zukunft auch für die Anwendung statistischer Methoden in der Medizin und Biologie durch statistisch nicht sehr geschulte Benützer viele Vorteile bringen [23].

Die in den folgenden Kapiteln beschriebenen Wegweiser könnten dabei als Gerüst für ein einfaches Statistik-Expertensystem verwendet werden.

Aufgrund der Vielzahl von Statistik-Softwarepaketen für Home- und Personalcomputer wird auf keines speziell eingegangen, sondern die hier gegebenen Hinweise können als einfache Richtlinien für die Anwendung von Statistik-Programmen verwendet werden. Da davon ausgegangen wird, daß ein Programmpaket zur Verfügung steht bzw. die rein rechnerische Durchführung durch einen Fachmann erfolgt, wird auf die formelmäßige Darstellung der Verfahren verzichtet und nur auf die entsprechende Literatur verwiesen. Eine genaue Beschreibung der Durchführungsvorschriften der einzelnen Verfahren findet man bei den Literaturhinweisen in den einzelnen Kapiteln bzw. allgemein in [11, 13, 15, 16, 17, 19, 20, 22].

Zu jeder allgemeinen Fragestellung soll zur Illustration ein Beispiel aus der Zahnmedizin hinzugefügt werden, um dem Benützer die Anwendung zu veranschaulichen [21].

Stichprobe und Grundgesamtheit

Die eigene Erfahrung mit statistischer Beratung und auch das Literaturstudium zeigen, daß von den meisten Medizinern und Biologen der Versuchsplanung sehr geringe Bedeutung zugemessen wird, und dies, obwohl nur eine gute Versuchsplanung eine hohe Datenqualität sichern und eine *optimale Auswertemöglichkeit der Daten* gewährleisten kann. Ferner gibt es eine Reihe von ethischen Gründen für eine ausführliche Versuchsplanung. Eine Ausnahme bilden die *Medikamentenprüfungen*, bei welchen eine ausreichende Versuchsplanung – nicht zuletzt aus ökonomischen Gründen – durchgeführt wird.

In [8] sind einige Grundsätze der Versuchsplanung beschrieben und ein ausführlicher Fragenkatalog für die Erstellung eines Versuchsplanes angegeben.

Die Interpretation der erhobenen Daten und die Verallgemeinerung der Ergebnisse einer statistischen Analyse einer Stichprobe erfordern, daß
– die Stichprobe repräsentativ für die Grundgesamtheit ist,
– die erhobenen Daten frei von zufälligen und systematischen Fehlern sind,
– die Daten für die Problemstellung spezifisch sind,
– die adäquaten statistischen Verfahren zur Informationsverdichtung richtig angewendet werden,
– ein ausreichendes Sachwissen über die Fragestellung vorhanden ist.

Speziell bei klinischen Studien ist zu beachten, daß das Kollektiv meist nicht repräsentativ für die Bevölkerung ist. Hinzu kommt bei *klinischen Fall-Kontroll-Studien* noch, daß eine vergleichbare Kontrollgruppe nur schwer zu erhalten ist und entweder aus dem Patientengut anderer Krankheiten oder aus Freiwilligen besteht, und so andere Faktoren mit eine Rolle spielen könnten [4, 10, 14, 17, 18].

Stichprobenumfang

Wird eine Versuchsplanung durchgeführt, so ist eine der häufigsten Fragen jene nach dem Stichprobenumfang. Hier ist anzumerken, daß nur in jenen Fällen, in denen die *Varianz* σ^2 bekannt ist und z.B. die Länge eines (1-p)-*Konfidenzintervalles* für den Mittelwert vorgegeben wird, von vornherein ohne Vorversuche der Stichprobenumfang festgelegt werden kann.

Bei sehr vielen Versuchsplänen wird aufgrund möglicher zusätzlicher Einflußfaktoren eine große Zahl von Klassen gebildet (faktorielle Pläne, varianzanalytische Pläne) [8] und somit der

Einfluß dieser möglichen Störfaktoren auf den Zusammenhang *Einflußvariable-Störvariable* ausgeschaltet. Bei solchen Plänen kann man mit sehr kleinen Stichprobenumfängen auskommen, wenn man den Versuchsplan und das statistische Analyseverfahren aufeinander abstimmt.

Bei Fall-Kontroll-Studien ohne Berücksichtigung weiterer Merkmalsausprägungen sind sehr große Stichprobenumfänge immer von Vorteil, da dadurch eine gleiche Verteilung von nichtdokumentierten, aber möglichen Störfaktoren in den Gruppen erreicht werden kann [10].

Beispiel 1: Es soll der DMF-Wert einer bestimmten Bevölkerungsgruppe für ein österreichisches Bundesland ermittelt werden.

Welche Stichproben mit welchem Umfang muß man wählen, um eine möglichst gute Schätzung des DMF-Wertes zu erhalten?

(Zahnfläche: D . . . kariös, M . . . fehlend, F . . . gefüllt, 0 . . . gesund)

Weiterhin soll untersucht werden, ob einige Merkmale, wie z.B. Geschlecht, Alter, Beruf, Schulausbildung usw. einen Einfluß auf den DMF-Wert haben.

Da von vornehrein die Varianz des DMF-Wertes dieser Bevölkerungsgruppe nicht bekannt ist und auch nicht bekannt ist, ob dieser normalverteilt ist, kann auch bei Vorgabe der Länge eines Konfidenzintervalles keine Aussage über den erforderlichen Stichprobenumfang gemacht werden.

Um eine repräsentative Stichprobe zu erhalten, müssen für jede Kombination von Merkmalsausprägungen, die einen möglichen Einfluß auf die Studienvariable DMF-Wert haben könnten, entsprechende Stichproben vom Umfang n(i) ausgewähl werden. Für die Auswahl der Stichproben müssen entsprechende Randomisierungsverfahren gewählt werden [8, 18]. Da die Anzahl der möglichen Einflußfaktoren meist weitaus größer ist als die Anzahl der für diese Studie dokumentierten Einflußfaktoren, muß für jede Gruppe ein Stichprobenumfang n(i) > > 1 gewählt werden, um für jede Gruppe eine annähernd gleiche Verteilung dieser unbekannten Faktoren zu erzielen.

Um am Ende der Studie eine einzige Maßzahl für den DMF-Wert einer Bevölkerungsgruppe zu erhalten, die mit den Werten einer anderen Gruppe vergleichbar ist, muß eine Standardisierung bezüglich einer Standardpopulation, wie z.B. der Bevölkerung eines Staates, durchgeführt werden [4].

Einige typische Fragen an den Statistiker – Ein Wegweiser

Wenn ein Problem einmal formuliert ist, dann ist es oft sehr einfach!

Die Aufgabe des beratenden Statistikers ist nicht primär die Anwendung statistischer Verfahren, sondern ein wesentlicher Teil seiner Aufgaben besteht in der Formulierung der statistischen Probleme und in der *Auswahl geeigneter Analyseverfahren,* sowie in der statistischen *Interpretation der Ergebnisse.*

Die folgenden Fragen sollen einige Möglichkeiten der statistischen Analyse von Daten aufzeigen und Hinweise auf die Verwendung geeigneter statistischer Verfahren geben.

Um dem weniger geschulten Benützer den Einsatz in die statistische Analyse zu erleichtern, werden einige typische Fragen in Form eines Dialoges zwischen einem Anwender (**A**) und einem beratenden Statistiker (**S**) formuliert.

Wie kann ich die (Roh)-Daten beschreiben?

S: 1. Welches *Meßniveau* [5, 13] haben die Daten?

Die folgenden Methoden der Datenbeschreibung beziehen sich auf *univariate* Daten, d.h. es wird jeweils nur eine Variable, von der eine Stichprobe vom Umfang n vorliegt, untersucht.

Nominales Niveau

Ein nominales Meßniveau liegt dann vor, wenn die Daten nach bestimmten Regeln klassifiziert werden, ohne daß dabei eine Wertung der Zuordnung vorgenommen wird.

1. Ermittle die absoluten und relativen *Häufigkeiten* für jede Klasse in Form einer *Tabelle* [11].

2. Stelle die Häufigkeiten *graphisch* dar.

Für nur wenige (< 5) Gruppen eignet sich z.B. ein Kreisdiagramm. Mehrere Gruppen könnte man in Form eines Balkendiagrammes darstellen. Um die Übersichtlichkeit zu erhöhen, könnte man die Gruppen nach der Häufigkeit ordnen.

3. Um eine Übersicht über die Verteilung der Daten zu erhalten, kann man die Daten mit Hilfe eines *Stem-and-leaf*-Diagrammes darstellen [7].

S. Kann man die Klassen noch nach weiteren Merkmalen unterteilen?

Wenn JA:

4. Stelle die Häufigkeiten der einzelnen Klassen unterteilt nach den Merkmalen mittels Balkendiagramm dar. Für verschiedene Merkmale könnte man verschiedene Muster der Balken wählen (Abb. 1).

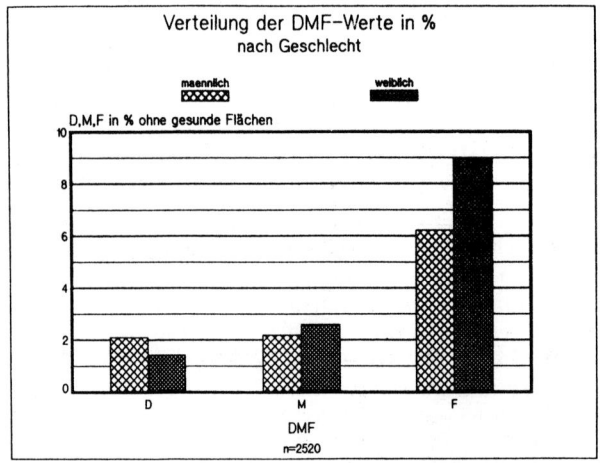

Abb. 1

Beispiel 2: D, M und F sind nominale Daten. Für eine Beschreibung des Gesamtkollektivs werden die relativen Häufigkeiten von D, M und F getrennt nach dem Geschlecht ermittelt (Tab. 1) und mittels Balkendiagramm graphisch dargestellt. Dadurch kann die Häufigkeitsverteilung veranschaulicht und ein möglicher geschlechtsspezifischer Unterschied dargestellt werden (Abb. 1).

Ordinales Meßniveau

Bei Daten mit ordinalem Meßniveau liegt eine Rangordnung der Werte vor. Die Abstände zwischen benachbarten Skalenwerten müssen jedoch nicht gleich sein.

S: – Führe eine Klasseneinteilung durch, d.h. fasse Elemente mit ähnlichen Meßwerten zusammen.

S: – Sind in jeder Klasse genug (> 4) Elemente? Wenn NEIN: Bilde neue, größere Klassen.

Wenn JA: Führe die Phasen (siehe »Nominales Niveau«) durch.

A: – Wie kann ich meine Daten weiter beschreiben?

S: – Da die Daten mindestens *ordinales* Meßniveau besitzen, kann man eine *Quantile* zur Beschreibung verwenden [5; 17]:

– Median
– unteres und oberes Quartril
– Dezile
– Perzentilen
– Minima und Maxima
– Mode

Weiters eignet sich für die *graphische Darstellung ein Box-and-Whisker-Plott* [7].

Für Daten mit mindestens ordinalem Meßniveau kann noch die kumulative oder Summen-Häufigkeit ermittelt werden [11].

Tab. 1: Absolute und relative Häufigkeit der DMF-Werte von
n1 = 1564 (= 62.3 %) männlichen Lehrlingen mit einem mittleren Alter von x = 16.98 Jahren (s = 1.21) und
n2 = 954 (= 37.7 %) weiblichen Lehrlingen mit einem mittleren Alter von x = 16.94 Jahren (s = 1.14).

	0	D	M	F	Summe
männl.:	177 859	4 184	4 353	12 394	198 790
abs. H. %:	89.47	2.10	2.19	6.23	100.0
weibl.	105 193	1 735	3 149	10 834	120 911
abs. H. %:	87.00	1.43	2.60	8.96	100.0
Summe:	283 052	5 919	7 502	23 228	319 701
abs. H. %:	88.54	1.85	2.35	7.27	100.0

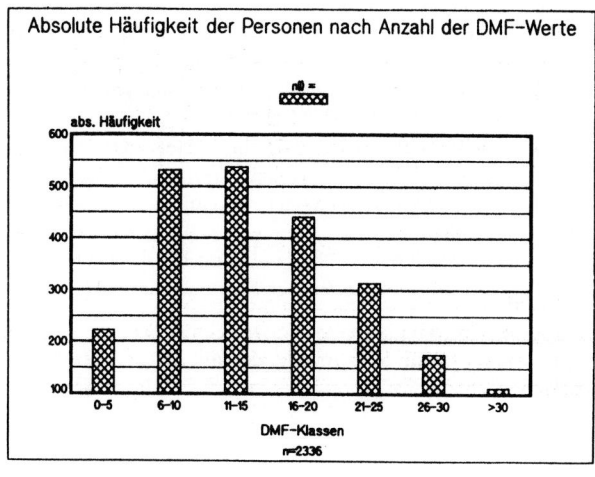

Abb. 2

Beispiel 3: Ein typisches Beispiel für eine ordinale Skala ist die Anzahl der mit »D« bewerteten Zahnflächen einer Person. Da maximal 128 Flächen einer Person bewertet werden, können 0–128 Flächen mit »D« bewertet werden. Bei der Auswertung wird für jede Person die Häufigkeit der »D«-Werte für das Kollektiv bestimmt. Aufgrund dieser Verteilung können die entsprechenden Quantile und der Mode der Verteilung übermittelt werden.

Um die Übersichtlichkeit zu erhöhen, könnte die »D«-Bewertung in Klassen mit der Länge 5 $(0 - 5, 6 - 10, ..., 25 - 30, > 30)$ zusammengefaßt werden (Tab. 2, Abb. 2).

A: – Gibt es noch weitere einfache Beschreibungsmöglichkeiten?

S: – Haben die Daten höheres als ordinales Meßniveau (Intervall- oder Verhältnisskala)?

Wenn NEIN: Es können keine weiteren Beschreibungen der Daten durchgeführt werden, da z.B. eine Mittelwertbildung von Daten mit ordinalem Meßniveau, bei denen der Abstand zwischen Merkmalen keine Bedeutung hat, nicht aussagekräftig ist.

Tab. 2: Absolute und relative Häufigkeit der Personen mit 0–5, . . ., 25–30, > 30 DMF-Werten pro 128 Zahnflächen für eine Kollektiv von n = 2 336 Personen.

	0–5	6–10	11–15	16–20	21–25	26–30	> 30	Summe
n =	223	532	538	441	314	176	112	2 336
%	9.5	22.8	23.0	18.9	13.4	7.5	4.8	100.0
kum.	9.5	32.3	55.3	74.2	87.6	95.2	100.0	100.0

kum.: Summenhäufigkeit in %

Intervall- oder Verhältnisskala

Die Intervall- und die Verhältnisskala werden durch reelle Zahlen realisiert und sind quantitative Skalen. Die Abstände zwischen zwei Meßwerten besitzen einen Informationswert. Für die Verhältnisskala existiert ein absoluter Nullpunkt.

Schätze folgende charakteristischen Werte [11, 13, 16, 17]:
– arithmetischen Mittelwert
– Varianz und Standardabweichung
– mittleren Fehler des Mittelwertes
– Schiefe, Wölbung und Momente höherer Ordnung

S: – Beachte, bei gewissen Daten ist das arithmetische Mittel kein geeigneter Schätzwert zur Charakterisierung der Lage. In diesen Fällen überprüfe, ob das geometrische Mittel, z.B. bei Wachstumsraten, oder das harmonische Mittel z.B. bei Verhältniswerten nicht besser geeignet sind [17].

S: – Beachte, daß unsymmetrische Verteilungen und Ausreißer zu verzerrten Schätzwerten dieser charakteristischen Werte führen können. Man soll daher in diesen Fällen die für Daten mit ordinalem Meßniveau verwendeten verteilungsfreien Maßzahlen zur Charakterisierung der Verteilung verwenden.

S: – Alle Verfahren zur Beschreibung für die Daten mit niedrigerem Meßniveau sollen auf jeden Fall auch für diese Daten durchgeführt werden!

Beispiel 4: Berechne den DMF-S-Wert einer Person.

Definition: DMF-S = Anzahl der mit D, M oder F bewerteten Zahnflächen einer Person bezogen auf 128 Flächen.

Wenn nicht alle Flächen bewertet wurden, so ist eine entsprechende Korrektur vorzunehmen, so daß sich die Bewertung immer auf 128 Flächen bezieht. Dabei ist bei der Planung der Erhebung zu beachten, daß eine repräsentative Stichprobe der Zähne, wie z.B. 1. und 3. Quadrant oder 2. und 4. Quadrant erhoben werden, da nicht alle Zähne die gleiche DMF-Häufigkeit haben.

Berechne arithmetische Mittel, Standardabweichung und mittleren Fehler des Mittelwertes zur Charakterisierung der Verteilung einzelner Gruppen.

Welche Verteilung liegt vor?

Die Art der Verteilung kann man entweder mit einfachen aber dafür ungenauen graphischen Methoden untersuchen – dazu verwendet man meist ein Wahrscheinlichkeitspapier – oder man führt statistische Tests durch [11].

Es wird hier nur die Verteilung einer Variablen untersucht. Bei multivariaten Daten werden der Einfachheit halber meist nur die Randverteilungen der einzelnen Variablen untersucht.

Stetige Verteilungen

Definition: Eine Zufallsvariable nennt man stetig (oder kontinuierlich) verteilt, wenn ihre Merkmale innerhalb eines bestimmten Wertebereiches jeden beliebigen Wert annehmen können.

Typische Beispiele für stetig verteilte Daten sind Meßwerte, wie die Körpergröße, Gewicht, Blutdruck usw., da sie theoretisch jeden Wert innerhalb eines bestimmten Bereiches annehmen können, obwohl sie aufgrund der Meßgenauigkeit oft diskretisiert werden.

Die wohl bekannteste stetige Verteilung ist die Normalverteilung. Diese symmetrische, eingipfelige Verteilung kann durch den Mittelwert und die Varianz charakterisiert werden. Die klassische Statistik hat eine Reihe von Verfahren, die auf der Normalverteilung basieren, entwickelt [11, 17, 20, 22]. Die Erfahrung zeigt jedoch, daß in der Medizin und Biologie viele Variablen keineswegs normalverteilt sind und daher sogenannte parameterfreie Verfahren für praktische Anwendungen besser geeignet sind [5, 12].

Neben der Normalverteilung spielt noch die *Exponentialverteilung,* die *Lognormalverteilung* und die *Weinbull-Verteilung* vor allem bei der Analyse von Überlebensdaten eine wichtige Rolle [10].

Mittels *Kolmogoroff-Smirnow-Test* [11] kann man auf einfache Art und Weise die Hypothese:

H0: F(z) = G(z)

gegen die Alternative:

H1: F(z) ≠ G(z)

überprüfen.

F(z): Verteilung der Grundgesamtheit, aus der die Stichprobe stammt

G(z): angenommene stetige Verteilung (z.B. Normalverteilung, Exponentialverteilung oder andere stetige Verteilungen).

Der Vorteil des Kolmogoroff-Smirnow-Tests gegenüber dem Chi-Quadrat-Test auf eine bestimmte Verteilung ist, daß keine Klassenbildung erforderlich ist.

Beispiel 5: Mittels Kolmogoroff-Smirnow-Test kann die Hypothese:

H0: die DMF-Werte entstammen einer normalverteilten Grundgesamtheit mit Mittelwert μ und Varianz σ^2, gegen die Alternative:

H1: die DMF-Werte entstammen nicht einer normalverteilten Grundgesamtheit mit Mittelwert μ und Varianz σ^2,
mit einer Irrtumswahrscheinlichkeit p überprüft werden.

Diskrete Verteilungen

Definition: Eine Verteilung heißt diskret (oder diskontinuierlich), wenn die Merkmalsausprägungen nur bestimmte Werte annehmen können.

Diskrete Verteilungen finden vor allem im Zusammenhang mit der Analyse von Häufigkeiten von Ereignissen Anwendung. Bei epidemiologischen Untersuchungen stellt sich häufig die Frage:

A: – Wie groß ist die Wahrscheinlichkeit, daß eine bestimmte Erkrankung bei n Personen k-mal auftritt, wenn die Wahrscheinlichkeit für das Auftreten gleich p ist?

S: – Abhängig von der Größe der Wahrscheinlichkeit $0 = < p = < 1$ und von der Art des Auftretens aufeinanderfolgender Ereignisse können drei einfache diskrete Verteilungen unterschieden werden. Als Denkmodell für diskrete Verteilungen eignen sich *»Urnenmodelle«* mit m1 schwarzen und m2 roten Kugeln (n = m1 + m2) [13]. Die Urne wird als »black box« betrachtet, aus der zufällig eine Kugel gezogen wird. Die Wahrscheinlichkeit, daß beim einmaligen Ziehen eine schwarze Kugel gezogen wird, ist:

$$p = \frac{m1}{n}$$

bzw. die Wahrscheinlichkeit, daß eine rote Kugel gezogen wird ist:

$$q = 1 - p = \frac{m2}{n}$$

Wird die Kugel wieder in die Urne zurückgelegt, so besteht beim nächsten Zug die gleiche Wahrscheinlichkeit $p = \frac{m1}{n}$ für das Ziehen einer schwarzen Kugel. Beim *»Ziehen mit Zurück-*

legen« sind aufeinanderfolgende Ereignisse voneinander unabhängig. Werden gezogene Kugeln nicht zurückgelegt, so sind aufeinanderfolgende Ereignisse voneinander abhängig, da sich mit jedem Zug die Zusammensetzung der Urne ändert (*»Ziehen ohne Zurücklegen«*).

Ist n sehr groß, so ändert sich die Zusammensetzung der Urne nur unwesentlich und das Modell des »Ziehens ohne Zurücklegen« kann durch das Modell des »Ziehens mit Zurücklegen« approximiert werden *(Gesetz der großen Zahlen).*

Binomialverteilung

Die Verteilungsfunktion der Binomialverteilung beschreibt die Wahrscheinlichkeit für das k-malige Eintreffen eines Ereignisse E bei $n > = k$ Ausführungen des Versuches, wenn die Wahrscheinlichkeit für das Einzelergebnis p ist und aufeinanderfolgende Ereignisse von einander unabhängig sind.

Dieses Beispiel entspricht dem Urnenmodell des »Ziehens mit Zurücklegen«.

Der Mittelwert der Binomialverteilung ist:

$$\mu = np,$$

und die Varianz ist:

$$\sigma^2 = np(1 - p).$$

Poisson Verteilung

Ist die Wahrscheinlichkeit p für das Einzelergebnis sehr klein und die Anzahl n der Ausführungen sehr groß, so kann die Binomialverteilung durch die Poissonverteilung angenähert werden. Der Mittelwert der Poissonverteilung ist:

$$\mu = np$$

und die Varianz ist:

$$\sigma^2 = \mu.$$

Hypergeometrische Verteilung

Wenn die Wahrscheinlichkeiten aufeinanderfolgender Ereignisse voneinander abhängig sind, so kann die Wahrscheinlichkeitsverteilung, daß bei n Versuchen k-mal das Ereignis E eintrifft, wenn es bei einer Grundgesamtheit von N Elementen M-male vorkommt, durch die hypergeometrische Verteilung beschrieben werden. Ist n verglichen mit N und N-M klein, so kann die hypergeometrische Verteilung durch die Binomialverteilung approximiert werden [11].

Dieses Beispiel entspricht dem Urnenmodell des »Ziehens ohne Zurücklegen«.

Der Mittelwert der hypergeometrischen Verteilung ist:

$$\mu = \frac{nM}{N},$$

und die Varianz ist:

$$\sigma^2 = \frac{[nM(N-M)(N-n)]}{[N^2(N-1)]}.$$

Beispiel 6a: Anwendung der Binomialverteilung.

Für eine bestimmte Bevölkerungsgruppe ist die Wahrscheinlichkeit p $= \frac{m1}{128}$ für kariöse (=

»D«) Zahnflächen bekannt. Wie groß ist die Wahrscheinlichkeit, daß bei der Untersuchung einer Person dieser Population bei einem Quadranten (n = 32 Flächen) k = 0, 1, 2, . . . kariöse Flächen

gefunden werden, wenn p $= \frac{16}{128} = 0.125$?

Beispiel 6b: Anwendung der hypergeometrischen Verteilung.

In einem Staat mit N Einwohnern sterben M Personen an einer (seltenen) Krankheit pro Jahr. Wie groß ist die Wahrscheinlichkeit, daß von einer kleinen festen Stichprobe dieser Studie vom Umfang n < < N k Personen an dieser Krankheit sterben?

Da ma es mit einer fixen Kohorte vom Umfang n zu tun hat, verringert sich mit jedem Fall der Stichprobenumfang um 1 und somit ändert sich die Wahrscheinlichkeit für den einzelnen, an dieser Erkrankung zu sterben. Die Wahrscheinlichkeitsverteilung für von k = 0, . . ., n an dieser Krankheit pro Jahr Verstorbenen kann durch die hypergeometrische Verteilung beschrieben werden.

Wenn n groß ist, so ändert sich die Wahrscheinlichkeit nur geringfügig und die Wahrscheinlichkeitsverteilung kann durch die einfachere Binomialverteilung approximiert werden.

Chi-Quadrat-Test

Mittels Chi-Quadrat-Test [11, 16, 17] kann man die Hypothese:

H0: F(z) = G(z)

gegen die Alternative:

H1: F(z) = $\neq$ G(z)

überprüfen.

F(z) ... empirisch ermittelte Verteilung der Grundgesamtheit, aus der die Stichprobe stammt
G(z) ... angenommene theoretische Verteilung.

Tab. 3: Relative (f(k)) und kumulative (= mindestens k) (F(k)) Häufigkeit der Binomial- und der Poissonverteilung für n = 321 und p = 0.125.

k =	Binomialverteilung f(k)	F(k)	+ +	Poissonverteilung f(k)	F(k)
0	0.0139	0.0139	+	0.0183	0.0183
1	0.0637	0.0777	+	0.0733	0.0916
2	0.1411	0.2188	+	0.1465	0.2318
3	0.2016	0.4203	+	0.1954	0.4335
4	0.2088	0.6291	+	0.1954	0.6288
5	0.1670	0.7961	+	0.1563	0.7851
6	0.1074	0.9035	+	0.1042	0.8893
7	0.0570	0.9605	+	0.0595	0.9489
8	0.0254	0.9859	+	0.0298	0.9786
9	0.0097	0.9956	+	0.0132	0.9919
10	0.0032	0.9988	+	0.0053	0.9972
11	0.0009	0.9997	+	0.0019	0.9991
12	0.0002	0.9999	+	0.0006	0.9997
13	0.0000	1.0000	+	0.0002	0.9999
14	0.0000	1.0000	+	0.0001	1.000

Tab. 4: Absolute und erwartete absolute Häufigkeit der Zahnzustände: gesund, D, M und F für die Zähne 1, 2 und 3 von n = 2520 steirischen Lehrlingen.

	ges.	D	M	F	Zeilens.
a(1j)	14370	283	29	1373	16055
E[a(1j)]	14908	240.7	33.4	873.4	
a(2j)	14552	301	37	1086	15976
E[a(2j)]	14834	239.5	33.3	869.1	
a(3j)	15679	136	34	154	16003
E[a(3j)]	14859	239.9	33.3	870.5	
Spaltens.	44601	720	100	2613	48034

n = 48034; chi2 = 1068.99; cc = 0.148; cc(korr) = 0.181; FG = 6 Da chi2 = 1068.99 > 22.46 (= Wert der Chi.quadrat-Verteilung für 6 Freiheitsgrade und 1 − p = 0.999) wird die Hypothese H0: die D, M, F-Werte sind für die Zähne 1, 2, und 3 gleich verteilt mit einer Irrtumswahrscheinlichkeit p = 0.001 verworfen.

Der Chi-Quadrat-Test eignet sich sowohl für diskrete als auch für stetige Verteilungen. Der Nachteil gegenüber dem Kolmogoroff-Smirnow-Test bei stetigen Verteilungen ist, daß eine Klassenbildung durchgeführt werden muß.

Analyse von Mehrfeldtafeln

A: – Bei einer Untersuchung von mehreren Gruppen (r > 1) konnten diese auf eine Frage mehrere Antworten (s > 1) geben. Besteht zwischen den Gruppen ein Unterschied in der Häufigkeit der Antworten?

S: – Der einfachste Fall dieser Form der Datenanalyse führt auf eine Vierfeldertafel, wenn man r = 2 Gruppen mit s = 2 möglichen Antworten, wie z.B. ja – nein, vergleichen will. Diese Fragestellung kann auf mehrere Gruppen (r > 2) und mehrere Merkmale (s > 2) erweitert werden. Dies führt zu sogenannten Mehrfeldtafeln, wobei eine Reihe von Stichproben mit mindestens zwei Ausprägungen auf Homogenität oder Unabhängigkeit von den Merkmalsausprägungen überprüft werden [3, 17].

Die Überprüfung der Hypothese:

H0: die Stichproben sind bzgl. der Merkmalsausprägungen homogen, d. h. sie haben die gleiche Häufigkeitsverteilung F1(z) = F2(z) = ... = Fr(z), oder anders formuliert, die Häufigkeitsverteilung der Merkmale ist unabhängig von den Merkmalen, nach denen die einzelnen Stichproben gebildet wurden,

gegen die Alternative:

H1: mindestens zwei Stichproben haben unterschiedliche Häufigkeiten der Merkmalsausprägung,

erfolgt mit Hilfe einer *Chi-Quadrat-Statistik*. Dabei wird die quadrierte Abweichung der empirisch ermittelten Häufigkeit a(ij), i = 1, ..., r, j = 1, ..., s jeder Merkmalskombination von der aufgrund der Randsummen (= Zeilen- und Spaltensummen) für diese Merkmalskombination ermittelten erwarteten Häufigkeit E[a(ij)] berechnet. Die Berechung der Erwartungswerte (E[a(ij)]) erfolgt unter der Hypothese H0, nämlich der Annahme einer Homogenität oder Unabhängigkeit vom Klassifikationsmerkmal.

Dieses Testverfahren kann grundsätzlich auf mehr als zwei Dimensionen, d. h. einer Gruppierung nach mehr als zwei Merkmalen, erweitert werden [3].

S: – In jeder Zelle einer Mehrfeldtafel sollte der Erwartungswert der absoluten Häufigkeit E[a(ij)] > = 5 sein. Wenn dies nicht der Fall ist, dann müssen entsprechend modifizierte Verfahren verwendet werden [3].

S: – Man beachte die unterschiedliche Anzahl der Freiheitsgrade (FG) beim Chi-Quadrat-Test beim Vergleich mit einer Verteilung mit einer vorgegebenen Verteilung und beim Vergleich zweier empirischer Verteilungen:

$$FG = (r - 1) \cdot (s - 1).$$

Der Kontingenzkoeffizient $0 = < cc = < 1$ ist ein Maß für den Zusammenhang zweier kategorial aufgegliederter Merkmale [17].

cc = √chi2/(n + chi2)
chi2 ... Chi-Quadrat-Wert
n ..... Summe der Beobachtungen.

Da er für eine r · s Mehrfeldtafel maximal den Wert:

cc(max) = √(u − 1)/u
u = min(r,s)

annehmen kann, berechnet man für Vergleichszwecke den korrigierten Kontingenzkoeffizienten:

cc(korr) = cc/cc(max)

Beispiel 7: Zur Überprüfung der Hypothese:

H0: die D, M und F-Werte sind für mehrere Zähne (z.B.: 1, 2, 3) gleich verteilt,

gegen die Alternative:

H1: die D, M und F-Werte sind für mindestens zwei Zähne unterschiedlich verteilt,

mit einer Irrtumswahrscheinlichkeit p, kann ein Chi-Quadrat-Test für Mehrfeldtafeln verwendet werden.

Sind die Daten normalverteilt?

S: – Wurde ein Test der Phase 3.2.1 oder 3.2.2 verwendet?

– Wurde die Hypothese H0: die Stichprobe stammt aus einer normalverteilten Grundgesamtheit, nicht verworfen?

Wenn JA: Für die weitere Analyse können sämtliche Verfahren, die eine Normalverteilung voraussetzen, verwendet werden.

Wenn NEIN: 1. Die Daten müssen auf *Ausreißer* überprüft werden.

2. Oft kann man mittels geeigneter *Transformationen (log(x), exp(x), x2, $\sqrt{x}$, ...)* [17] die Daten in eine Normalverteilung überführen.

3. Wenn die Daten aus einer nichtnormalverteilten Grundgesamtheit stammen, dann sollten für die weitere Analyse dieser Daten keine Verfahren, die auf der Normalverteilung basieren, verwendet werden, sondern es sollen verteilungsfreie Verfahren [5] angewendet werden.

Konfidenzintervalle und Normbereiche

Der Begriff der »Normalität« wird in der Medizin vor allem bei diagnostischen Fragestellungen verwendet.

A: – Innerhalb welcher Grenzen liegen die Werte mit einer Wahrscheinlichkeit $1 - p$?

S: – Dazu können unabhängig von der Verteilung die entsprechenden Quantile bestimmt werden. Wenn die Daten aus einer normalverteilten Grundgesamtheit stammen, dann können *Konfidenzintervalle* bestimmt werden.

Man unterscheidet einseitige und zweiseitige Konfidenzintervalle. Konfidenzintervalle können für die Daten und für charakteristische Parameter der Verteilung, wie Mittelwert und Standardabweichung, bestimmt werden [11].

Ist die Varianz bekannt, so wird für die Bestimmung des Konfidenzintervalles der Wert der Standardnormalverteilung für die entsprechende Anzahl der Freiheitsgrade verwendet. Bei unbekannter, geschätzter Varianz werden die entsprechenden Werte der t-Verteilung verwendet.

Beispiel 8: Bestimme ein zweiseitiges 95 %-Konfidenzintervall für den Mittelwert der DMF-S-Werte einer Gruppe.

Dies ist nur sinnvoll, wenn die Stichprobe aus einer normalverteilten Grundgesamtheit stammt. Da die Varianz geschätzt wurde, werden für die Bestimmung des Konfidenzintervalles die entsprechenden Werte der t-Verteilung verwendet.

Multivariate Daten

A: – Ich habe von jedem Element zwei (oder mehrere) Meßwerte.
– Wie kann man zwei (oder mehrere) Meßwerte gleichzeitig beschreiben?
– Besteht eine Abhängigkeit zwischen zwei (oder mehreren) Meßwerten?

Graphische Darstellung

Zuerst sollte man wiederum eine graphische Darstellung von zwei Variablen in Form eines Scatter-Plotts durchführen [6, 9].

Für jede Variable kann die Randverteilung dargestellt werden.

Weiterhin könnte eine dreidimensionale Darstellung der Verteilung von zwei Variablen versucht werden. Muß eine Klasseneinteilung durchgeführt werden, so kann im Falles eines zu kleinen Stichprobenumfanges diese Darstellung viele leere Zellen aufweisen!

Will man gleichzeitig mehr als zwei Variable in einem Scatter-Plot darstellen, so kann anstelle der üblichen Darstellung einer Beobachtung als Punkt, dieser verschiedene Formen in Abhängigkeit von einer dritten oder weiteren Variablen annehmen. Typische Beispiele dafür sind die Zuordnung der dritten Variable zum Radius eines Kreises oder der Seitenlänge eines Quadrates. Bei mehreren Variablen können Sterne verwendet werden, wobei jedem Strahl eine Variable zugeordnet wird [3].

Korrelations- und Regressionsanalyse

Methoden der Korrelations- und Regressionsanalyse können zur Beschreibung des Zusammenhanges von zwei oder mehreren Variablen verwendet werden [9, 11, 17].

A: – Wann verwende ich den üblichen (Produktmoment)-Korrelationskoeffizienten und wann muß ich einen Rangkorrelationskoeffizienten verwenden?

S: – Nur wenn die Stichprobe aus einer multinormalverteilten Grundgesamtheit stammt und die Beziehung zwischen den Variablen X und Y linear ist, ist der (Produktmoment)-Korrelationskoeffizient ein unverzerrter Schätzwert für den Korrelationskoeffizienten.

Besitzen die Daten mindestens ein ordinales Meßniveau so kann ein Rangkorrelationskoeffizient, wie z.B. der *Spearman's* Rangkorrelationskoeffizient oder *Kendall's-Tau-Statistik* verwendet werden. Man beachte, daß beim Auftreten von gleichen Rängen (= Bindungen) eine entsprechende Korrektur vorgenommen werden muß [5].

Ist die Beziehung zwischen zwei Variablen nicht-linear, so kann man versuchen, durch geeignete Transformationen die Beziehung zu linearisieren oder die Beziehung durch ein Regressionspolynom zu beschreiben. Soll die Beziehung zwischen mehr als zwei Variablen beschrieben werden, so kann dies mit Hilfe der multiplen Regression erfolgen [9]. Als Maßzahl für die Beziehung einer Variablen X mit mehreren anderen Variablen Y1, . . ., Ym wird der multiple Korrelationskoeffizient R verwendet. R^2 wird auch als multiples Bestimmtheitsmaß bezeichnet, da es angibt, welcher Anteil der Varianz von X durch Y1, . . ., Ym beschrieben werden kann. Häufig wird der Zusammenhang zwischen zwei Variablen X und Y1 durch andere Variable, Y2, . . ., Ym beeinflußt. Wenn die Korrelation zweier Variabler X und Y1 auf dem Einfluß von weiteren Variablen Y2, . . ., Ym beruht, so spricht man von »*Scheinkorrelationen*«. Mittels partieller Korrelationen [9, 17] kann man den Einfluß der Variablen Y2, . . ., Ym auf die Korrelation von X und Y1 eliminieren.

Statistische Tests

Die allgemeinste Frage, die zur Anwendung eines statistischen Tests führt, lautet ungefähr so:

A: – Besteht zwischen den Grundgesamtheiten, aus denen Stichproben vorliegen, ein »signifikanter« Unterschied, ja oder nein?

S: – Um diese Frage beantworten zu können, muß sie genauer spezifiziert werden. Es muß nämlich zwischen den Fragen nach Unterschieden bezüglich der Lage (z.B. Mittelwerte, Mediane), der Streuung oder allgemein der Verteilung unterschieden werden.

Die meisten Tests sind konservativ, d.h. man testet die Hypothese, daß etwas gleich ist, gegen die Alternative, daß etwas ungleich ist.

Für die Durchführung eines Tests muß eine Signifikanzzahl p gewählt werden. Diese wird meist mit $p < 0.05$, 0.01 oder 0.001 angenommen. Der Begriff *»signifikant unterschiedlich«* bedeutet, daß im Gegensatz zu »zufällig« mit der Sicherheit $1 - p$ ein Unterschied besteht.

Vergleich von Mittelwerten

A: – Besteht zwischen den Mittelwerten zweier Grundgesamtheiten ein Unterschied?

S: – Wieviele Gruppen sollen verglichen werden?

Vergleich von 2 Gruppen

S: – Liegen Paare von Messungen vor, d. h. sind die Meßwerte voneinander abhängig?

Wenn JA: Es können Tests für Paare verwendet werden.

Diese Tests haben den Vorteil, daß intraindividuelle Unterschiede durch die Paarbildung eliminiert werden.

Unter der Voraussetzung, daß die Differenzen normalverteilt sind, kann der t-Test für Paare angewendet werden [13, 16, 17]. Dieser Test überprüft die Hypothese:

H0: d = 0

gegen die einseitige Alternative:

H1: d > 0 (d < 0)

oder die zweiseitige Alternative:

H1: d ≠ O

mit der Irrtumswahrscheinlichkeit p.

Sind die Differenzen nicht normalverteilt, so muß ein verteilungsfreies Verfahren gewählt werden. Ein solcher verteilungsfreier Test mit einer hohen Trennschärfe ist der *Wilcoxon-Test* [5, 12].

Beispiel 9: Es soll untersucht werden, ob zwischen dem 1. und 2. Quadranten ein Unterschied des DMF-Wertes besteht.

Da hier abhängige Paare von Beobachtungen vorliegen, kann ein Test für Paare verwendet werden. Wenn die Differenzen normalverteilt sind, kann ein t-Test für Paare verwendet werden.

Wenn NEIN: Unter der Voraussetzung, daß die Stichproben aus normalverteilten Grundgesamtheiten mit gleicher oder unbekannter Varianz s^2 stammen, kann der *t-Test* [11, 17, 19] verwendet werden.

Wenn die Varianzen s^2 unterschiedlich sind, die Grundgesamtheiten jedoch eine Normalverteilung besitzen, so kann der *Welch-Test* angewendet werden [13].

Besitzen die beiden Grundgesamtheiten die gleiche Verteilung, die aber keine Normalverteilung ist, so kann mit Hilfe des *Wilcoxon-Man-Whitney-U-Tests* die Lage der beiden Gruppenmittelwerte verglichen werden [5, 12].

Beispiel 10: Vergleiche den DMF-S-Mittelwert von n_1 Männern und n_2 Frauen mittels t-Test, wenn die DMF-S-Werte normalverteilt sind und gleiche Varianzen haben.

Vergleich mehrerer Mittelwerte

Liegen m > 2 unabhängige Stichproben vor, so können zur Überprüfung der Hypothese:

H0: $\mu 1 = \mu 2 = \ldots = \mu m$

gegen die Alternative:

H1: mindestens 2 der m Mittelwerte sind unterschiedlich,

mit einer Irrtumswahrscheinlichkeit p folgende Testverfahren angewendet werden:

1. *Einfache Varianzanalyse* [11, 17, 22], wenn die Stichproben aus normalverteilten Grundgesamtheiten stammen und gleiche, unbekannte Varianzen besitzen.

2. *Kruskal-Wallis-H-Test* [5, 12], wenn die Stichproben aus nicht-normalverteilten Grundgesamtheiten mit gleicher Verteilung stammen.

Wird die Hypothese H0 bei der Varianzanalyse abgelehnt, so darf die Überprüfung von einzelnen Differenzen nicht ohne Beachtung der Erhöhung der Fehlerrate bei Mehrfachanwendung des t-Tests durchgeführt werden. In diesem Falle ist die Anwendung des *Scheffe*-Tests empfehlenswert [22].

Liegen Datenpaare vor, so gibt es entsprechend modifizierte Testverfahren [12].

Beispiel 11: Es sollen die Mittelwerte von 4 Berufsgruppen verglichen werden. Die Hypothese lautet:

H0: die Mittelwerte der 4 Gruppen sind gleich.

Die Alternative lautet:

H1: die Mittelwerte von mindestens 2 Gruppen sind unterschiedlich.

Nur wenn die Stichproben aus normalverteilten Grundgesamtheiten mit gleichen, unbekannten Varianzen kommen, so kann die Überprüfung der Hypothese H0 gegen die Alternative H1 mittels Varianzanalyse erfolgen.

Vergleich von Varianzen

Soll die Hypothese:

H0: $\sigma^1 = \sigma^2$

gegen die Alternative:

H1: $\sigma^1 => \sigma^2$

für Stichproben, die aus normalverteilten Grundgesamtheiten stammen, überprüft werden, so kann dies mit Hilfe des *F-Tests* erfolgen [11, 17].

Liegen m > 2 Stichproben aus normalverteilten Grundgesamtheiten vor, so kann die Gleichheit der Varianzen mittels eines Testverfahrens nach *Bartlett* überprüft werden [17].

Beispiel 12: Ist die Streuung der DMF-S-Werte der Männer größer als jene der Frauen? Von den Männern liegen n1 und von den Frauen n2 DMF-Werte vor.

Zusammenfassung

Die hier besprochenen einfachen statistischen Verfahren sollen Medizinern und Biologen die Benützung von Programmpaketen erleichtern und ihnen bei der Formulierung der statistischen Probleme behilflich sein. Für spezielle Verfahren der Biostatistik sei hier nochmals auf das Literaturverzeichnis verwiesen.

In den letzten Jahren wurde durch die Zunahme der Rechenkapazität eine Reihe von neuen parameterfreien Verfahren, multivariaten Verfahren, robusten Methoden, Methoden der explorativen Datenanalyse und Methoden der Zeitreihenanalyse entwickelt. Durch diese Verfahren kann der Informationsgehalt von oft teuren medizinisch-biologischen Daten besser ausgeschöpft werden, und man sollte sich daher nicht sofort mit den einfachen und leicht zugänglichen Verfahren von vornherein begnügen, obwohl man auf diese einfachen Methoden auch nicht verzichten soll.

Literatur

[1] ALTMAN, D. C.: Statistics in Medical Journals. Stat. in Med., 1, 59–71 (1982)
[2] BERGER, J., HÖHNE, K. H. (eds): Methoden der Statistik und Informatik in Epidemiologie und Diagnostik. 27. Jahrestagung der GMDS, 1982. Springer-Verlag, Berlin (1983)

[3] BISHOP, Y. M. M., FIENBERG, S. E., HOLLAND, P. W.: Discrete Multivariate Analysis. The MIT Press, Cambridge, Ma. (1975)
[4] BLOHMKE, M. (Hrsg.): Ökologischer Kurs, Teil Sozialmedizin. Enke Verlag, Stuttgart (1979)
[5] BÜNING, H., TRENKLER, G.: Nichtparametrische statistische Methoden, W. de Gruyter, Berlin (1978)
[6] CHAMBERS, J. M., CLEVELAND, W. S., KLEINER, B., TUKEY, P. A.: Graphical Methods for Data Analysis. Duxbury Press, Boston (1983)
[7] HOAGLIN, D. C., MOSTELLER, F., TUKEY, J. W.: Understanding Robust and Exploratory Data Analysis. J. Wiley & Sons., New York (1983)
[8] HÖLZEL, D., ÜBERLA, K. K.: Grundsätze der Versuchsplanung. In: Kuemmerle, H.-P., Hitzenberger, G., Spitzy K. H. (Hrsg.): Klinische Pharmakologie, 4. Aufl., ecomed Verlag, Landsberg (1984)
[9] KLEINBAUM, D. G., KUPPER, L. L.: Applied Regression Analysis and Other Multivariable Methods. Duxbury Press, North Scituate, Ma. (1978)
[10] KLEINBAUM, D. G., KUPPER, L. L., MORGENSTERN, H.: Epidemiologic Research. Lifetime Pul., Belmont, Ca. (1982)
[11] KREYSZIG, E.: Statistische Methoden und ihre Anwendungen. Vandenhoeck & Rupprecht, Göttingen (1975)
[12] LIENERT, G. A. : Verteilungsfreie Methoden in der Biostatistik (Bd. 1 u. 2). Verlag A. Hain, Meisenheim am Glan (1973)
[13] LORENZ, R. J.: Grundbegriffe der Biometrie. G. Fischer Verlag, Stuttgart (1984)
[14] MARKS, R. G.: Designing a Research Project. Lifetime Learning Publ., Belmont, Ca. (1982)
[15] MILLER, R. G., EFRON, B., BROWN, B. W., MOSES, L. E. (eds.): Biostatistics Casebook. J. Wiley & Sons, New York (1980)
[16] RAMM, B., HOFMANN, G.: Biomathematik. Enke Verlag, Stuttgart (1982)
[17] SACHS, L.: Angewandte Statistik. Springer-Verlag, Berlin (1984)
[18] SCHEMPER, M.: Randomisierung für kontrollierte Therapiestudien. Wr. Klin. Wochenschrift, 94/22, 604–609 (1982)
[19] SELBMANN, H. K.: Statistische Auswertungsverfahren in der klinisch-therapeutischen Forschung. In: Kuemmerle, H.-P., Hitzenberger, G., Spitzy K.-H. (Hrsg.): Klinische Pharmakologie, 4. Aufl., ecomed Verlag, Landsberg (1984)
[20] SPIEGEL, M. R.: Statistics. Schaum's Outline Series, Mc Graw-Hill, New York (1972)
[21] STÄDTLER, P., PFEIFFER, K. P.: Untersuchung des Zahnzustandes von steririschen Berufsschülern (persönliche Mitteilung)
[22] WEBER, E.: Grundriß der biologischen Statistik. VEB Gustav Fischer Verlag, Jena (1967)
[23] WITTKOWSKI, K. M.: An Expert System for Statistical Applications in Medical Research. In: Med. Informatics Europe 85 (Roger F. H., Grönroos, P., Tervo-Pellikka, R., O'Moore R., eds.), Springer-Verlag, Berlin (1985)

Stichwortverzeichnis

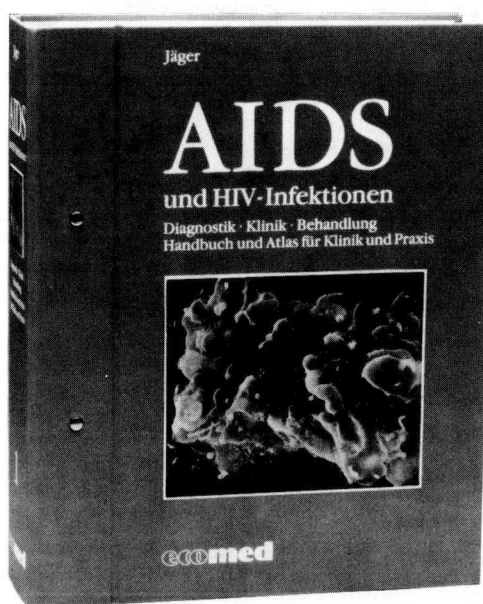
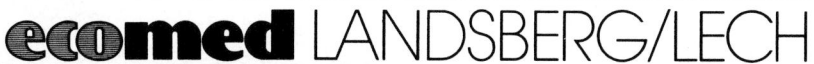

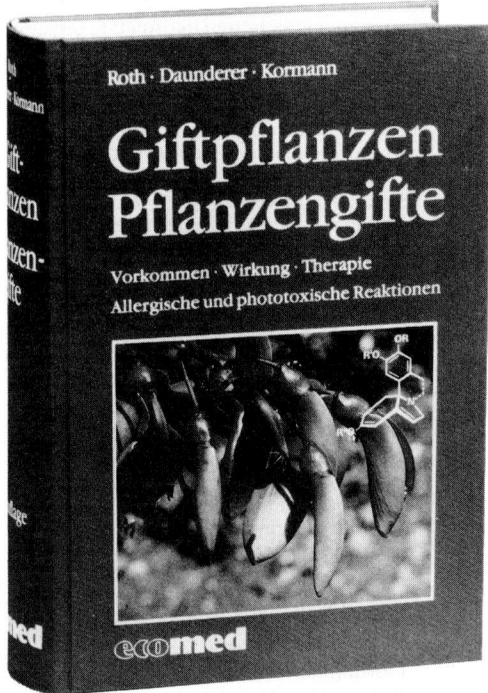